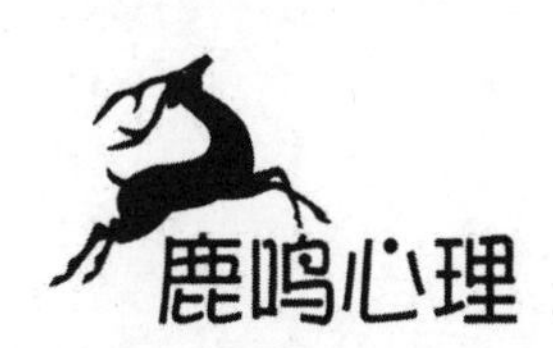
鹿鸣心理

细胞的奇迹：吃出来的免疫力

[美] 特里·华尔斯（Terry Wahls）
伊夫·亚当森（Eve Adamson）著
颜雅琴 译

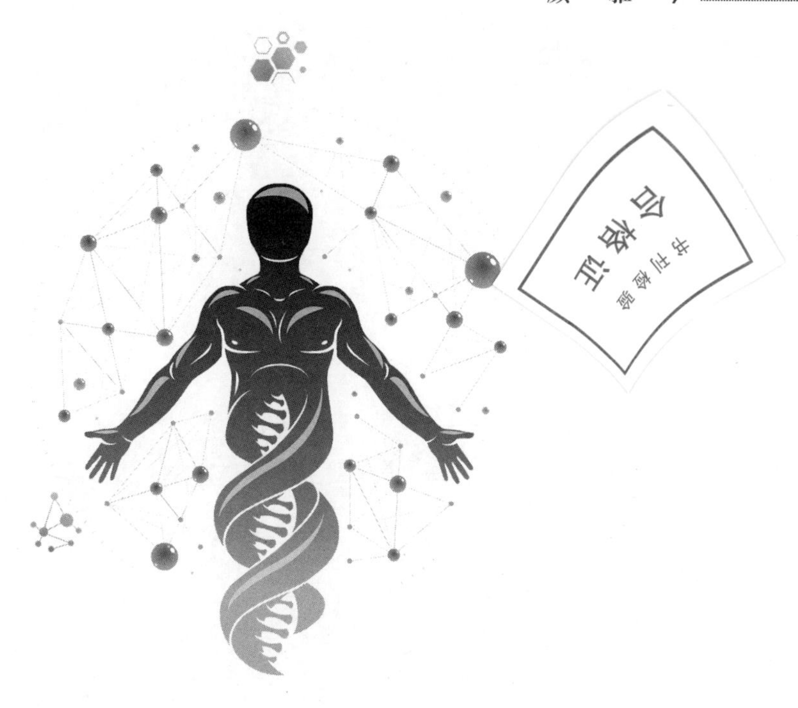

重庆大学出版社

谨以本书献给杰基，
是她陪我度过人生的艰难与欢乐时光

前 言

我曾在尼泊尔跑马拉松，勇攀高峰。我曾多次参加美国伯克比纳 54 千米越野滑雪马拉松比赛（其中一次正在孕期），是跆拳道黑带选手，还曾在 1978 年华盛顿泛美运动会[1]的女子全接触式自由搏击比赛中获得铜牌。我曾觉得自己强大无比，不可战胜。后来，我患上了多发性硬化症。早在 2000 年这一疾病确诊之前，它带来的烦人症状已伴随我走过数十年，只不过当时的我总试图忽略这些小毛病，没有留意。到了确诊时，这种病已经深入侵袭我的中枢神经系统，因此，身体衰退得很快。短短两年后，我就无法和孩子们在家里后院踢足球了。2003 年秋天，在医院里走动都会让我筋疲力尽。到了 2004 年夏天，我的背部和腹部肌肉极度虚弱，不得不借助轮椅行动。确诊之后的三年内，我从复发缓解型多发性硬化症转变为继发进展型多发性硬化症。尽管治疗方案越来越激进，但我的病情仍然在不断加剧，并逐步丧失多种能力。到了 2007 年，52 岁的我大部分时间只能躺在零重力椅上。

每个多发性硬化症患者都有自己的故事——确诊时蓦然回首，多年来的各种线索和奇怪症状都有意义。在大多数神经系统疾病和自身免疫病患者身上，症状都是在数十年中逐渐累积的。我个人的经历也是如此。作为一名医生，我必须努力寻找答案，思考如何更好地诊断、治疗；作为一名病人，我不得不尝试拯救自己的生命。

和大多数医生一样，我一直致力于迅速对病人做出诊断，然后使用药物、手术等方案进行治疗——直到我自己成了病人。传统医学让我无比失望，怎么治疗都没有效果，只能眼睁睁地走向卧床不起的结局。自医学出现以来，医生们就常常拿自己做实验，要么用以证明科学观点，要么在传统疗法作用有限时进行自我治疗。面对这种找不到有效治疗方案的慢性病，我继承了这一传统，开始在自己身上做实验。出乎意料的是，通过这种实验，我不仅阻断了疾病恶化进程，还神奇地恢复了健康和身体功能。在与疾病斗争的过程中，我学到了许多东西，从而彻底改变了自己看待世界的方式。

[1] 北美、中美和南美洲地区的大型综合运动会，创办于 1951 年，每四年举行一届。——译者注

一百多年前，托马斯·爱迪生曾说过："未来的医生不会给病人开药，但会让病人学会保养身体、饮食得当，更重视预防疾病而非治疗。"这也成了我的新方向，让我充满了激情和使命感。我开始以一种全新的方式来理解健康和疾病。无论是在生理上还是情感上，无论是从个人角度还是职业角度，我都成了一个全新的人。同时，我也热心地帮助别人，希望大家都能拥有崭新的人生。

我的诊断经历

早在 1980 年，当时的我还在医学院念书，沉重的学业压力可能是我最初出现症状的原因。当时的我还不知道这些症状意味着什么，只是模糊地称之为"痛击感"，也就是一种强烈的面部刺痛。它们往往持续时间很短，毫无规律，有时是波浪式的，疼痛感会持续一两个星期，然后在接下来的几周中逐渐消失。在最忙碌、最残酷的医院轮转期间，我经常连续轮班 36 个小时，睡眠很少，这种状态是最容易出现痛击感的。随着时间的流逝，它们越来越严重，最严重的时候感觉就像用 1 万伏特的电棒抽打我的脸。

当时，我以为这只是面部疼痛的情况加重了，没什么大不了的。我认为这是一个孤立的、无法解释的问题——在医学界存在着无数难以解答的奥秘，也不需要真的解决。即使作为一名医生，我也没有想太多。当时的我忙于照料病人，无暇关注自己。毫无疑问，在那个时候，我压根没有怀疑过我的免疫系统存在问题。

这是我的第一个症状，但应该不是多发性硬化症的真正开端，早在十年前，甚至可能是二十年前，它就已经无情地侵入我的中枢神经系统。我的脑和脊髓一直在承受友军攻击——我的免疫系统总在攻击自己的神经髓鞘。起初的好些年里，我都毫无感觉。尽管如此，攻击确实发生了。

岁月流逝，我成了一位母亲，生了儿子扎克，然后是女儿泽比。作为一个需要兼顾工作和孩子的女性，忙碌和压力让我无暇他顾，而多发性硬化症的时钟嘀嗒作响，步步向前。我丝毫没有听到疾病的钟摆声，虽然当时的我视力下降，面部的痛击感也在不断发出警告。四十多年以来，我满心期望成为一位积极、勇敢、充满活力的女性。我幻想着未来，白发苍苍的自己仍然能和孩子们一起翻山越岭。我从来没想过这些无法言说的小毛病如此重要，最终会影响我的行动和思维能力。

一次晚宴上，我与一位神经学家聊天，不经意间提到我的左右眼看到的蓝色有些差异，右眼看到的蓝色比左眼亮一点。她对此很感兴趣。

“你以后可能会患上多发性硬化症。”神经学家说道。这是我第一次听到此类评价。然而，第二天早上，我父亲去世了，在一段悲伤混乱的时间后，我将这句话抛诸脑后，忘得一干二净。直到若干年后，才回想起她的先见之明。

一天，我的伴侣杰基忽然发现我走路的姿势很奇怪，我以为她只是随便说说，因为我自己浑然不觉。后来，她坚持要我陪她去 3 英里[1]外的牛奶场买冰激凌，我们步行来回，回来的时候我只能拖着左脚行走，感觉它像一个沉重的沙袋。我甚至无法抬起脚，感到筋疲力尽，十分恶心。我害怕极了，立即预约了医生就诊。

许多最终被诊断为多发性硬化症的人也有类似的经历。很多年来，病情的发展都很缓慢，没什么太大的感觉，直到症状变得明显之后，才可能做出诊断。

在接下来的几个星期里，我不断地接受各种检查，忧心忡忡地等待每个结果。有些检测仪器用闪光灯和蜂鸣器来回扫描我；有些则电力更强，带来的疼痛感也更强烈。当然也少不了各种抽血检查。面对各种医学仪器，我没怎么说话，心里一片惶恐。所有检查结果都导向了消极的结果，毫无疑问，我确实出了问题。

最后一轮检查要做的是腰椎穿刺。如果脊髓液中存在寡克隆区带蛋白（抗体过量的指示物），那就可以确诊为多发性硬化症。但是，如果这个测试是阴性的，那么我可能患上了所谓的“特发性脊髓退变”（也就是说医生也不知道原因）。在众多可能的诊断中，后者似乎是最轻的诊断。我满怀希冀，等待结果。

第二天早上起床，我知道结果应该已经出来了。我可以在家里电脑上远程访问医院的医疗记录，于是就将自己的病历调出来，翻到了检验结果——阳性。我站起身，来回踱步了两个小时，再次登录系统，重新确认——还是阳性。我总共查了五次，希望结果会有所改变。但它没有任何变化。

也就是说，我确实患有多发性硬化症。

我的衰退历程

2000 年夏天，我、杰基和孩子们一起从威斯康星州的马什菲尔德搬到了艾奥

[1] 1 英里 =1.609 344 千米。——译者注

瓦州，接受了艾奥瓦大学助理教授和退伍军人医院初级保健诊所主任的联合任命。此时的我刚被确诊为多发性硬化症，正在服用医生开的格拉替雷。我完全信任医生，由对方决定治疗方案。作为一名医生，我习惯于相信主治医生，因为他们是最了解情况的人。我对多发性硬化症能有多少了解？那不是我的专业领域。我遇到了最优秀的医生，得到了最好的治疗，所以，在对抗疾病方面，我认为我已经做到了最好。

我决心不让疾病影响新岗位的工作。我任职于全新的领导职务，面临一系列挑战。我很喜欢这份工作，也热爱教育学生。孩子们在新家里生活得很开心。我觉得自己做得很好，主治医生也很棒。我开始想象，病情可能永远不会恶化了，甚至不必将病情告诉孩子们。

随后，我的右臂和手开始变得虚弱无力。医生给我开了类固醇，用以抑制免疫细胞，缓慢恢复肌肉力量，然而，这只是开始，接下来又是缓慢而稳定的衰退。我能感受到这种衰退，杰基和孩子们也都能看到。他们后来承认，有时在我身边会感到尴尬，因为我能做到的动作越来越少，越来越无力。有时，他们希望我不要参与活动，这让我感到内疚，因为我其实很想陪伴家人。我想，给整个家庭造成这么大的压力，都是我的责任，都是我的错。我本应是照顾他们的人，却逐渐变得连自己都照顾不好。此时，距离我的确诊才刚刚过去两年。

不久后，又发生了一些事情，彻底改变了我的生活。2002 年，克利夫兰医学中心[1]的神经内科医生指出，我的病情正在慢慢恶化，建议我去看一看阿什顿·恩布里博士的多发性硬化症慈善网站。恩布里博士是一位地质学家，他的儿子是多发性硬化症患者。通过改变饮食，他儿子的病情有了显著改善，因此，他正在大力推广通过饮食改善多发性硬化症的治病理念。这是我第一次听到这样的想法，或者说，至少是我第一次注意到类似的概念。虽然对我来说，这听起来有点像“替代疗法”——作为一名接受正统西医训练的医生，我没有怎么注意过边缘性的替代医疗实践。但这个建议来自我的神经内科医生，所以我认真地听取了意见，决定好好阅读该网站的内容。

恩布里博士的网站上有许多科学文献，我开始逐一阅读。这些文章转载自同行评审期刊，作者都是著名医学院的科学家。这不是“软科学”，也不是什么“替代疗

[1]一所集临床治疗、病人护理、研究和教育为一体的非营利性多专科学术医疗中心，美国超大型的、享有盛誉的医院之一。——译者注

法”，而是合法的研究。同时，这也是一门艰深的学科，大多在我的专业知识之外，或者说，它所依赖的科学概念我都没有学过。因此，我在学习过程中感到有些困难，脑子里一片混乱。原来有这么多新的知识，我怎么不知道？经过大量而精细的阅读，我断定恩布里博士不是江湖骗子，他的观点或许有一定的道理。也许饮食真的对多发性硬化症至关重要。多年来，我的健康状况一直掌控在医生手中，而且病情不断恶化……这个想法吸引了我，只要控制饮食就能治病——这看起来太简单，也太美好了，简直不可能是真的。我必须进行更深入的了解。

在恩布里博士的网站上，我第一次听说了洛伦·科登（Loren Cordain）医生。科登医生将人类饮食的变化与西方社会慢性病的发展联系起来。他发表了许多文章，最近还出版了一本面向公众的书《古老饮食法：如何健康减肥》，这本书当然比专业论文好懂。[1]于是，我吸收资讯的速度更快了，学到了分子拟态、肠瘘、凝集素和免疫调节等新名词——本书后面将逐一探讨这些知识。我开始理解恩布里博士和科登医生的理论来源，这才发现饮食对身体的正常运作至关重要，根本不像我之前理解的那么无关紧要。

现代饮食中的大量碳水化合物和糖可能导致胰岛素大量分泌和炎症，我对这个问题很感兴趣。古老饮食法对多发性硬化症可能有帮助，相关证据很有说服力，但对我来说，改变饮食结构相当困难。我从大学开始就吃素，热爱豆类和米饭，还很喜欢做面包。我真的能放弃自己的主食（谷物、乳制品和豆类）吗？

但我更想要治好病，和孩子们一起散步、工作、玩耍。于是我决定放手一试。肉又回到了我的菜单中，我放弃了一部分自己热爱的食物。起初，我一吃到肉就觉得恶心，只能酌量往汤里加些肉。随着时间的推移，吃肉就越来越容易了。

我对食疗的效果满怀希望，然而，尽管我采用了古老饮食法，病情却仍在不断恶化。我无法再和孩子们一起在后院踢足球，因为一定会摔倒。我不能陪他们一起参加童子军、女童军远足，再后来，甚至连和杰基一起散步都越来越难了。我越来越容易感到疲劳，对自己的身体状况感到失望，有时很沮丧，甚至会在不应该落泪的时候落泪。但我没有动摇。恩布里博士网站上的一些文章说，恢复需要 5 年时间。我意识到，不能期待一夜之间奇迹降临，必须坚持改变。即使进展缓慢，这依然是我能为自己做的努力，也能从中获得自我掌控感。

同时，我重新计划了出行方式，尽量避免步行。医生建议我买一辆踏板车，后来由于疲劳加剧，他又建议我改用倾斜式轮椅。此外，医生还建议我尝试服用米托蒽醌，进行化疗。后来，我发现这不起作用，于是转而使用一种新的免疫抑制药物那他珠单抗，但在我第三次注射之前，由于一部分使用者因脑中的潜伏病毒被激活而死亡，那他珠单抗被迫下架了。之后，医生建议我服用骁悉，这是一种可以抑制免疫细胞的药物，通常在器官移植后服用。服用骁悉之后，我经常口腔溃疡，皮肤变得灰暗，每天都无比疲惫。每个无力地瘫在床上的夜晚，绝望都在折磨着我。杰基、扎克和泽比是我的生命支柱。杰基会抱着我，安慰我，告诉我无论前路如何，她都会和我一起度过。我们经常讨论孩子，谈论我们的处事方式会对他们产生什么样的影响。为了家人，我不想将满腔沮丧和颓废展现出来。

我一度拒绝使用轮椅，但真正用上了之后，确实感受到了轻松惬意。我又能和家人一起在公园或附近步行（更确切地说是推行）。它确实让我的生活更轻松。然而，它也削弱了我的背部肌肉，而这些肌肉萎缩得越严重，我的卧床时间也就越长。虽然没有将问题挂在嘴边，但我感到自己终将卧床不起。坐在桌前工作对我来说已经过于劳累，所以我买了一把零重力椅子，它设计得像太空飞船中使用的座椅。当我完全倚靠在椅背上时，椅子能将我完全托住，膝盖的位置比鼻子还高，我的办公室和家里各有一把这样的椅子，能在很大程度上缓解疲劳，但这不是我想要的生活方式。我仍然无法接受这就是我的未来。

夺回生命自主权

坐上轮椅之后，我意识到传统医学无法阻止病情恶化。对于古老饮食法，我仍然心存希冀，希望它能为我带来改变，但也没有感受到什么真正的好转。我决定回去读医学文献，寻找别的方法，是否存在某些被医生忽略了的东西。我开始接受，康复是不可能的，但也许可以让恶化来得更慢一些。以前的我将一切都交给医生，从未真正想过为自己的身体负责。现在，我发现自己需要更具前瞻性的思考。我发誓要不断研究、探索，穷尽每一条路，以防遗漏了真正的答案——一切都是为了让常年卧床生活来得更晚一点。

起初，我着手阅读所有临床药物试验的最新资料，但后来我发现这些资料都涉及无法获得的药物，只存在于理论层面，所以我开始尝试着跳出框框思考。我知道科学的运作规律，也知道小白鼠实验是未来医学研究的基础，但这通常需要几年甚至是几十年才能走到临床试验阶段，更不用说成为标准化的治疗方式了。这是前沿中的前沿，所以我选择了从这一领域开始。我想知道最聪明的人是怎么想的，他们会如何设想此类疾病的未来趋势。

每天晚上，我都会花上几分钟的时间在美国国家医学图书馆的网站上搜索文章，主要关注多发性硬化症的小白鼠研究进展。我知道，随着时间的推移，多发性硬化症患者的脑会慢慢萎缩，所以我也会阅读导致脑萎缩的其他疾病的动物研究。我研究了帕金森病、阿尔茨海默病、葛雷克氏症（即肌萎缩侧索硬化症）和亨廷顿病。我发现，这四种疾病会导致线粒体（负责管理能量供给的细胞内结构）功能问题，脑细胞过早死亡，从而导致脑萎缩。之后，我阅读了更多文献，研究者认为，可以通过补充维生素[2]和辅酶Q、肉碱和肌酸[3]保护老鼠的脑和线粒体。

抱着死马当活马医的心态，我决定采取行动。我把这些用在老鼠身上的剂量转换成人类的量，然后预约了初级保健医生。她看了我的清单，认为这些补充剂应该是安全的。她逐一检查那些补充剂，确定它们之间不会出现什么糟糕的相互作用。我对开始新方案（补充维生素及其他保健品）感到兴奋，每天坚持服用，却丝毫没有看到效果，我很失望。坚持了几个月后，我选择了放弃，却没想到在放弃这个新方案短短几天后就无法再下床了。然后，我又重新开始补充营养素补充剂，很快就又能起身了。这说明它们是有用的！

这是一线生机。很明显，我想，我的身体从那些补充剂中得到了一些必需品——而且这些东西只能从补充剂中获得。

发现电刺激

接下来，我发现了电刺激治疗。一项研究提到，可以用肌肉电刺激治疗因急性脊髓损伤而瘫痪的人。这被称为电刺激，目的是保持患者的骨骼健康和生活质量。看完这一研究后，我想知道电刺激是否能减缓我的病情恶化的速度。于是我找到了一位电刺激理疗师，他警告我说，有些尝试过的运动员表示它带来了极大的痛苦和消耗。他不确定这是否对我有帮助，但如果我愿意的话，可以试试看。

在第一次治疗中，治疗师让我俯卧着，把电极贴到我的背部骶棘肌上。我把左腿抬起来放在桌上，当他开启电流时，那感觉就像很多虫子在我的皮肤上飞跑。电流持续不断，虫子越跑越快，感受越来越强烈，直到开始感到疼痛。过了一会儿，治疗师问我能不能再调大电流。这是标准的流程，因为脑部会释放内啡肽和神经生长因子，使电刺激渐趋舒适，所以几分钟后，患者能承受的电量会升高。治疗结束后，我左腿的股四头肌极度虚弱无力。也就是说，这相当于进行了长达 30 分钟的“锻炼”，比这些年来我自己能做的运动量都大。于是我开始定期接受电刺激治疗。

发现功能医学

每天晚上，家里人都入睡后，我会在互联网上四处搜索，寻找更多有用的信息。一天，我无意中看到了功能医学研究所的网页，立即被吸引住了。功能医学的目标是探索遗传、饮食、激素平衡、毒素暴露、感染和心理因素对健康的影响，试图以此促进医学发展，帮助人们重获健康活力，为临床医生提供方法，更好地护理复杂慢性病患者。

这正是我坐上轮椅后一直在追寻的问题。该研究所为医生和其他医疗保健专业人士编制了教材，还时常举办学术会议和继续教育课程。其中一门课程立即引起了我的注意，它叫“神经保护：一种治疗常见和罕见神经综合征的功能医疗法”。我选了这门课，开始夜以继日地学习。虽然一开始很困难，但是功能医学课程告诉我，可以尝试改善线粒体和脑细胞的状况。这为我开启了全新的视野，重新思考脑健康及其与身体健康的关系。虽然这与我以往所学不同，但也很有意义。它极具逻辑性，有充分的科学实证支持，所以能够引起我作为一名医生的共鸣，同时也与我作为一名患者的经验相吻合。

从学习中，我知道自己至少有一个基因缺陷，从而增加了患多发性硬化症的可能性。最后，我更深入地了解了肠瘘、食物过敏、毒素、无法提供足够能量的线粒体、神经递质问题，以及 B 族维生素和硫的代谢低效酶。根据我现在懂得的知识，我发现自己需要补充更多的维生素、矿物质、氨基酸、抗氧化剂和必需脂肪酸，它们都有助于改善线粒体和脑细胞的健康。我终于明白了，我的大脑出现问题是因为它受到了免疫细胞的攻击。我也想到了一些措施，有助于平息在脑部肆虐的炎症之火。我的世界观正在改变。我立即着手改变生活方式，它的重要性远远超过了我以前做过的任何事情。我与自己签了一份协议，将其称为“华尔斯方案”，本书的种子就此播下。

但我该怎么做呢？我要补充的营养素有长长的一串，难道真的要每天吃一大把药丸吗？这有用吗？古老饮食法认为食物是最好的营养素来源，功能医学则更依赖补充剂。很明显，旧石器时代的祖先没法服用补充剂。古老饮食法教会了我不要吃某些食物，但不一定能告诉我，如何精确地获得自己所需的营养素。功能医学帮助我确定了自己究竟需要哪些营养素，也给出了维生素和补充剂清单，却不会告诉我如何获得它们。

如果我能从食物中获得和药物一样剂量的营养素，我认为，这些营养可能比从药物中获取的更有效。此外，我还可能从食物中摄入许多其他化合物——食物中可能有数千种尚未命名的化合物，它们与营养成分混在一起，协助特定维生素或补充剂发挥效用。（自然界中的大多数维生素实际上是相关化合物的族属，在人体细胞中都具有生物活性。）我意识到自己需要一个专门的饮食计划，让自己的线粒体和脑的功能达到最大化。这个计划将超越我遇到过的任何疗法，将古老饮食法原理、功能医学概念和我自己的研究融会贯通，它或许会让我的身体发生变化，这正是我无比期待的事情。

我盯着新列出的功能医学营养素清单，开始思考：哪些食物含有这些营养素？我不知道。我把营养素清单给几位注册营养师朋友看，但他们也不知道如何从食物中获取这些东西。然后我去了健康科学图书馆，也没有找到什么有用的答案，于是又回到互联网上搜索。付出了许多努力之后，我终于定下了一个长长的优化饮食新食谱。我开始在每顿饭里加上这些东西。

此后，我的脑和身体都开始发生变化。

生成实证证据

当时的我正要任职新的岗位，担任多发伤病科的初级保健医生，负责治疗头部受伤的退伍军人。我不确定自己能否胜任这项工作，杰基和我都怀疑医院是不是故意给了我这么一个职位，迫使我面对自己不能再工作的残酷事实。然而，我的工作成就让每个人都感到惊讶，包括我自己。我尝试了 3 个月的新食谱，逐渐增加电刺激的治疗强度，每天练习冥想和简单的自我按摩，之后，我就可以只靠一根手杖在各个诊室间行走了。6 个月后，我可以不用拐杖走遍整个医院。这一过程改变的不仅仅是我的身体，我对世界的体验和看法也发生了彻底的变化。从前的我（那位传统的内科医师）就像前往大马士革的保罗[1]一样，完全变成了另外一个人。从前的我依靠药物和手术为病人治疗疾病，而我自己的疾病却因这种治疗模式而日渐虚弱，现在我完全明白了，疾病始于细胞层面，当细胞缺乏构建基块时，就很难进行适宜的生物化学反应。准确地说，要拥有真正的健康，就要为身体提供适宜的环境，同时去除对细胞有害的物质。我终于明白了，我必须努力为我的细胞提供有治愈力的构建基块。我开始着手去做这件事情，然后变化真的出现了。

这完全改变了我的行医方式。我开始在初级保健诊所教住院医生和病人们，用我刚刚找到的照顾自己的最佳方式，通过饮食和健康行为来治疗糖尿病、高血压、高胆固醇、情绪障碍、创伤后应激障碍和创伤性脑损伤，而不仅仅依靠药物。人们应该了解，饮食和生活方式是强有力的治疗方法，哪怕不比药物更有效，也能达到同样的效果。多发伤病科门诊的病人十分渴望知道自己能做些什么来加速脑的愈合。通过一个又一个病人的实践，我发现随着饮食和生活方式的改善，他们的症状有所减轻，对药物的需求也减少了。

虽然确实有许多人因此受益，但这样的证据还不够有力。毫无疑问，如果没有临床试验，医疗机构根本不会相信，更不用说认可我的方案了。我认为，哪怕只是为自己研究治病方案，也应该抱有同样的严谨态度——更何况，我需要明确的临床测试来确定它是否适用于其他人。因此，我决定开展漫长、复杂而昂贵的临床试验，以证明新方案不仅适用于我，也适用于其他任何有类似疾病的人。这意味着要设计试验，申请资助，寻找资金（如今的中标率还不到 2%），并获得机构审查委员会（弗吉尼亚州大学监察委员会）的批准。不到 18 个月的时间里，我完成了看似不可能完成的任务。2010 年 10 月 6 日，我们招收了第一位患者。

2011 年秋天，TEDx 大会的组织者邀请我提交一份演讲提案。TEDx 是 TED[2] 大

[1] 圣经故事，保罗原来是一个迫害基督徒的犹太人，有一次保罗前往大马士革追捕基督徒，在途中得耶稣基督亲自显现而悔改信主，成为外邦人的大使徒。在这里比喻自己彻头彻尾发生了变化。——译者注

[2] TED（technology，entertainment，design 的缩写，即技术、娱乐、设计）是美国的一家私有非营利机构，该机构以它组织的 TED 大会著称。TED 大会在美国召集众多科学、设计、文学、音乐等领域的杰出人物，分享他们关于技术、社会、人的思考和探索。有益的思想是值得广泛传播的，基于这种精神，TED 衍生出了 TEDx 项目，也就是一种当地的、自发性的活动，“x”代表了独立组织的 TED 活动。——译者注

会的一个分支，主要关注技术、娱乐、设计等问题。它是一个分享各种主题的非营利会议的组织者，这些主题演讲会被录制下来，放在互联网上供公众观看。TEDx 在当地组织，但也可以在网上免费观看，演讲者不收费。TED 和 TEDx 的观众多得无法计数，还有相当一部分狂热粉丝。我有 18 分钟的时间来讲述自己的故事，并推广我为线粒体和脑组织设计的饮食方案。我接受了邀请。

在演讲中，我解释了强化营养计划的具体内容，发动大家一起成为守护线粒体和健康饮食的大使。11 月月底，我的 TEDx 演讲《注意你的线粒体》被放到了 YouTube 上。它很快传播到古老饮食法爱好者、多发性硬化症患者和功能医学等各个领域。一年内，那次演讲播放了超过 100 万次。通过这次传播，我接触到的人比大多数医生或科学家一生中接触到的都要多。我想，我是在帮助世界变得更好，这令我很振奋，但我想要做得更好。

我的努力方向从未如此清晰：我需要继续科学研究，这样才能影响到医生同行们，最终改变医疗保健标准；我需要继续教育公众，因为我相信，一旦了解到食物对恢复和维持健康的力量，公众认可的康复理念很快就会远远领先于医学界。

于是我开始写这本书。

同时，我扩大了实验室，开始从事更多的研究，我们的初步成果非常令人兴奋。我们发表了第一篇论文《对继发性多发性硬化症患者的多模式干预：可行性及针对疲劳的治疗效果》[4]，表明该方案安全实施在其他人身上之后，在临床和统计上都能显著减少患者的疲劳。更多的论文仍在筹备中，将从情绪、思维、行走能力、营养状况和核磁共振检查结果等方面探查本方案的影响。我们还有其他几种试验，可以继续提炼、改进和传播这种生活方式的无限潜力。

我仍然是个多发性硬化症患者，但也找回了自己的生活。

你的故事

为了证明华尔斯方案对多发性硬化症和其他慢性病有效，需要花费漫长的时间和数百万美元进行临床试验。我正忙于撰写和提交申请，希望能获得研究基金资助。同时，我邀请你来阅读这本书，把我的故事记在心上，并与家人、医生一起讨论方案。我想让你知道，最重要的是——医生无法治愈你的自身免疫病，药物只能缓解症状，有时还会出现更痛苦的副作用，但这并不是最终的结局，事实上，能够治愈你的力量就在自己体内。你所要做的，就是为自己的身体提供它所需要的东西，清除对它有害的东西。你可以恢复健康，但不是通过药物，而是通过改变自己的生活方式。当你根据细胞的需要进食和生活时，身体就会将所有能量集中在自我疗愈上，巨大的变化也就即将出现。

持续多年的自我实验，是为了准确地找出对抗自身免疫病所需的东西。结论就是我们的身体需要华尔斯方案，它能系统且有效地阻止螺旋式衰退过程，也能修补受损的生物化学机制。方案的主体并非医生或药剂师，而是你自己，得到的改变应该完全在你的控制之下。这一方案能通过改变你的日常饮食和行为，恢复你身体的疗愈能力。其实，你不必等到所有的证据都通过医学界审查，不用等到“食物处方”成为传统医疗护理标准的一部分（我相信总有一天会成真的，因为这是唯一合理的做法），现在就可以按照我的方法去做。食物是身体健康的基石。我们对食物的选择，既可能带来疾病，也可能创造健康和活力。

执行了华尔斯方案之后，你可能会发现自己的思维变得更清晰、情绪变得更好、能量又重回体内。过胖的人会发现自己的体重趋向正常，同时也不会感到饥饿。在我的诊所里，执行方案超过 3 个月的人，都会出现这些变化。在接下来的 3 年里，病人会感觉变得越来越年轻，细胞恢复活力，身体也重返健康。

如果只需要改变生活方式，就能让人摆脱轮椅重新站起来，那会是什么感觉？想想你爱的人、社会、国家和世界，都会成为什么样子？如果每个人都能通过调整饮食和生活方式来优化自己，我们就可以恢复世界的健康和活力，大幅度降低医疗费用，每年节省数十亿美元。你会做出什么选择？你会选择何种方式度过余生？带着残障去生活，还是充满活力地去生活？一切由你决定。

目　录

第一部分

开始之前

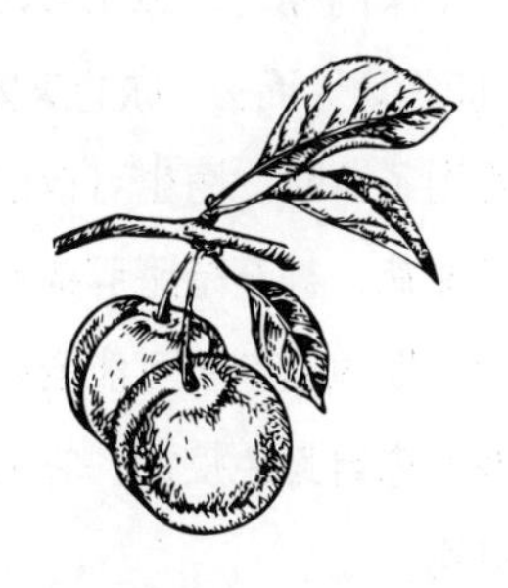

BEFORE THE START

第一章
关于生命、疾病和你的科学

你听到医生说出了这个陌生的名词——多发性硬化症——于是你开始思考，我的生活会改变吗？也许你不太清楚这个病意味着什么，但是你一定看到过其他坐在轮椅上神情恍惚的人，他们抬起手来似乎也很有难度。可能你已经坐在轮椅上了，运动能力下降，或者生活根本就无法自理了。也许你认为自己身体状况正在走下坡路，再也无法恢复了。但这不是事实。

也许你患有其他自身免疫病，比如类风湿性关节炎或红斑狼疮；也许你背负着肥胖或严重过敏、食物不耐受或乳糜泻、糖尿病或心脏病等病痛；也许你忍受着抑郁症、焦虑症或注意缺陷多动障碍带来的痛苦。你切实感受到，那些状态良好的日子，那些真正属于自己的美好时光，即将离你而去。你的身体和大脑都无法再正常工作了。

你可能看过医生，也可能得到了诊断。医生可以治疗症状，但不能真正治愈多发性硬化症、抑郁症、高血压、糖尿病，甚至是肥胖症等慢性病。医生可能会给你开一份缓解症状的药物干预清单，但长期服用药物可能会带来副作用，大量消耗自身的营养，最终让疾病恶化。药物不能治愈自身免疫病，它们可能让人感觉舒服一点，可能减缓病情发展，也可能根本没有用。

也许你开始沮丧了，但我想帮助你重燃希望之火。

本书的主旨正是关乎希望，我想说的再简单不过了：亲爱的读者，你无须成为受害者。疾病已经存在了，但你可以通过很多举动来减缓、阻止甚至扭转这些症状恶化。药物不能消除自身免疫病，但你的身体可以自我修复——只要你为它提供合适的工具。

疾病不是简单的因果关系，而是一种复杂的融合，影响因素包括遗传和环境等许多方面。幸运的是，对所有人来说，环境都比基因更重要，因此，你可以着手改变自己的环境。你选择的生活方式可以修复体内受损的生物化学机制，恢复健康活力。对于患有自身免疫病或其他慢性病的人来说，这一发现非常重要。能够改变生活的是你自己，不是医生，也不是药剂师，更不是那些药丸。一切都在于你。拯救自己的力量掌握在你手中。

患上一些慢性病是身体缺乏特定营养素的结果，药物无法解决问题。我想你一定知道，多发性硬化症并不是因为缺乏相应的药物（如格拉替雷），正如疲劳不是因为缺少唤醒促进药物（如莫达非尼[1]）或咖啡因，抑郁症也不是因为缺乏抗抑郁药（如百忧解）。不，疾病不是因为缺少药物，而是由细胞中的缺陷引起，这些缺陷会损害你的生物化学机制和细胞间的信号传递。当你以这种方式看待慢性病时，答案就很明显了，要治病，首先应该解决细胞缺陷，而不是头痛医头，脚痛医脚——后者正是大多数传统的药物治疗所做的。

如果你不了解身体正常运转、自我疗愈需要什么东西，就不可能做出明智的决定。你可能会接受别人的饮食建议——而这些建议是为了帮你减肥或增强体力，甚至可能是基于政治、环境、精神或伦理方面的考虑。假如你不知道自己的身体真正需要什么，也就不知道该接受哪些建议，拒绝哪些建议。你也不知道该选择什么食物，不知道哪种饮食适合自己的病情，更不知道如何为自己的细胞提供能量，从而达到最佳的健康状态。

我建议你不要再盲目相信自己读到、听到的一切事物，而是学习一些生物学和生物化学知识，学会自己做决定。关于细胞层面的营养问题，已有的大量科学研究成果可以为我们提供指引。虽然我们还不完全了解营养方面的所有知识，然而，对于如何促进必要的细胞修复，已经有了不少认识。科学证明，当你充分满足了细胞的营养需求时，它就会茁壮成长，乃至自我修复。如果你长期缺乏这些必需的营养素，细胞就会变质。它们也许不会死——至少不会马上死去——但细胞的功能很快就会崩溃，这就是疾病的开端。

作为医生、科学家和病人，我所做的所有决定，出发点都是拯救自己和他人的身体健康。我从不要求任何人盲目地信任我，但我想让读者明白设计华尔斯方案的原

[1] Provigil，中文药名莫达非尼片，用于治疗抑郁症、特发性过度睡眠或发作性嗜睡症。——译者注

因。如果你不理解为什么非要改变饮食和生活方式，可能不会愿意听从我的建议。当然，长期遵循华尔斯方案之后，身体发生的变化能够说明一切，但我仍希望你事先知情且保持积极主动的态度，只有这样，才能成为一个高度自律的参与者。我希望将自主权完全交付于你自己，所以在正式开始之前——也就是我提出建议，告诉你应该吃什么、喝什么或做什么之前——我们一起来看看，你身体里到底发生了什么。

健康从何而来

每个人都是由细胞构成的。细胞是构成生物体的单位。有些生物体（如变形虫）只有一个细胞，有些生物体（如人）则由数万亿个细胞组成。细胞有不同的大小和形状，也具备不同的功能，但它们在本质上就像构建身体的积木。

华尔斯勇士说

33 岁时，我的多发性硬化症相关症状第一次发作，出现了面部麻木和眩晕，在接下来的 7 年里，我越来越经常感到疲劳和热耐受不良。我用了 5 年的格拉替雷，但当我超过了可以接受的注射药量后，就停止了用药。在接下来的 8 年里，我体验到了体能减退、热耐受能力大幅下降、脑雾[1]和疲劳感的增加，以至于每周只能工作两天。

我在网上偶然听到了华尔斯的 TEDx 演讲，了解了华尔斯饮食法。我从 2012 年 7 月开始实践这一饮食法，两周后，我给儿子打电话，告诉他，感觉自己好像换上了新眼镜——眼前的一切都比过去几年清晰多了。我的头脑清醒度和抗疲劳能力都有了很大的提高，简直像做梦一样！我真的很震惊，因为我又恢复了精力，不再需要每天小睡。我的睡眠质量提高了，中午只需要打个 10 分钟的盹儿，醒来时就和清晨一样精力充沛。这可真是个奇迹！

——简

于美国科罗拉多州

[1] 形容一个人的思维像蒙上一层雾气，大脑反应迟钝，还可以表现为健忘、孤僻，甚至出现气馁、沮丧等负面情绪。——译者注

然而，在疾病状态下，细胞会出现问题。它们需要一定的营养，才能维持生命和健康。没有这些营养素，细胞就无法正常运作，甚至可能死亡。这些营养素是从哪里来的？除了你吃下去的食物之外，它们别无来处。如果你没有为细胞提供恰当的营养和环境，它们就无法正常工作，而这些细胞层面的故障最终会影响到你健康的每个方面。基因也许会决定你的什么部位容易出问题，然而，在细胞没有得到它们需要的东西时，身体不能正常工作，疾病才会在这些部位出现。

人们常常怀疑，健康是否主要来自遗传？你的细胞功能好坏主要取决于 DNA 吗？如果一切都取决于你的基因，那么你的饮食和生活方式就不那么重要了。然而，我们知道，真相并非如此。

我生活在美国的艾奥瓦州，周围有很多玉米种植基地。所以我会用玉米这个充斥着美国中西部情怀的植物作为例子，说明对你的线粒体、细胞、器官和整个身体（包括脑）而言，环境有多么重要。种子的 DNA 都是一样的，但是如果你将一部分玉米种子种在艾奥瓦州肥沃的黑色土壤中，再将另一部分种子扔到有毒的垃圾堆上，上面只覆盖一层薄薄的灰尘，最后这些种子将长成完全不同的植物。艾奥瓦州肥沃土壤中长出的植物高大、结实、茂盛，结出了健康的玉米。垃圾堆里种植的种子，即便能够发芽，也会长得细长虚弱；即便能结出玉米，产量也极为有限，这是因为它们得不到足够的营养。相同的 DNA，也会得到完全不同的结果。

人体细胞以及你自己都和玉米一样。如果细胞没有获得正常运作所需的营养物质，并且受到了毒害，你就会枯萎。如果你的线粒体不能产生足够的能量，或者不能有效地产生能量，就会引发一系列功能失调的生物化学反应，最终引发慢性病。（我将在第八章中详细讨论毒素干扰人体生物化学反应的过程。）

别误会，我不是要否认遗传的作用。我们的细胞依靠酶来促进生命的化学反应，而制造这些酶的方式则取决于我们的基因，也就是我们的 DNA。我们都知道，增加患多发性硬化症概率的基因可能有成百上千种，每一种都有轻微的影响。而基因的表达也会受到以下环境因素的影响：某些酶是否工作良好，某些过程是否干扰炎症控制，毒素是否得到充分管理，营养物质是否被完全吸收，激素的有效性，以及神经递质产生的有效性。

然而，只有极少数疾病是由 DNA 的一个突变引起的，绝大多数疾病来自多个基因（有时多达 50 个甚至 100 个）的相互作用，改变了酶对环境的反应效率。而环境在很大程度上决定了哪些基因是沉默的（也就是处于“关闭”状态）、哪些基因是活跃的（即“打开”状态）。例如，你可能有罹患癌症的基因倾向，但如果你的身体营养充分，没有过多的毒素，真的患上癌症的可能性就会变小。或者，即便你真的出现了癌症的前兆，如果白细胞足够强大，就可以杀死癌细胞，你永远不会出现癌症症状，也不会被诊断出来。或者，假设你真的得了癌症，也会有更多的机会战胜它。通过选择最佳的生活方式，你可以将最有害的基因保持在“关闭”的状态，将最有助于健康的基因保持在“打开”的状态。

◎华尔斯语

表观遗传学关注环境如何决定哪些基因是活跃的（即“打开”的）、哪些基因是不活跃的（即“关闭”的）。目前，有数亿美元资金投入表观遗传学研究，因为这门科学被认为能揭露罹患慢性病（如与癌症和衰老相关的疾病）的原因。这个领域一定会发现更多的信息，然而，为什么要坐等科学家开发出基于表观遗传学的新型昂贵药物呢？现在的你就可以利用华尔斯方案优化基因环境！

最重要的是，一个人是否患上类似多发性硬化症这样的特殊疾病，DNA 的作用非常小，哪怕你有家族遗传史。表观遗传学研究表明环境会影响哪些基因开启，从而决定哪些部位更容易患病。科学家认为，环境决定了 70%~95% 的患自身免疫病、肥胖症、心脏病和精神障碍的风险。[1]“环境”包括你吃什么，喝什么，呼吸什么样的空气，沉浸在什么样的环境，工作的劳累程度，甚至是你的思考模式以及与人互动的模式。真正重要的是，你的基因与多种选择的累积发生的相互作用。这将决定你是否健康，会不会患上慢性病。关键是，既然基因与生俱来、不可改变，那么，要改善健康状况，唯一能做的就是改造体内环境，使其更健康。

◎华尔斯语

DNA 序列突变的科学术语是单核苷酸多态性。我们知道，特异性单核苷酸多态性会影响酶的产生，这些酶主要负责处理 B 族维生素或硫，如有缺失，则更容易患心脏病、脑病、情绪障碍和 / 或自身免疫病。然而，一旦我们知道哪些酶会受到影响，哪些维生素、哪些形式的维生素或食物可以帮助人绕过特定的单核苷酸多态性，就有可能通过使用特定的营养疗法来解决酶的问题。如果你有某种疾病的家族遗传史，也就说明你和家人可能具有某个特定的单核苷酸多态性。功能医学可以根据家族史和基因检测对一个人的单核苷酸多态性做出一些预测，并制订个性化的行动计划。（更多信息参见第十二章。）

我们仍未完全研究清楚生活方式（如感染、饮食、环境污染、运动量和运动类型、压力、维生素 D 水平、激素平衡甚至生活态度和方法）究竟如何开启有害基因，怎样干扰人体内的生物化学工厂，导致营养吸收、激素产生和神经递质功能出现问题。但我们已经知道，如果身体保持健康和充足的营养，基因的有害倾向可能永远不会表达。缺乏适当的营养和 / 或存在毒素（包括身体在过度应激状态产生的毒素）导致的细胞功能障碍，也许能完全决定基因的开关状态。

换句话说，基因不能决定你的命运。你可以选择自己的生活方式，这意味着你可以很好地控制让哪些基因变得活跃。即使你已经患上了多发性硬化症之类的慢性病，现在干预也为时不晚。调整生活方式不仅可以阻止疾病的发展，在许多情况下，甚至可以逆转疾病的进程。更健康的选择可以关闭有害的基因，开启最有益健康的基因。

为细胞充电

回到细胞层面吧。细胞的能量来源就是你吃下去的食物。本书传递的重要的知识之一就是，细胞的重要能量直接来自你吃的东西。食物能影响你的身体机能，也能决定遗传易感性是否被激活、是否会患慢性病，以及你从慢性病带来的伤害中恢复的程度。

我们都知道，如果你往汽车油箱里加糖，它就没法正常开动了；玩具的一半零件都被弄丢了，它就没法正常运转了。道理非常简单，但出于某种原因，人们往往不觉得它也能应用于我们的细胞上。我们只习惯于承认一些笼统的概念，例如“人如其食”，或者某些食物是“健康的”，另一些则“不健康”，但实际上，它比这更具体。你的饮食与细胞功能直接相关。

再强调一遍：细胞营养是健康的基础。一切问题都能归结到细胞层面，一旦细胞出现问题，器官就会发生故障；一旦器官发生故障，最终整个人都会功能失调。你的疾病都是从细胞层面开始的，虽然对某种疾病的易感性可能有遗传因素，但这些基因是开启还是关闭，则与你选择的食物有关。扭转细胞功能障碍从来都不会太迟，但你必须了解什么是细胞的实际需要。必须在胸有成竹的情况下着手改变，不要盲目猜测。

你可能听说过很多遍，“要给身体提供它需要的东西”，但我认为，更好的说法是：要给线粒体提供它需要的东西。一切都从细胞健康开始，如果你想保持健康、强壮和敏锐，那么你的细胞必须是健康的。而如果你的线粒体不健康，那么，细胞也不可能健康。要扭转自己的身体状况，就必须找到机能失调的根源，从疾病的源头将其斩断。

线粒体并不是饮食书上常出现的名词，更像是医学书籍的专业术语。这个词很陌生，也不够平易近人。线粒体不迷人，不过是细胞的驮马苦力。然而，它对人的生命和健康极其重要。没有线粒体，细胞就像汽车的空壳，看起来虽然还像一辆车，但却没有引擎，根本跑不起来，也无法从排气管里排出废料。和其他引擎一样，线粒体也需要燃料，可不是随便什么东西都能用，它需要高质量的燃料。

华尔斯勇士说

多发性硬化症的确诊，为我敲了一记警钟，还好有华尔斯医生！她绘制了一张极好的康复线路图，告诉我们如何更好地摄入营养。我有了巨大的进步！不仅体力有了很大的提升，而且身体僵硬、疲劳、没有精神和神经痛方面都有极大的改善，受益面仍在不断增加。真是太神奇了！我从 2011 年 4 月起就离开了拐杖。我仍然是多发性硬化症患者，有时会失去平衡，甚至可能摔倒。有时我会出现视神经炎，还是容易疲劳，但程度都比以前轻得多了！华尔斯医生已经证明了食物对身体、疾病、精神面貌和思维清晰度有深远的影响，华尔斯方案证实了一句古老的格言“人如其食”。

——帕姆

于美国伊利诺伊州

为了充分理解细胞的工作流程，你需要先确切地了解细胞的结构，特别是细胞内的线粒体提供能量的原理和过程。

也许你还记得，高中生物考试中曾要求你画出细胞的结构图——估计你已经忘了具体是怎么画的。一般来说，细胞中有一个细胞核，里面包含了 DNA 或生物体的遗传指令。细胞核是细胞的心脏，所有信息都保存在此。然而，细胞内的空间里还漂浮着其他东西，包括为细胞提供动力的引擎，也就是线粒体。

线粒体的进化

大约 15 亿年前，地球上唯一的生命形式是细菌。小细菌会侵入较大的细菌，但不会伤害宿主，而是更有效地为宿主产生能量，使双方都受益。

这些小型“入侵者”开启了进化的大门，使较大的细菌能够进化成更大的多细胞生物，最终成为动物；而较小的细菌则进化成线粒体。有趣的是，植物进化似乎也经历了类似的过程：蓝藻吞噬了会光合作用的较小细菌，逐渐演变成具有叶绿体细胞器的植物，光合作用就在叶绿体中进行。我们需要食用新鲜绿叶蔬菜的原因之一，也就是因为其中含有强有力的、营养丰富的、能够产生能量的叶绿体。

细胞需要能量来实现多种功能：建造结构、维护功能、修理破损，以及消除有毒废物。毒素可能来自药物、杀虫剂、除草剂和污染，也可能来自细胞基本运转的副产品（所有引擎都会产生废料）。太多的毒性会摧毁细胞和器官，但幸运的是，你的线粒体一直在勤勤恳恳地工作，为处理脂溶性毒素的细胞提供了能量，将毒素转化为水溶性物质，同样勤劳的肝脏和肾脏才能将其排出体外。

线粒体也负责协调细胞的死亡。所有细胞最终都会死亡，及时的死亡对人体健康至关重要。当线粒体发出信号时，细胞就会打开屏障，让大量的钙离子涌入，从而以“自杀”或者说是预先编排好的方式走向死亡。用科学的名词来说，这叫作细胞凋亡。那些到期而不凋亡的细胞，就会以牺牲其他细胞为代价持续生长，最终成为癌性肿瘤。

你也应该知道一些关于腺嘌呤核苷三磷酸（以下简称三磷酸腺苷）的知识（见图 1.1）。线粒体会产生一种叫作三磷酸腺苷的化合物，将能量储存在分子键中。三磷酸腺苷能产生蛋白质和抗体，是细胞的燃料，如果没有它，细胞就不能正常工作，甚至可能会过早死亡。就像有些汽车需要无铅燃料，有些汽车需要柴油，而其他交通工具（如喷气式飞机）需要其他适用的燃料。细胞同样需要独特的燃料，而三磷酸腺苷

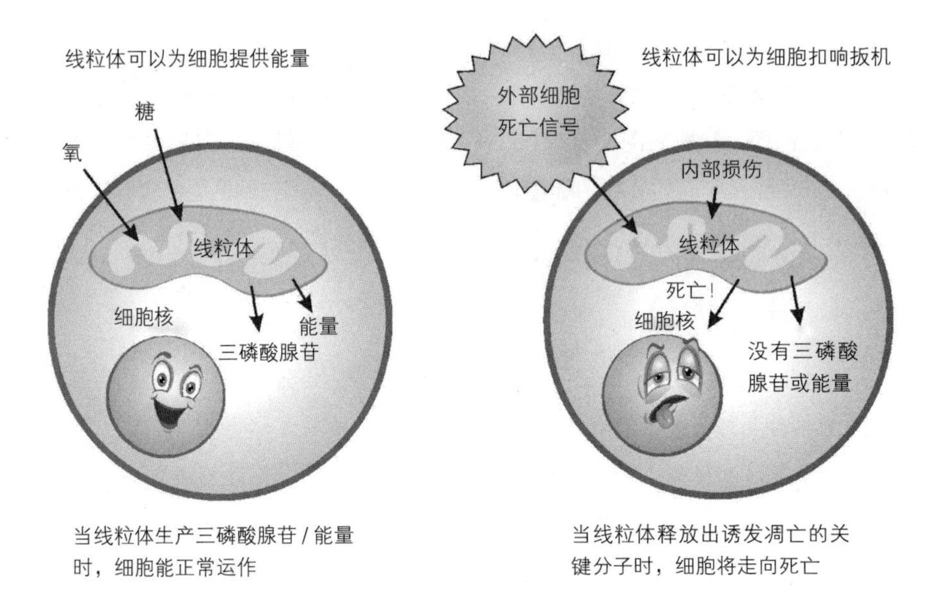

图 1.1　活细胞和死细胞中的线粒体

正是燃料的提供者。

为了有效地产生三磷酸腺苷，线粒体需要其他元素，包括从脂肪中提取的葡萄糖、酮（更多内容见第七章）及氧气。有了这三样东西，线粒体就可以勉强前行，生产出少量的三磷酸腺苷了，但要产生大量的三磷酸腺苷，它还需要硫胺素（维生素 B_1）、核黄素（维生素 B_2）、烟酰胺（维生素 B_3）、泛酸（维生素 B_5）、微量元素（特别是硫、锌、镁、铁和锰）和抗氧化剂。要达到最高效率，线粒体还需要大量左旋肉碱、硫辛酸、肌酸和泛醌（也称辅酶 Q、辅酶 Q_{10}）。[2] 此外，还需要免受铅、汞和砷等毒素的侵害。

如果你的营养素不够充足，或是暴露在过多毒素中，三磷酸腺苷的生产效率就会降低，从而导致两个问题：

（1）细胞能量降低，从而无法完成所有任务。

（2）细胞产生多余的废物，也就是自由基。

线粒体能产生三磷酸腺苷，为维持生命所需的细胞运作过程产生能量。如果没有合适的营养素，你的线粒体就会处于饥饿状态，细胞也不能有效地发挥作用。此外，如果线粒体承受的压力过大，就会开始解体，从而导致细胞内的线粒体数量减少，仅存的线粒体对能量的需求增大。线粒体的压力会向细胞核发送信号，提示是该走向死亡的时候了，然后细胞就会过早“自杀”，导致器官和整个身体（特别是脑）的老化加速，最终导致“脑雾”（混乱、记忆丧失，感觉“灵魂出窍”）甚至脑萎缩。

总结一下前面提到的内容：当线粒体处于最佳工作状态时，细胞就有了它们所需要的能量，这样一来，身体就可以按照预期的方式运作了，而不必想办法去补足能量和营养。细胞产生的自由基变少了，给细胞造成的损伤也变小了。适宜的饮食对整个细胞运作过程都有帮助，反之，则会使这一过程脱轨，导致线粒体过度紧张、快速老化，出现更多的严重慢性病。

◎华尔斯语

所有的化学过程都会产生一些废物，而自由基就是人体产生的垃圾中的一部分。自由基是一种分子，具有一个开放的未成对电子，可以产生悬空键，具有高度的化学反应性。自由基会清除一些东西，氧化（也就是破坏）并去除悬空键，从而在细胞中引发问题。自由基能通过改变蛋白质、细胞膜或 DNA 的形状而引发问题，从而改变细胞的功能。如果细胞被自由基破坏得太厉害，它就会停止正常工作，甚至过早死亡。太多细胞过早地死亡最终会导致你和你的内脏迅速老化。

抗氧化剂能拯救我们！植物中的抗氧化化合物能刺激人体细胞产生酶，在自由基损坏细胞之前，这些酶就可以中和掉它们。酶能更有效地促使生物化学机制保护细胞，不受自由基的影响。

想象一下，如果你从来不打扫，也从不扔垃圾，家里会变成什么样子。最终，垃圾和污垢会堵塞通风口和管道，干扰电气系统，并导致结构腐烂崩坏，直到房子无法居住。抗氧化剂就是你的清洁人员，是细胞层面的保洁阿姨，它们可以抑制自由基，清理三磷酸腺苷生产过程中产生的垃圾。（稍后将谈到我们能从哪些食物中获取抗氧化剂。）

线粒体挨饿的标志

现在，你大概知道了线粒体对健康有多重要，也知道要让线粒体好好生产三磷酸腺苷，就需要更多的营养素，包括B族维生素、矿物质、辅酶Q和抗氧化剂等。猜得没错，大多数人都没有获得细胞所需的足够营养素。

然而，怎么才能知道线粒体有没有得到足够的营养素呢？你无法从镜子里看出自己的线粒体是否健康。在实践中，我发现了一些线索，能够告诉你，线粒体可能没有得到足够的营养，无法将整个身体维持在巅峰状态：

◇**疲劳**。如果你总觉得精疲力竭、能量不足（哪怕是在睡眠充足的情况下），说明你的线粒体可能缺乏维生素、矿物质和抗氧化剂，这些物质是在细胞层面上生产能量的必需品。细胞层面的低能量，最终会转化为你能感觉到的能量不足。

◇**饮食中糖分、淀粉含量过高**。过多的精面、糖和高果糖谷物糖浆会“堵塞”你的线粒体，降低效率。糖和精制淀粉对人体产生不利影响的方式有两种：①卡路里高，但营养质量低，因此你虽然能吃饱，却无法获得足够的营养，导致体内细胞挨饿；②促进肠道中有害细菌和酵母菌的生长，这可能导致许多其他问题。（后文将详细讨论这一点。）

◇**超过50岁**。辅酶Q是维持线粒体健康高效的重要营养素，而生产辅酶Q的能力会随年龄增长而缓慢下降。50岁之后，线粒体的效率也会慢慢下降，特别是在营养状况不理想的时候。

◇**服用他汀类药物**。他汀类药物有助于降低胆固醇，因此许多医生建议有心脏病风险或高胆固醇的人服用，一部分医生甚至推荐将它作为预防性的药物。然而，他汀类药物会导致细胞制造辅酶Q的难度加大。由于老年人的胆固醇往往更高，他们是最有可能服用他汀类药物的群体，与此同时，老年人（50岁以上）在制造辅酶Q上本来就存在一定的困难，从而进一步加剧了问题。有几项研究表明，提高辅酶Q的水平能减轻神经退行性脑病患者的症状。[3] 如果你已经服用了他汀类药物，不要随便停止服用（请遵医嘱）。不过，你也可以考虑本段信息，增加辅酶Q的摄入量。

◇**定期服用处方药或非处方药**。许多常见的处方药和非处方药会消耗维生素B、矿物质和辅酶Q。你服药的时间越长，这些营养素可能被消耗得越多。影响辅酶Q的药物包括但不限于：

- 三环类抗抑郁药

- 苯二氮卓类
- 磺胺类
- 噻嗪类利尿剂
- β－受体阻滞剂
- 对乙酰氨基酚

可能干扰 B 族维生素吸收和新陈代谢的药物包括：

- 利尿剂
- 二甲双胍和其他常见糖尿病药物
- 避孕药
- 降低胃酸的药物
- 某些抗生素
- 苯二氮卓类
- 三环类抗抑郁药
- 非甾体消炎药，如布洛芬
- 阿司匹林
- 质子泵抑制剂，如奥美拉唑缓释剂

◇**降低胃酸的利尿剂和药物也可能干扰矿物质的吸收。**很多时候，人们一边服用药物，疾病却一边持续恶化，其中一个原因就是长期用药导致的营养素消耗。[4]

◇**偏头痛或紧张性头痛。**偏头痛与紧张性头痛都与线粒体功能障碍之间存在相关性。[5]

◇**慢性病。**与线粒体功能障碍有关的健康问题每天都在增加，现在已知的就包括糖尿病、心力衰竭、丙型病毒性肝炎、纤维肌痛、精神分裂症、双相情感障碍、癫痫、中风、神经系统疾病、记忆问题和自身免疫病。[6]

慢性病是线粒体长期功能障碍的最明显表现。当线粒体不能很好地为身体提供能量时，恶性循环就开始了，最终会导致细胞老化、多器官功能障碍和慢性病。科学研究发现，线粒体压力是困扰现代人的大多数慢性病的根源。你想要变得更健康吗？那就必须把线粒体恢复到最健康的状态。

如果你具有以上任何一项或全部问题，华尔斯方案一定很适合你，其中每个方面都将直接或间接地有益于线粒体功能恢复。当你补充了足够多的维生素 B、矿物质、抗氧化剂和氨基酸，线粒体就能保持营养充足，所以，各种健康问题也就可以从细胞层面开始自我修复了。

华尔斯勇士说

2003 年 1 月，我 46 岁，被诊断为复发缓解型多发性硬化症，尽管我早在很多年前就得了这种病。多年来，我一直坚持传统医学治疗，用过干扰素 β-1a 粉针剂、那他珠单抗和格拉替雷，但病情仍在不断恶化。神经内科医生建议我尝试芬戈莫德，但由于它出现过死亡风险，具有一定的危险副作用，我拒绝了。然后我开始寻找其他方法，遇见了特里・华尔斯医生。

我尝试了 6 个月的华尔斯饮食法，也使用了电刺激。我的思维更加清晰，衰退已经停止，也恢复了一部分力量。我腿上的肤色变好了，每天能锻炼 20~30 分钟，做一做冥想、深呼吸，还能进行户外活动。华尔斯医生是我在多个方面的榜样和英雄。（我也是一位同性恋妈妈，有两个孩子。）多年来，我曾向很多医生询问饮食、运动和压力问题，都没有获得解答。我很欣赏她的研究深度，也很欣赏她愿意将自己的个人经历无私分享给大家的精神。她拯救了许多人的生命！

——安

于美国得克萨斯州休斯敦

新型处方：食物

你的细胞有大约 4 000 种酶系统，超过 1 000 种化学信号，每秒进行数万亿次化学反应。[7] 目前，已经鉴定出来的营养素超过了 250 种，可能有数千种还没有得到鉴定。这些营养素对健康非常重要。[8] 你把它们都吸收了吗？多半没有吧。

你的肠道能不能好好消化食物，将营养吸收进血液，为细胞提供足够多的维生素、矿物质、必需脂肪酸和抗氧化剂？这可能也是个问题。

生物化学十分复杂，人体运作更是无法想象的微妙而深奥。虽然我们对线粒体的营养需求有所了解，但还没有完全了解每种线粒体的需求，也没有完全了解每种细胞类型的营养需求。当我谈到“全部营养”或全身所需的元素时，请理解，虽然我们知道自己有数千种不同功能的营养需求，但仍然无法一一厘清它们究竟是些什么。

但大自然知道。这就是我们不能只靠维生素和营养补充剂来维持健康的原因。食物中包含了许多我们还不了解的秘密，因此，我们才设计了华尔斯方案，通过设计食谱来满足细胞的庞大营养需求，包括数千种我们还不能完全弄清楚的需求。

我们都知道，当人体内的维生素、矿物质和抗氧化剂水平低于最佳标准时，健康状况就会明显下降。这不仅仅是理论。研究细胞层面营养学的生物化学家布鲁斯·艾姆斯博士提供了证据，说明当一个人的维生素和矿物质水平不足时，即使短期内还算健康，但会更容易迅速衰老，罹患癌症的可能性增加。[9] 例如，当维生素 K 的供应不足时，身体会为有限的供给排出优先次序，首先用于生产帮助凝血的蛋白质，而维持血管弹性和心脏瓣膜所需的蛋白质生产任务则会排到后面。这样一来，尽管你不会因受个小伤就流血至死，但如果长期持续这种状态，会导致心脏瓣膜僵硬和 / 或高血压。[10] 结果可能是有朝一日需要做心脏手术更换心脏瓣膜，或者需要服用降压药。

一项有趣的研究测量了老年人血液中 31 种维生素、矿物质、必需脂肪酸和抗氧化剂的含量，检验这些营养素对脑的尺寸和思维能力的影响。俄勒冈州的大脑老化研究调查了 104 名成年人（平均年龄 87 岁），测量他们血液中各种营养素的浓度，用核磁共振成像测量脑容量，再通过各种神经心理测试测量思维能力，然后进行回归分析，探讨营养素水平、脑容量和认知能力之间的关系。[11] 研究结果很有启发性。高水平的维生素 B_1、B_2、B_6、B_9、B_{12}、C、D、E 和脂肪酸是脑健康最有力的预测因子。此外，高水平的维生素 A、维生素 K、抗氧化剂与更大的脑容量、更好的思维能力相关。

这项研究还探索了有害物质或“抗营养素”。值得注意的是，血液中的反式脂肪（氢化植物油）越多，脑就会越小，思维能力越低（也就是被试完成思考任务的能力越差）。[12] 换句话说，要保护自己的脑，最好的办法就是把所有卡路里配额都花在富含营养的食物上。如果你想要一个蠢笨的小脑袋，就尽可能地多吃反式脂肪加工食品吧！每天吃快餐，或者一周吃上三次，痴呆就在向你招手了！

但我还是希望提前告诉你，食物不是万能的。我的多发性硬化症没有痊愈，颈部脊髓还存在病变。有些疤痕和退化是永久性的，无法挽回，然而，更多的退化可能并不是永久性的。现在，疾病不至于对我的行走造成影响了。在核磁共振上虽然依然可以看到疾病的踪迹，但它们不会像以前那样严重地影响我的生活了。疾病像是一场发生在身体内部的毁灭性大火，而食物可以对它产生影响。你想继续为它火上浇油，还是想给身体注入最需要的营养（包括最特殊和最广泛的类型），来浇灭这场火？只要灭掉火，我们就有可能从自身免疫病的衰弱状态恢复过来，健康和活力就在前方。

脑部需要的微量营养素

细胞营养对整体健康至关重要，但对多发性硬化症患者和其他脑病患者而言，大家更感兴趣的是专门针对脑健康的营养。大脑是一个神奇而复杂的器官，需要很多资源才能正常工作（见图 1.2）。负责修复和维持脑组织功能的一个重要结构是髓鞘，如果你得了多发性硬化症，免疫系统就会开始攻击这个部位。

所谓髓鞘，就是围绕在神经细胞周围的脂肪绝缘体。人脑中有数十亿脑细胞，形成了数十万亿的连接，每条线路都必须包裹着绝缘的髓鞘。然而，医生可能没有告诉你，脑细胞要维持正常运转，究竟需要哪些营养成分，也不会提到修复脑细胞损伤时所需要的东西。由于医生很少接受营养学训练，所以自己可能也不知道——但我知道。为了保持髓鞘健康，你需要摄入硫胺素（维生素 B_1）、叶酸（维生素 B_9）、钴胺（维生素 B_{12}）、ω-3 脂肪酸（特别是又名 DHA 的二十二碳六烯酸）和碘。（后面将谈到为了获得这些营养，需要吃些什么东西。）

脑同样也依赖于神经递质。所谓神经递质，就是使脑细胞得以进行信息传递的分子。神经递质失效可能导致抑郁、焦虑、易怒和疼痛加剧。为了促进特定神经递质的产生，许多医生会给有情绪问题的病人服用诸如百忧解之类的药物，但往往没有太大的用处，其中一部分原因是他们没有吃到制造神经递质所需的东西。如果你的脑中没有化学反应所需的基础材料，百忧解就无法发挥作用。为了使神经递质功能正常，脑细胞需要特定的氨基酸、硫和吡多辛（维生素 B_6）。[13]

刚开始研究促进细胞（尤其是脑细胞）生物化学机制的营养素时，我发现，对线粒体效率[14]或脑细胞最佳功能来说，科学家已研究过的一些微量营养素至关重要[15]。在此列出这些微量营养素及其主要功能，以及最佳的食物搭配（不含人工添加维生素的食物）[16]。请记住，合成维生素与自然维生素形状不同，前者不会出现在富含其他元素的天然食物中。此外，我还列出了与脑病恶化有关的关键抗营养素。

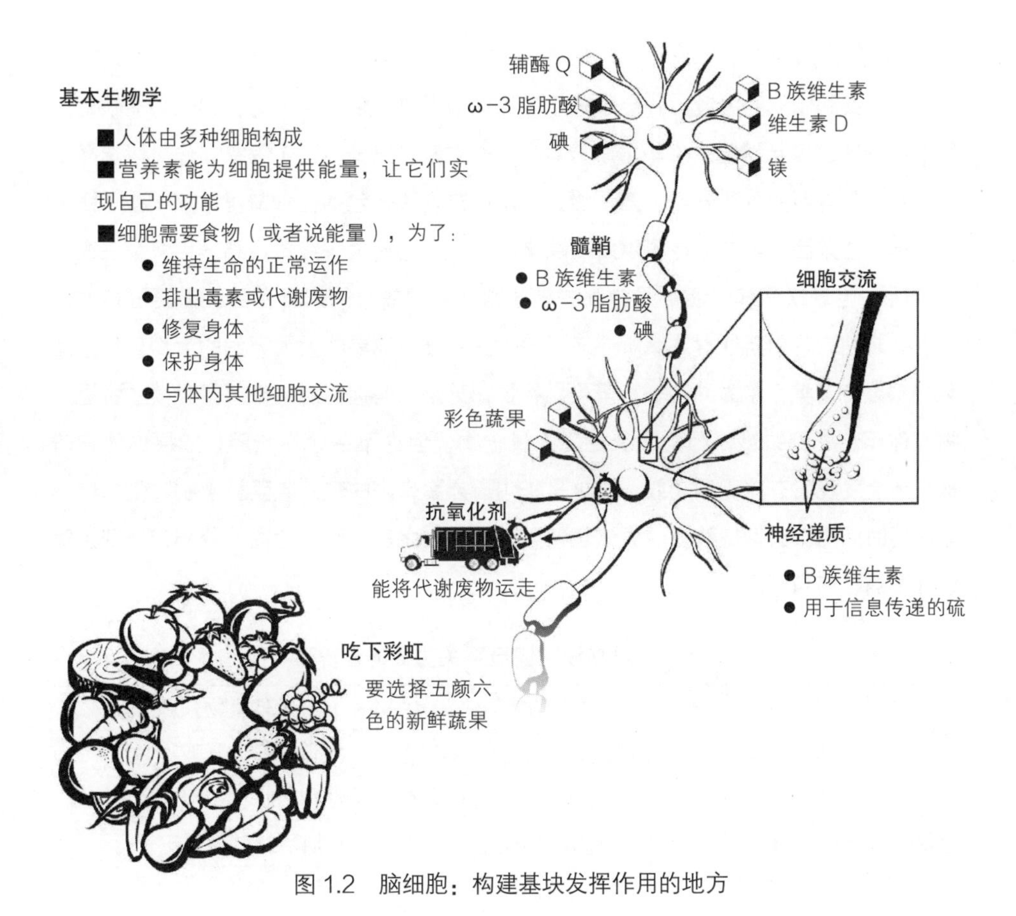

图 1.2　脑细胞：构建基块发挥作用的地方

不只是食物：华尔斯方案

食物是华尔斯方案的核心组成部分，细胞和脑靶向的营养能决定你未来的健康状况。然而，食物并不是华尔斯方案的全部，也不是我为了彻底扭转病症而做的唯一改变。持续走向健康还需要许多举措，包括有针对性地减少毒素，对肌肉实施电刺激，定期和适当地锻炼，服用一些重要的补充剂，以及有针对性地减少压力。

这些内容都是华尔斯方案的一部分，也是你可以为自己做到的事情，再结合改善饮食，身体就能得到最好的康复机会。本书将逐步介绍我为自己开发的华尔斯方案，以及进一步系统化后的内容，下面是基本要素的预览：

华尔斯饮食方案

这是细胞修复的关键。我会手把手地教你审视自己目前的食谱，它很可能缺乏一些重要营养，因此需要改用华尔斯方案。这一方案可以分为三个等级，你可以选择从自己觉得最舒服的等级开始。第一级是华尔斯饮食法，包括往食谱里添加一些东西，再删掉一些东西。第二级是华尔斯－古老饮食法，会比第一级更严格一点。第三级，华尔斯－古老饮食加强版则是为那些希望快速看到效果的人准备的，需要很强的执行力。起初，华尔斯饮食方案听起来可能有些困难，你要吃大量天然的食物，包括蔬菜、水果、肉类、家禽、海鲜、坚果、谷物，甚至一些你可能从未想要尝试的古怪食物。你不会感到饥饿，因为需要吃下大量食物，但这不会让你长胖，如果你体重超标，还会发现它有减肥的功效。（这是华尔斯方案带来的额外收获！）别紧张，你不必在短时间内做出彻底改变。尝试任何激进的举动之前，我都会逐一分析，详细讲解这样做的程序和原因。

表 1.1　对脑细胞健康至关重要的营养素

营养素	主要功能	最佳食物来源[17]
维生素 A（视黄醇）	参与视网膜上视色素的合成	鳕鱼肝油、肝脏
维生素 B_1（硫胺素）	促进消耗葡萄糖，生成髓鞘	动物内脏、谷物、坚果
维生素 B_2（核黄素）	帮助产生线粒体能量	肝脏、绿叶蔬菜
维生素 B_3（烟酰胺）	帮助产生线粒体能量	肝脏、鸡肉
维生素 B_6（吡多辛）	辅助神经递质的产生	鱼类、绿叶蔬菜
维生素 B_9（叶酸）	促进髓鞘生长	肝脏、绿叶蔬菜、芦笋
维生素 B_{12}（钴胺）	促进髓鞘生长	肝脏、贝类
维生素 C	对抗感染，提供细胞内的抗氧化剂	绿叶蔬菜、柑橘
维生素 D	帮助正确读取 DNA，保护脑细胞	鳕鱼肝油、阳光
维生素 E	促进细胞信号传导 保护携带胆固醇的分子不被氧化 减少脑细胞死亡，防止衰老	坚果、谷物、牛油果
铁	帮助脑部供氧	动物内脏、绿叶蔬菜、糖蜜

续表

营养素	主要功能	最佳食物来源
铜	促进高级脑功能中的铁/铜平衡	动物内脏、贝类、坚果、谷物
锌	辅助知觉	肝脏、贝类、坚果、谷物
碘	参与智力活动和髓鞘生长	海藻、海鲜、碘盐
镁	稳定细胞，抵抗过量谷氨酸盐（过多刺激）	绿叶蔬菜、浸泡过的生坚果、海藻
硒	防止氧化应激	巴西胡桃、葵花籽、海鲜、海藻
番茄红素、叶黄素、玉米黄质、α-胡萝卜素和β-胡萝卜素、β-隐黄素	抗氧化，保护细胞膜和线粒体	彩色的蔬菜和浆果
肉碱	帮助线粒体产生能量	心脏、肾脏、肝脏、牛肉及其他肉类（包括家禽）
硫辛酸	帮助线粒体产生能量	心脏、肾脏、肝脏
辅酶Q	帮助线粒体产生能量	心脏、肾脏、肝脏
肌酸	帮助线粒体产生能量	动物内脏、野味
泛酸（维生素 B_5）	帮助线粒体产生能量	肝脏、蘑菇类、牛油果
维生素K	帮助强化髓鞘和血管	绿叶蔬菜
胆固醇	强化细胞膜，促进激素生成	动物脂肪
α-亚麻酸（ALA，即素食中的ω-3脂肪酸）	帮助生成细胞膜和髓鞘	胡桃、亚麻和大麻油
ω-3脂肪酸，如二十碳五烯酸（EPA）、二十二碳六烯酸（DHA）	帮助生成细胞膜和髓鞘，减少过度炎症	野生鲱鱼、鲑鱼、草饲动物[1]的肉
ω-6脂肪酸，如亚油酸（LA）、花生四烯酸（AA）	帮助生成细胞膜和髓鞘，以及在细胞间传递信号的分子（过多会导致过度炎症，因此必须与ω-3脂肪酸保持平衡）	谷物和坚果（富含LA） 动物内脏、肉（富含AA）

[1] 指放牧的动物，非饲料喂养。——译者注

续表

营养素	主要功能	最佳食物来源
γ－亚麻酸（GLA）	减少炎症	琉璃苣、报春花、大麻籽油
有害物质		
反式脂肪	对细胞膜和线粒体有害	部分氢化脂肪，植物油油炸食品（特别是快餐）

毒性物质

现代世界存在过多化学负荷，其中许多化学物质常与我们的细胞相互作用，阻碍自然的生物化学过程。接下来我将说明，在美国，有多少化学物质与导致残障和疾病的主要原因相关；我会帮你弄清楚在哪些地方会接触到这些化学物质，以及避免接触的具体措施；我还将解释身体处理和解决有毒化学物质的方式；最重要的是，我会告诉你具体的步骤，安全地加强和优化排毒系统，从而缓慢且安全地减少储存在脂肪中的毒素负担。

运动和电刺激

即使是神经退行性疾病患者的脑和身体，也需要肌肉和运动。运动对维持脑和身体中激素的平衡很重要，还能防止肌肉萎缩。如果你患有慢性病，则需要做足够但不过度、有针对性的运动。讲完运动之后，后文也将详细叙述关于电刺激的问题，这会对运动能力和情绪产生极大影响。

补充剂、药物和替代药物治疗

我坚信，大多数营养应来自食物，但是，根据你的特殊需要，也可以适度摄入补充剂；本书将列出我推荐和不推荐的类型。此外，本书还将讨论你正在服用的药物，以及在开始实施华尔斯方案时，是否应该停药。最后，作为一个从传统医生转变而来的功能医学倡导者，我将进一步讨论替代药物治疗，包括建议你尝试的方式及避免的药物选择。本书将具体阐述：哪些方式是得到科学证实的，哪些只是推测，哪些是安全的，哪些存在风险。

减压技术

减压对优化身体的愈合能力至关重要。压力应激反应会导致身体的一系列变化，这些变化在短期内很有用处，在长期内则具有极大的破坏性。我将详细解释你应远离“战斗或逃跑反应[1]”的原因和方式。

回首生活

希望你还能记得某个感觉美好的瞬间。你可能工作或玩耍了一整天，始终觉得身体舒适，或者至少正常。然而，在某些时候，你可能会注意到一些细微的变化，也许是忽然发现自己不能像以前那样随心所欲地运动，思维不像从前那样清晰，或是忽然感到疼痛。这些非常明显的症状就是生物化学机制正在改变的信号，你的细胞间信号传递开始混乱了。

你意识到自己不太舒服，虽然可能无法准确地说出到底什么地方出了问题。于是你去医院做了各种检查，但没有发现任何问题。也许医生会告诉你，回去观察一年再来。于是你回去了，结果感觉比前一年更糟，但仍然检查不出什么问题，医生说你“没毛病”。这种状况持续了几年甚至几十年，直到你的身体遭受了足够多的损伤，才在一两次检查中发现异常。于是医生开始更认真地检查。也许，直到此时，你终于得到了一个诊断。你的医生没有接受过功能医学方面的培训，所以错过了帮你恢复活力的机会，这些年来，在阴性的检查结果和医生的安抚下，身体机能减退仍在不可避免地发生。身体开始产生并积累糟糕的分子，最终表现为疾病。你可能会感觉生命的音乐开始慢慢退化，旋律与和声逐渐退去，优美的交响乐变成了混乱的噪声。这就是我这些年来的感受。

华尔斯方案中最令人兴奋的部分是，它能将治疗置于你自己的控制之下。健康状况下降时，一个人很容易感到无助、迷茫，完全依赖医生和家人。华尔斯方案为你提供了摆脱过度依赖他人的机会。你当然需要吃药，至少现在是这样。你仍然需要遵医

[1] 战斗或逃跑反应，心理学、生理学名词，为 1929 年美国心理学家怀特·坎农 (Walter Cannon，1871—1945) 所创建，他发现机体在经历极大压力时，会迅速经一系列的神经和腺体反应引发应激，使躯体做好防御、挣扎或者逃跑的准备。——译者注

嘱，可能也需要家人的帮助，但谁不需要呢？不过，遵循华尔斯方案之后，你可以自己做很多事情，数量也会逐步增加。你的未来并非暗无天日。

维克多·弗兰克尔在他的著作《活出生命的意义》[18]中说，对于生命中发生的每一件事，我们都能选择应对方式。在事件和反应之间存在着一个空间，我们性格的力量就在这一空间内得以展示。当我确诊了多发性硬化症后，我决定不管自己有多疲劳，都必须每天起床工作。我决定去关注自己还能做的事情，不再纠结于那些做不到的事情。我决定竭尽全力，减缓自己的衰退速度。要知道，在那个时候，所有医生都告诉我，功能一旦消失，就永远无法恢复——一旦你患上继发进展型多发性硬化症，就会开始长期、缓慢、稳定而不可避免地衰退。我已经踏上了这段旅程，就只能寄希望于减缓衰退速度。

如果当初的我没有做出这样的决定——努力生活，绝不言弃，关注疾病之外的我自己——那就一定无法离开轮椅，更不用说发明华尔斯方案，并且将它传授给别人了。这也是我希望你能做到的：认真生活，关注幸福健康，不要沉湎于疾病。即使这听起来很难，哪怕你根本不想下床，也一定要努力去尝试。

华尔斯方案的好处在于，不管你存在什么问题，或者缺少什么酶，不管你过往的饮食、思维和行为方式有多糟（哪怕昨天仍是如此），都有机会改善身体，优化细胞功能。这是一种全新的模式，具有讽刺意味的是，它其实就是身体最原始的运作方式。细胞的状态能决定你是继续衰退，还是开始愈合。有了健康的细胞，你就会变得更强壮、更聪明、更年轻。每周，我都会在初级保健、生活方式治疗和多发伤病科门诊看到这样的变化。

许多人写信给我，讲述自己的成功历程，我将他们和其他病人统称为“华尔斯勇士”，因为他们是勇敢的战士，在夺回生命的战争中获得了胜利。你也可以成为勇士中的一员。只要你想拥有更好的生活，愿意为此付出努力，现在开始就不算晚。这本书可能就是全新的起点。你愿意加入我们吗？

第二章
自身免疫：传统医学与功能医学

疾病究竟是什么？对于那些已经患病或害怕得病的人来说，疾病似乎十分真实而具体。当我们自己生病了，就会根据疾病带来的影响和感受来理解它。这是合乎逻辑的，因为感受就是我们所知道的一切。在我身上，多发性硬化症导致了脊髓的退化，我能感觉到它带来的结果：活动能力慢慢丧失，出现脑雾和发作性剧痛。

尽管在外界看来，多发性硬化症是一种特殊的疾病，但在细胞层面上，多发性硬化症与其他自身免疫病（如类风湿性关节炎和系统性红斑狼疮）、慢性病（如糖尿病和心脏病）甚至是情绪障碍（如抑郁症、自闭症和精神分裂症）并无太大区别。我的生物化学功能失调从脑部和脊髓的细胞开始，但是，它的根本病因与其他疾病一样，都是细胞功能障碍。

科学家发现，在最基础的层面上，几乎所有引起强烈痛苦并需要长期服药的慢性病都具有共通之处，例如线粒体功能障碍、过度炎症反应、皮质醇水平和其他破坏性的生物化学指标过高。从某种意义上来说，所有疾病都是同一种病，因为它们都来自细胞内、细胞间破碎而错误的生物化学机制和无序的交流。要恢复健康，就必须调整生物化学过程，重建细胞内和细胞间的有效交流。治疗任何一种疾病，归根结底都是如此。

一个人被诊断为患有多发性硬化症、类风湿性关节炎、系统性红斑狼疮还是炎性肠病，抑或是被医生告知为"特发性"症状（也就是病因不明），在很大程度上取决于疾病的外在表现。坦率地说，即使细胞功能障碍达到一定程度，人们能用不同医疗手段加以观察、思考和理解，自身免疫病相互之间的差异还是难以分辨。传统医学训练和功能医学研究给我提供了不同的思考方式。但事实很明显，追根溯源，我们的健康问题都来自细胞层面。

我很了解我的病人。他们想要得到诊断，想确定自己到底出了什么毛病。这是一种很正常的反应，我很理解。我也会想知道自己到底有什么病，想要听到一个专业名词，找到一些能够谴责的东西，获取一丝治愈的途径和希望。这是人类思维方式的普遍反应。我们总想把事物分解、定义和分类，以便更好地理解它们。

我们可以尝试摆脱固有的思维方式，换一个角度看待问题。为了帮助你做到这一点，我将进一步阐释一些问题，这些事情大多数医生都知道，但很多病人并不完全理解——事实上，诊断只是我们根据可以量化的部分（如症状、检查结果），探索哪些药物可以改善或恶化症状，再逐个排除（如果不是 A，不是 B，也不是 C，那就一定是 D）之后，给疾病简单地命名。这源于对疾病进行分类和命名的冲动，并不意味着 A 病与 B 病有什么本质上的区别。

大多数人都不知道，对慢性病的命名往往源于一些科学研究，这部分研究主要关注治疗方法（通常是药物）会对症状产生什么影响。换言之，当特定的药物能缓解特定的症状时，科学家就会据此来命名该疾病。也就是说，每一个能用药物 Y 缓解症状 X 的人，都被认为患有疾病 Z。

有时，让某些特定的人群以可预测的方式出现改善（或恶化）的不是药物，而是外科手术或其他疗法。只要它对症状有影响，那么人们就会为这批人的疾病取一个名字，并且最终将该疗法定为“治疗标准”，也就是说，以后对这种疾病都采用这种治疗方式。自古以来，医生就是通过这样的流程，逐一命名了多发性硬化症、糖尿病、充血性心力衰竭、哮喘、抑郁症和炎症性肠道疾病。他们无法通过观察细胞的生物化学功能来了解疾病的根本原因，也没有发现这些疾病在细胞层面上的相似性。

理解这一点很重要，这样你就不会对自己的诊断感到过度的压力：诊断通常是基于治疗和历史观察的外部效应，而不是引发疾病的生物化学过程。随着我们对疾病和治疗过程理解的加深，就会将疾病重新分类，调整治疗方法，于是常出现对疾病的新命名。有时一种疾病被划分为若干种，有时几种疾病合并为一种新病。

由于疾病的命名不是基于所有信息，而是源自人类给事物命名的需要，所以我们可以说，这种分类的意义主要体现在语义学方面。数百年来，医生一直根据体检和实验室检测结果给疾病分类，这样做是为了指导临床研究，了解疾病如何随着时间推移而发展，并开发出更好的治疗方法。医学是一门优秀的科学，但并不意味着完全的真实，也不代表医学领域外的一切都是错的。

为了研究疾病，科学家会设计非常精确的研究方案，对患者进行严格的分组和干预（最好使用药物或非常明确的程序，这样更容易复制），以便控制变量的数目。这能让结果看起来更加具体和客观，但并不一定真实。这种研究难度较低，也更容易分析，能显示研究干预是否有效，但是药物对症状的缓解未必与生物化学机制故障有关，而后者是许多症状的根源。

换种方式来说明：我们对大多数慢性病的首次命名是观察得出的结果，早在对细胞的生物化学机制进行科学研究之前。美国国家卫生研究院和制药行业投入了数十亿美元研究疾病症状和相应药物，相比之下，很少有资金用在探索改变生活方式方面，虽然后者能让生物化学机制更合理，从而使人恢复健康。

这可能跟你的固有观念非常不同，事实上，一开始也对我造成了很大冲击。

幸运的是，我们开始发现了许多紊乱的生物化学路径，它们正是许多慢性症状的根源。我相信，这最终会改变所有疾病的诊断方式。不幸的是，尽管科学已经揭示了紊乱的生物化学路径会破坏细胞和疾病的生物化学机制，但大多数传统医生仍然使用以症状命名的传统疾病模型，而不是以病因命名的病理模型。旧方式仍然支配着治疗标准。因此，大多数传统医生关注的是可以通过药物或手术改善的症状，而非通过最佳的生活方式来改善细胞的生物化学环境，从而为患者带来更多福祉。

功能医学试图通过观察从细胞到器官乃至整个有机体的生理系统，发现生物化学受损的主要原因，并从根本上解决问题。这就是我更愿意投入精力研究这种医学模式的原因。我相信，要纠正生物化学功能障碍，让患者恢复健康，不能机械地用药物缓解症状，而应选用功能医学这种唯一合理的方法。

当然，传统医学仍然有其用武之地。我仍然在我的诊所做常规诊断，为病人开药物处方。这在一定程度上是有用的。然而，现在的我添加了第二种方案，评估患者的健康行为、暴露于毒素中的概率、压力水平、营养状况和运动水平。我致力于提高病人对疾病的认知，让他们学会自我管理，积极地改善健康，创造活力。这就是华尔斯方案不同于传统疗法的地方，它更像一种功能医学模型。我会教患者如何运动、如何进食，帮助他们重新调整受损的生物化学机制。然后再帮助他们减少毒素，改善激素平衡，逐步解开生物化学问题的死结，让细胞按预期的方式工作，从而促使身体运作过程重新回到原来的正常轨道，重返健康状态。

华尔斯勇士说

我是一名注册营养师，对于饮食与健康的关系有所了解，但直到我被诊断为复发缓解型多发性硬化症后，才开始试验天然食品，特别是抗炎食品，然后我注意到自己的身体发生了变化。我的第一个症状是视神经炎。随后，我的腿开始感觉异常（神经传导疾病引起的疼痛感）和严重的疲劳。然后我的脚麻木了，记忆力也出现问题，很难记住最近看到的信息。在看到特里·华尔斯医生的TEDx演讲后，我感觉对自己的身体状况有了更高层次的认识。我增加了她建议的食物摄入量，包括鱼肉（我以前是素食者），不吃麸质和乳制品。我开始感觉到精力更充沛，注意力更集中，症状也明显减轻。然后我又吃了大量羽衣甘蓝，以及其他对神经系统和线粒体有益的食物，正如华尔斯方案建议的那样。

我现在感觉比之前好多了。我非常感激这位受过西方传统训练的医生，她正在宣传我多年来一直试图告诉医生的信息：从长远来看，饮食调理比药物治疗更有效。看到临床研究开始支持这一问题，我满怀感恩，只有这样，医学界的其他人才会开始相信我们的直觉——这些直觉源自我们的身体和灵魂。

——马拉

于美国伊利诺伊州芝加哥市

这是我想为你做的事情，但首先，我想让你明白自己的身体究竟出了什么问题。接下来，我们会从传统医学和功能医学两个方面来探讨一般的自身免疫病，再特别关注多发性硬化症。

什么是自身免疫病

要知道什么是自身免疫病，就应该先了解自身免疫。在生物学中，auto的意思是“自身”，autoimmunity就是一种免疫细胞混乱并开始攻击自己的细胞结构的情况。我们所有细胞的细胞膜上都有感受器，使免疫细胞能够将自己的细胞识别为身体的一部分。当免疫细胞看不到或感觉不到这些“自我”感受器时，就会将某种结构或物质解释为外来物和可能的威胁。会不会是病毒、细菌、不应该存在的东西？你的身体无法做出具体判断，它只知道“自身”和“非自身”，如果一个东西被判断为“非自身”，就必须进一步判断哪些是“非自身但安全，可以忽略”，哪些是“非自身且具有危险性”。你的免疫细胞会忽略“自身”和“非自身但安全”分子，但会认为“非自身且具有危险性”的东西具有严重威胁。因此它们会大力攻击这些分子，试图破坏或摧毁危险的外来者，这样就不会伤害身体，危及生命。

这是一个很好的系统——当危险的病毒和细菌入侵时，它可以通过合理的攻击，帮助人体保持健康。然而，出于一些未知的原因，自身免疫系统可能会出现短路，免疫细胞会将真正的“自身”蛋白质误认为外来物，更具体地说，将其认定为“非自身且具有危险性”的外来物。结果可能是毁灭性的。展开错误攻击的部位决定了自身免疫病的类型。当身体攻击髓鞘（神经细胞周围的脂肪鞘），导致神经系统损伤时，我们就说这个人有多发性硬化症；如果免疫细胞攻击皮肤，导致皮疹、水泡和其他可见的皮肤病，我们可以将它们命名为银屑病、湿疹或大疱性类天疱疮之类的水泡性疾病；如果免疫细胞攻击肺组织，导致喘息和气道狭窄，那么我们称之为哮喘；如果它攻击甲状腺，导致与甲状腺功能相关的各种症状，那么我们可以称之为自身免疫性甲状腺病；如果它攻击关节，导致疼痛和僵硬，那么这个人可能被诊断为类风湿性关节炎或系统性红斑狼疮。尽管所有这些疾病的表现都不同，但 140 多种不同类型的自身免疫病的根本原因都是身体对“自身”的耐受性丧失，以及免疫细胞对“自身”的攻击，导致了疾病症状的出现。

实际上，自身免疫病的影响可能比人们想象的大得多。研究表明，其他慢性病（如心脏病、高血压、偏头痛和双相情感障碍）可能都存在自身免疫问题。这方面的研究正在进行中，我相信，我们触及的只是自身免疫影响的最表层。

人体如此复杂而精密，怎么会错误地攻击自己的身体组织？接下来分别从传统医学和功能医学角度来探讨自身免疫病。

传统医学观点

对于自身免疫病，传统医学认为，这是因为人体失去了将体内蛋白质成分识别为自身固有部分的能力，但具体原因我们还不知道。科学家发现，所有慢性病都是从化学物质受到破坏、细胞间信号传递混乱开始的。自身免疫病就像是在一首伟大的交响曲中逐渐添加不和谐的音符，随着越来越多的音符被打乱，美妙的和声与旋律逐渐消失，直到乐谱彻底面目全非，听起来就像噪声。

这让科学家很沮丧，但由于医学是一门实践性很强的学科，传统医学的重点是通过药物治疗减缓疾病的进程。根据已发表的各类研究结果，要对自身免疫病产生长期有利的影响，这是唯一已经被证实有效的方法，所以，医生都希望用这样的方式来帮助患者。他们对病人进行评估，记录在处方纸上（现在一般会用电脑），然后让病人去药房抓药。传统医生为自身免疫病开的处方药会让免疫细胞变弱，减弱它们对身体的攻击程度。所有治疗多发性硬化症和其他自身免疫病的药物都致力于通过各种机制，阻断身体中的某些免疫反应。一些治疗自身免疫病的疾病调修药物[1]能毒害快速分裂的细胞（免疫细胞就是身体中分裂最快的细胞之一），让它们无法有效地攻击身体，然而，与此同时，也就无法有效地保护身体健康。另一些疾病调修药物则会阻断免疫的特定途径。

人体免疫力已经进化到能通过多通道发挥保护作用，然而，所有增强免疫力的药都会有大量的副作用，其中很多对生活质量有重大的负面影响。它会阻碍身体的主要自然功能——即使这个功能运转得不太正常，你也不会想要彻底失去它。这些药物的部分副作用包括疲劳、关节痛、疼痛、抑郁和口腔溃疡。与此同时，感染（可能是因为免疫系统受到抑制）和全身不适的风险都会提高，因为药物会降低免疫细胞的工作效率，往往会同时导致人体所有细胞的工作效率都降低。

从本质上讲，免疫抑制剂抑制了身体的活跃程度，既有消极的一面，也有积极的一面。服用免疫抑制剂可能会改善原本的症状，同时也可能会让人在其他方面感觉更糟。许多人不得不痛苦地坚持治疗，因为如果疾病没有得到控制，很可能会继续发展，健康状态每况愈下。

这就是传统医学为自身免疫病做出的贡献，一方面减缓了疾病的进展速度，另一方面则让当下的感觉变得更糟。

功能医学观点

另一种关于自身免疫病的观点来自功能医学，它也是我的华尔斯方案的立足点。

[1] 疾病调修药物是一类新药，能够在症状尚未出现的疾病起始阶段及时作用于病理机制，阻止或延缓疾病的发生和发展。——译者注

传统医学主要依赖药物，但已经有无数研究证明，对于自身免疫病、精神健康问题、癌症以及大多数慢性病而言，患病风险有 70%~95% 来自饮食、毒素和活性水平。药物不能改善饮食质量，无法减少毒素（反而经常会增加），无法提高身体活性水平，也几乎不能减轻生活中的慢性压力。

首先，功能医学更深入地研究了人体对自身蛋白质失去耐受性的原因。我们已经知道，如果蛋白质形状变了，感受器无法适应，就很可能不能识别它们，将其认定为具有威胁性的事物，即“非自身且具有危险性”的东西。功能医学试图探索这种情况的原因和过程。哪些生物化学反应出了问题，导致了畸形蛋白的产生？出错的生物化学过程的性质是什么？什么环境因素引发或恶化了这一结果？

许多理论都在关注自身免疫病发生的原因。其中一种认为，无法被免疫细胞识别的畸形蛋白质是因为正常蛋白质发生了氧化反应，而这种反应则是由于糖分子、重金属离子（如铅或汞）甚至病毒或细菌颗粒附着于蛋白质之上。最常见的氧化剂是葡萄糖（食物中糖分、碳水化合物过高会增加这种情况的发生概率）。蛋白质被氧化后会改变形状，在基因易感的个体中，这些蛋白质就被识别为危险的外来入侵者，招来免疫细胞的攻击。

其次，功能医学对免疫系统的高反应性的认识。对于高度活跃的免疫细胞而言，别的细胞哪怕只改变了一丁点，也会显得很可疑。已知有许多因素会增加免疫细胞的反应性，包括饮食中 ω-3 脂肪酸、ω-6 脂肪酸和抗氧化剂的含量和比例、碳水化合物含量、食物不耐症、身体中的毒素、激素水平和慢性感染的存在。这一切都能使免疫细胞具有高反应性。我们希望它们少受刺激，不要发狂，更不要稍有风吹草动就开始攻击体内氧化的蛋白质。能对人体血液和细胞中的蛋白质造成损伤的因素（包括毒素、激素和感染）有很多，但免疫细胞对这种损伤能做出的反应却很有限。

最后，将免疫细胞激活到攻击自身的另一种方式是分子拟态，病毒和细菌能进化出一些与体内蛋白质相同的氨基酸序列，从而躲避免疫细胞的审查。它们能模仿人类对“自身”的定义，避开免疫细胞的攻击，从而导致慢性低度感染。[1] 免疫细胞终于发现感染并开始攻击时，会将真正的“自身”也一并列入攻击目标。慢性感染之所以会让遗传易感者出现自身免疫病，这是其中一种可能的解释。

华尔斯勇士说

2006年，大儿子出生后，我在医院患了严重的葡萄球菌感染。当它最终“消失”后，我开始出现一些奇怪的症状：背部刺痛、呼吸困难、双脚冰冷。最初，有人认为我可能太焦虑了，或是喝了太多咖啡。直到2009年，我的整个右侧躯体开始麻木，才去做了核磁共振，然后立即被送到神经内科，医生把我的病历往桌上一扔，说：“有一个好消息和一个坏消息，好消息是你没有肿瘤，坏消息是你患上了多发性硬化症。你想每天注射格拉替雷还是干扰素 β-1a粉针剂？”他告诉我，接下来的十年还算好，再然后就是彻头彻尾的下坡路了。这态度可真是太客气了！要知道，当时我才27岁。

2012年5月，我开始实行华尔斯方案，此后病情发展明显变慢了。我的心情好多了！这太棒了，我又能开始锻炼了！因为生病后的疲惫感，我很长时间都没能好好运动。现在，我将食物当作药，如果一种食物对我的病没有好处，那就坚决不吃。我的家人都非常感谢华尔斯医生，因为他们的妈妈和妻子又回来了！

——凯伦

于美国加利福尼亚州

用功能医学治疗自身免疫病需要优化身体环境，将免疫细胞的高反应性降到最低，而不是像传统医学那样通过药物来抑制正常免疫活动。我们想做的是为身体提供它所需要的东西，去掉造成伤害的东西。我们关注的重点是疾病引发因素中的70%~95%：天然的营养密集饮食中所含的糖类和变应原相对较少，有助于排毒，能支持适当的体力活动，促进压力荷尔蒙的再平衡，帮助解决慢性感染，这是抵抗自身免疫病的第一道防线。对环境的调整能缓慢推动身体进入越来越健康的状态，从而恢复耐受性。目前，还没有找到导致多发性硬化症的准确环境因素，所以传统医学不会通过改变患者的生活方式来治病，也就是说，这些医生不会用饮食、锻炼和冥想来治疗多发性硬化症——但这并不能阻止功能医学内科医生使用这些疗法。功能医学医生也会建议药物干预，但并不局限于此。我相信，我们可以做得更多，而临床试验则证实了这些做法的效果。

在临床实践中，我发现许多患者实践华尔斯方案的时间越长，就越能稳定地减少处方药药量。我在临床试验中也看到了相同的情况。当你给细胞提供它们所需的食物时，细胞会一个分子接一个分子地开始重建，最终让你恢复健康。血压和疲劳感都会有所改善，坚持三年后，对疾病调修药物的需求通常会有所下降。无论是典型的自身免疫病（如多发性硬化症），还是慢性病（如肥胖、糖尿病或创伤后应激障碍），这些改善都会出现。

然而，请注意，在细胞彻底愈合，完全不需要药物之前，我们不会停止药物治疗。一旦患者的血压下降、血糖改善、心情变好、精力恢复、疲劳消失，我们就会开始讨论哪些药物需要继续服用，哪些药物可以逐渐、谨慎地减少分量，如果一切顺利的话，也许最终会停止服药。

我们必须了解药物治疗对某些患者非常重要。如果患者适应了新的生活方式之后仍然没有好转，药物可以限制其间出现的一些额外附带损害，因此不应该停药。另外，结合强化营养和生活方式的改变，继续使用药物将为细胞创造更有利的环境。即使药物会带来一些轻微的副作用或毒性，也仍利大于弊。最终，随着身体的重建，我们能用正确形态的分子替换错误形态的分子，减缓乃至停止病情恶化，从而带来更好的健康状态；如果过早停止用药，很可能会破坏这个过程。每个人都是独一无二的，健康稳定和改善的速度也存在个体差异。这取决于低效酶、不良生活方式因素（饮食、运动、毒素、激素平衡等）、先前和当前感染以及个体为优化所有生活方式因素所做的努力。是否应该减少药物，何时减少药物，都应该遵医嘱。

华尔斯勇士说

2011 年 8 月，我第一次出现了“可供确诊”的症状，12 月，我第三次被确诊为复发缓解型多发性硬化症。当时我 56 岁。经过长达数月的检查，一次又一次的诊断，我终于接受了西奈山医院一位神经学家的判断——核磁共振成像显示我的病变已经很严重了，有些损害看起来“老而弥坚”，也就是说，可能早在 30 年前，我就患上了复发缓解型多发性硬化症。2012 年 1 月初，我开始注射格拉替雷，同时开始了华尔斯方案。随着时间的推移，我将每日注射一次减少到每周一次，并在 2012 年 6 月完全停止了药物注射。神经内科医生告诉我，我的病绝对不是因为格拉替雷而好的。在过去的一年里，所有见到我的人都认为我的选择非常正确，不但有望恢复健康，甚至可能超越过去的自我！

——黛布拉

于美国纽约

关于多发性硬化症

前文已经讲了许多关于自身免疫病的不同观点，接下来，我们一起来看看多发性硬化症。

早在 1868 年，法国内科医生让・马丁・夏科特就首次描述了多发性硬化症，尽管知道这种疾病已有 100 多年了，但它的发病原因及发展过程，我们仍知之甚少。大多数患者最初被诊断为复发缓解型多发性硬化症后，病情反复，忽好忽坏。之后的 15 年内，80% 的患者将转变为更严重的疾病形式，即继发进展型多发性硬化症，到了这个阶段，病人将出现永久性的残疾，即使治疗也不可避免。

关于多发性硬化症的病因有若干种理论，一般认为多发性硬化症与遗传易感性有关，而后者又会与许多未知环境因素相互作用。很多研究表明，决定一个人是否会患上多发性硬化症的是多个基因与环境的相互作用。已经有近百个基因被鉴定出会稍微增加多发性硬化症的发生概率。然而，还没有一项研究能确定哪个问题是多发性硬化症的真正发病原因[2]，也不知道最先出现的问题缘何而来。

当疾病被触发时，免疫细胞就会开始攻击和破坏髓鞘、脑的其他部位，导致脑萎缩，平衡能力、视力或肌肉耐力出现问题。多年后，这些症状不断累积，医生才能将其诊断为多发性硬化症。

欧洲、加拿大、美国和澳大利亚南部的多发性硬化症发病率最高。流行病学证据表明，患者很可能在 15 岁之前就感染了这种病，由于遗传易感性，感染并没有完全从身体中清除。感染了之后，如果这个人同时拥有特定环境因素（不管具体是什么）和遗传易感性（以某种不确定的方式），免疫系统就会开始攻击脑和脊髓。换言之：

遗传易感性 + 环境触发因素 = 多发性硬化症发作

这可以看作一个公式，如果你拥有的风险基因特别多，那么哪怕环境诱因相对较少，最终也可能被诊断出多发性硬化症。这种疾病也许会在你的身体内部潜伏数十年，不露出任何狰狞的端倪，但实际上，伤害早已在体内无声地蔓延。

髓鞘包裹着连接脑和脊髓细胞的神经线路，当免疫细胞攻击髓鞘时，神经细胞轴突的信息传递速度减慢。随着髓鞘的损伤愈演愈烈，神经细胞会受到破坏，以至于无法传递信息。走到这一步时，永久性的损伤就形成了。

多发性硬化症的类型

根据疾病的发生和发展方式，目前的诊断标准将多发性硬化症分为 4 种亚型。

80% 的患者最初会被诊断为复发缓解型多发性硬化症（RRMS）。这种亚型包括恶化症状的急性发作，也就是所谓的“复发”；然后脑和脊髓逐步向神经细胞添加钠通道，帮助它们重新开始传输信息（尽管速度有所降低），则可以称为“缓解”。除了有明显症状的复发外，复发缓解型多发性硬化症患者往往会出现隐匿性病变，这种病变不会出现显著症状，但可以在脑部核磁共振扫描中看到。

在最初诊断的 20 年内，大多数被诊断为复发缓解型多发性硬化症的患者将转变为另一种亚型，即继发进展型多发性硬化症（SPMS）。这一阶段的患者往往不再频繁地急性复发和缓解，而是逐渐走向恶化，致残率不断上升，只会恶化，没有缓解（就像我一样）。10%~15% 的多发性硬化症患者最初被诊断为原发进展型多发性硬化症（PPMS）。他们不会经历反复的复发与缓解，从一开始就会逐步走向衰退。另外 5%~10% 的患者会出现复发进展型多发性硬化症（PRMS），病情稳定恶化，偶尔会出现急性恶化的叠加发作，但不会经历改善期。

多发性硬化症的常规治疗

由于多发性硬化症是一种自身免疫病，治疗的主要手段是用越来越强效的药物抑制免疫细胞，通常是“ABCR”药物，包括重组人干扰素 β-1a（Avonex）、重组人干扰素 β-1b（倍泰龙，Betaseron）、格拉替雷和重组人干扰素 β-1a 注射液（利比，Rebif）。这些都是为了减缓病情发展，但多发性硬化症患者很少能恢复到健康或活力良好的状态。这是大多数自身免疫病的本性。

即使我们相信“遗传易感性 + 环境触发因素 = 多发性硬化症发作”这一公式，但遗传易感性的确切性质仍未探查清楚。同时，多发性硬化症患者的遗传易感性并不完全相同，其原因也仍需进一步探索。目前，已经出现了一些影响治疗选择的理论。

其中一种理论认为，多发性硬化症实际上是一种血管病。保罗·赞邦尼（Paolo Zamboni）医生认为，多发性硬化症背景下的慢性脑、脊髓静脉功能不全（chronic cerebrospinal venous insufficiency，CCSVI）是导致多发性硬化症的原因。[3]慢性脑、脊髓静脉功能不全就是脑中静脉变窄，导致静脉内压力增加，组织中铁过度沉积，增加炎症和氧化应激，从而促成多发性硬化症症状的出现。

尽管对多发性硬化症的常规治疗会使用免疫抑制剂，但赞邦尼报告说，可以通过血管成形术打开堵塞，从而快速缓解多发性硬化症的相关症状。他进一步报告了用血管成形术治疗疲劳的成功案例——所谓血管成形术，就是在门诊手术中，用球囊或支架打开狭窄的血管。[4]这当然很有趣，乍一看似乎充满希望。真的能用一个小手术治好多发性硬化症？听起来简直是个奇迹。对某些人来说，做完血管成形术后确实会立即出现显著的改善。而另一些受试者的症状减轻则相对短暂，而且需要进行多次血管成形术来反复打开血管。[5]此外，对于多发性硬化症患者中 CCSVI 的出现概率是否比普通人高，还存在争议。有些科学家发现，多发性硬化症患者中 CCSVI 的出现概率无显著升高。[6]

通过手术或药物来缓解多发性硬化症的症状只是常规的治疗方法。它们只能治标，不能清除产生功能障碍的根源，因此也就无法真正治愈疾病。如果多发性硬化症与慢性脑、脊髓静脉功能不全有关，那么，最初是什么原因导致静脉狭窄的？再强调一遍，传统药物在症状缓解方面的作用维系时间很短，而对于多发性硬化症而言，众所周知，暂时缓解症状对治疗毫无用处。

功能医学看待多发性硬化症及其治疗的方式与传统医学截然不同。

多发性硬化症的功能医学疗法

传统医学将多发性硬化症分为四种类型，然而，由于损伤可能发生在脑和脊髓的任何位置，即使是同一种类型的多发性硬化症，表现方式也有很大的差异。如果损伤发生在感觉神经，患者就会出现异常的感觉，可能产生视力、平衡能力上的问题，或者出现疼痛感，拿我自己来说，就曾经历过脸部的剧痛。如果损伤发生在脑和运动神经，则会出现虚弱和/或协调性差的问题，通常会对运动功能造成负面影响。由于此类损伤往往时好时坏，人们可能会表现出独特而异常的行走、站立或用手的姿态。

这些都是多发性硬化症的特征，有趣的是，当我们关注细胞层面时，会发现所有自身免疫病都存在 6 个共同特征：

◇正如第一章所述，线粒体压力过大，产生能量效率低下，产生了过多的废物，从而导致体内自由基过多，最终损伤细胞。

◇免疫细胞反应性过高，导致全身炎症反应综合征。

◇免疫细胞明确攻击“自身”，或者说属于自己的细胞结构。

◇体内的铅、汞、农药等毒素及慢性低度感染（如莱姆病甚至是牙周炎）都会加重自身免疫病的相关症状。

◇维生素 D 水平低，压力激素水平过高，这两种情况都会加重炎症。

◇常出现维生素、矿物质、必需脂肪酸和抗氧化植物营养素分子不足或过量。

华尔斯勇士说

实施华尔斯方案第三周，我感觉好多了！我的认知功能和能量水平好像都回到了确诊前的状态。脑雾症状消失之后，我才发现自己的脑子在病中有多迷糊。现在的我在外出、运动或聚会之后，不再必须小睡一会儿。平衡能力有所改善，尿频、尿急和尿失禁情况正在减少。我的双目视觉问题有所好转，现在只有一只眼睛的颜色饱和度降低了。夜间的双腿肌肉紧张问题明显减轻，失眠的情况也变少了。我告诉大家，我现在感觉很好。他们有时会问我是否有所缓解，我回答，不，这不是缓解，我相信这是真正的康复。最近的核磁共振检查没有发现新的病变，于是医生允许我停掉重组人干扰素 β-1b。

——莎莉

于美国密歇根州兰辛市

功能医学不将多发性硬化症视为一种特异性疾病，而是与广泛的慢性病类似的一种全身系统性疾病。因此，功能医学的“解决办法”不再是探索哪种药物能减轻特定症状，而是将治疗方向转向了根源，更关注如何调节线粒体压力反应、免疫细胞高反应性、体内毒素负荷、应激激素平衡和感染。解决了这些问题，就能改善许多疾病，也能解决许多无法解释的慢性症状及还没诊断的毛病——不管你怎么称呼它们。你可以一举减轻多种自身免疫病的症状，而不是局限于多发性硬化症。此外，还能减轻许多其他慢性病症状，如双相情感障碍、肥胖症、高血压和心脏病。也就是说，我们可以通过修复细胞来修复身体。

回顾一下前文解释过的赞邦尼理论。即使慢性脑、脊髓静脉功能不全确实与多发性硬化症有关，但静脉或动脉堵塞变窄也有其原因——因为血管试图治愈和修复环境损害造成的一部分损伤。科学家们已经确定，在血管从健康状态向严重堵塞状态过渡的过程中，共有 38 个独立的步骤。[7] 可能导致静脉或动脉堵塞的损伤包括：

◇有毒物质，如重金属、杀虫剂和溶剂[8]

◇慢性低度感染，如衣原体细菌和爱泼斯坦－巴尔病毒所造成的[9]

◇维生素、矿物质、抗氧化剂和必需脂肪酸（微量营养素）等不足[10]

◇食物过敏和敏感性[11]

◇激素失调[12]

◇睡眠障碍[13]

知道了这一点之后，我们还能说，要解决脑血管堵塞或变窄的问题，唯一的办法就是血管成形术之类的手术吗？有许多导致线粒体功能障碍的问题可以通过改善机体内环境来解决，包括饮食、排毒、运动、消除变应原——这些都是华尔斯方案关注的因素，不需要药物，也不需要手术。

既然手术存在一定的风险，又往往无法一步到位，为什么还要用经皮腔内血管成形术或联合血管搭桥术来治疗堵塞的血管？明明只需要改变生活方式，就能产生同样的效果啊。在我的临床实践中，人们只要开始实施华尔斯方案，就会产生疲劳减轻的效果，那么，为什么还要用手术治疗它？病人经常报告说，三个月内疲劳就会明显减轻，有时甚至只需要几天或几周就有变化。

每次使用支架或球囊扩张血管都会发生微小的损伤，而免疫细胞在修复这些损伤时会产生炎症，有可能导致血管重新闭合变窄。另外，也可能出现血管的急性意外损伤（如破裂），这可能是致命的，更不用说手术还有虽然概率极低但也真实存在的失误风险了。

功能医学（以及我作为医生和患者的个人偏好）试图进行强有力的生活方式管理，促使血管走向康复，并重新打开血管中可能存在的堵塞，无论这是不是多发性硬化症的准确病因。（我认为这更像免疫细胞错误攻击自己身体的另一种症状表现——此刻它们攻击的是血管。）

生命拥有一系列不断自我校正的生物化学反应。因此，一旦你优化了细胞生物化学机制，身体就会以非同凡响的方式开始自我修复，即使科学家也不清楚确切的原因。是的，功能医学致力于找到潜在的原因，但不太注重命名和分类，因为这可能导致观念走向狭隘化。

这对你意味着什么

随着科学的进步，科学家开始从细胞和生物化学层面研究慢性病，越来越注意到慢性病之间的共性，特别是在整个自身免疫谱中的共性。无论你观察的是什么疾病，都可以看到，在细胞层面上，线粒体压力反应带来的过多自由基，加上过度的免疫炎症反应，正在损害细胞、器官和身体，使疾病恶化。[14]

在医学院上学时，老师教我要根据病人的个人病史、体检结果和实验室发现来诊断病情。我学会了区分许多疾病，而研究细胞生物学和生物化学的科学家现在认为它们是同一疾病的不同表现。例如，即使过度炎症反应没有直接导致所有精神障碍，也影响了相当一部分精神障碍。[15] 过度炎症反应也是心脏病、高血压、中风和癌症的一个影响因素。[16] 导致个体死亡、残障的前十大疾病，罹患风险都会因血液中维生素、矿物质和抗氧化剂含量不足而增加。[17] 相对较低的维生素水平能干扰生物化学过程中的数百个步骤，从而增加患上癌症、早衰和多种慢性病的可能性。[18] 高血压、动脉堵塞和心脏病患者都会表现出线粒体压力、过度炎症反应和免疫细胞攻击血管等现象，许多人开始认为这些疾病有自身免疫成分。[19]

此外，在肥胖症、代谢综合征、多囊卵巢综合征（女性不孕越来越常见的原因）、多毛症（女性面部毛发过多）、勃起功能障碍、阻塞性睡眠呼吸暂停低通气综合征和脂肪肝等疾病中也观察到同样的问题：细胞线粒体压力反应、过度炎症反应、免疫细胞攻击其他细胞结构、毒素过多。[20] 人们甚至开始怀疑，可能根本就没有独立的疾病！我再说一遍：我们的慢性病都是一样的，它会破坏生物化学机制，混淆细胞间的信号传递，导致过度炎症反应和线粒体压力——而这一切主要是由生活方式引起的。

当我看到这一图景时，眼前出现了一个非常简单的信息：健康和活力就掌握在你自己手中。你不用成为医生，也不需要自我诊断，就可以从细胞层面着手改变自己的身体。诊断和区分不同疾病时，人们需要挑出无数细节，而事实上，功能障碍始于线粒体和细胞水平，并伴随着生物化学机制的损坏。如果我们阻止了它的进一步发展，身体就会痊愈。如果我们能确保细胞拥有更多需要的构建基块，它们就会慢慢开始更好地运转。人体细胞是复杂的化学反应网络，可以自我修正，如果我们按照 DNA 的预期去进食、去生活，细胞就会慢慢地引领身体走向健康。如果我们不为细胞提供它所需的构建基块，问题就会出现。正因为细胞是能够自我修正的化学工厂，你才得以活到现在。你要做的是促进细胞的自我修正，而不是阻碍它。

开始实施华尔斯方案后，线粒体和细胞层面的运作过程以及生物化学反应都会朝着更健康的方向发展。然后，诊断出来的疾病症状也可能会减轻。当细胞用健康、正确构建、功能良好的分子替换那些断裂、有缺陷、错误构建的分子时，你的健康和活力都会慢慢提高。按照 DNA 的预期生活了三四年之后，你的外表和内在都可能更年轻、强壮，情绪也更平和。即使你仍然需要服药，药量应该也会大大减少。你的身体和生命都会步入正轨，越来越好。

你一定会好起来的。

第三章
关注内心

你可能很想要直接跳到食谱部分，立即采取行动来实施华尔斯方案。改变当然很令人兴奋，我知道你一心想要尽快开始优化细胞、器官和身体。但是，在具体阐释华尔斯方案的步骤之前，很重要的一点要提前说明：你的优先权。

本章的内容非常重要，可以视为实施华尔斯方案的先决条件。你可能认为，完全可以先讲方案步骤，然后再处理心理和情感方面的问题。然而，通过这些年的工作，我发现，如果人们失去了清醒的头脑，就很难遵守计划。为了更好地遵循方案，我希望你先考虑这些问题，例如，哪些事情对你真正重要，以及今天的生活方式是否真正体现了这些优先事项。

想想自己的初心。也许你想为孩子树立榜样，也许配偶或父母依赖着你，也许你还有必须完成的事情……无论动机是大是小，它都必须足够重要且充满意义，足以支撑你度过困难时期，帮你坚定决心，在华尔斯方案实施过程中保持坚韧，努力坚持。本章试图帮你找到最重要的动机，从而获取最大的成功。

华尔斯勇士说

四年前，我丈夫被诊断出多发性硬化症。但回顾过去，我发现，其实多年前他就存在一些模糊的症状。他的母亲也有多发性硬化症，最后在非常虚弱的状态下去世。在我们结婚的头四年里，她一直和我们住在一起，直到现在，我才理解她为什么时常愤怒、情绪化。我丈夫确诊之后，也感到无尽的震惊、愤怒和情绪波动。他因服药而虚弱，我们都很害怕，担心他像我婆婆一样逐步走向衰弱和死亡。

我开始寻找所有可能的治疗方法。我丈夫起初很抵触改变饮食。尽管我自己就是一名注册营养师，拥有营养学硕士学位，但我当时的态度也不太坚决，因为我真的很喜欢低脂肪 / 高碳水化合物的谷物类食物。然而，华尔斯饮食方案将我们全家带到了全新的治愈状态，再也没有感到胃不舒服了，注意力和情绪都有很大的改善。大多数自身免疫问题要么已经解决，要么正在逐渐减轻。

—安妮

于美国伊利诺伊州迪尔帕克

我知道你的处境相当艰难，更谈不上什么公平。除了患有多发性硬化症或其他自身免疫病之外，毫无疑问，你和家人还会面对许多困难。这是一个契机，可以深入思考什么是你人生的真正目标。一项研究表明，有目标感的人中风概率低，心脏病发作少，存活时间比没有目标感的人长。[1] 此外，更高的目标感可以提高一个人的心理弹性和精神状态，哪怕健康状况在下降，残障的程度也在不断上升。[2] 是不是该为自己的生活找到一个更高的目标呢？目标会随着时间而改变，而此时此刻，它究竟是什么呢？希望你能清晰地表达出来。

华尔斯勇士说

对生活和未来目标有长远的看法非常重要。我时常会想，世界其实比我和我正在经历的一切要开阔得多。最初拿到诊断证明书时我很震惊，然后开始沮丧、麻木，想知道为什么这一切会发生在我身上。治疗癌症是一场持久战，我们需要从心理、情绪、精神和身体四个方面去努力。心理方面意味着要为未来做计划，思考什么是我想做的事情，继续活下去的理由。情绪上的斗争是处理愤怒、恐惧、嫉妒、怨恨、痛苦和狭隘。消极的情绪会削弱自身免疫系统功能，所以你一定要设法让它们消失。

——克里斯

于田纳西州孟菲斯市

开始写华尔斯日记

下一件需要做的事情非常重要，有助于你树立信念、端正态度和激发改变的动机——这就是开始写自己的华尔斯日记。这是整个过程中的重要组成部分，我在临床实践和试验中会强烈建议所有患者都要去做。在整个项目中，你必须持续追踪很多事情，包括饮食、压力水平、补充剂、疼痛程度和能量水平，以及每一天生活和应对挑战的方式。这些事情纷繁复杂，单靠脑子完全无法记住。（任何患有自身免疫性脑雾的人都知道这有多难！）我建议你以书面形式将其一一记录并保留下来。

我也建议你此刻就拍下一张自己的照片，并把它贴在日记本上。我的病人和研究对象都很喜欢回首过去，看看随着时间的推移，自己“变年轻”了多少。如果可以的话，现在就拍张照吧！几个月或几年之后，这张照片一定会带给你很多回忆和启发。

如果你有医疗问题或健康问题，监控症状、药物、饮食、运动和病情进展至关重要，这不仅是为了保留自己的信息，而且是为了医疗团队更好地掌握你的真实情况。然而，华尔斯日记在你生活中的作用远不止于此。在日记里，你还需要记录自己的感受，如何应对压力，做了些什么，人际关系状况……以及一切。这将成为生活记录，随时记录每个瞬间的你，更重要的是，这是一个无价之宝，可以跟踪你开始执行华尔斯方案以来的稳步发展。

我的华尔斯日记

2000 年确诊之后，我发现许多问题都变了。我必须重新定义我是谁，并且重塑自己。我仍然是“特里·华尔斯，医生”“特里·华尔斯，母亲”以及“特里·华尔斯，杰基的伴侣”，但是所有这些关系的状态都改变了，我必须重新梳理它们。其中最关键的是对待孩子的方式。

我一直坚信，必须培养孩子们做事果断、有韧性和毅力的品格。我一直计划通过野营、登山之类的体育活动来做到这一点。然而，随着我的残障程度越来越严重，我不得不改变这一计划。另外，我也很快意识到，我过去计划要做的很多事情，永远不会发生了。我无法再去登山，也不能参加竞技比赛，家人不可能再为我赢得胜利而欢呼了。家庭滑雪赛不会有了，尼泊尔之旅也彻底泡汤了。曾经的梦想似乎一夜之间全都消失殆尽。我怎么能成为他们的榜样？我怎么能教他们一些我自己都做不到的事情呢？但后来我意识到，多发性硬化症可能是另一种工具，我可以用这种完全不同的方式来教会孩子们什么叫作韧性。

一天早上，我看到我的女儿泽比（当时她只有八岁），坐在我面前，观察着我的一举一动。此时我才意识到，我的两个孩子泽比和扎克都经常观察我，看我会如何处理事情。他们还太小，常常感到困惑，不明白为什么积极向上、热爱运动的妈妈失去了生活自理能力。他们想知道我会怎么办，想了解我将如何处理生活中的全新苦难。这个念头像在我脑中敲响了警钟。于是我重新开始微笑，坚持每天精力充沛地起床。我进了无边际泳池[1]，打开开关，开始游泳，满心怀抱着这一奇特的想法：他们在看着我。我开始告诉自己，他们一直在看着我——这改变了我对待疾病的态度和行事方式。

这就是我不断督促自己向前的动力。我告诉自己，如果我想让孩子学会应对困境，那就必须向他们展示我是怎么做到的。哪怕患上了多发性硬化症，我仍然可以成为孩子们的榜样，在某些方面，我甚至可以比从前更强大。登山当然很难，但是每天带着多发性硬化症起床工作、生活，其实还要难上无数倍。这成了我的目标和动机，我要战胜疾病，而不是让自己陷入困境。你的目标和动力是什么？

华尔斯日记的重要性怎么强调也不过分。我当然不能逼你去写，但即使你以前从未写过日记，或者压根不喜欢写字，我也真诚地建议你尝试养成这个习惯。在你的康复过程中，华尔斯日记将成为一个十分重要甚至不可或缺的部分。已有研究表明，写日记可以提高人的应激激素水平，减少疾病活跃度，提高生活满意度。现在就开始写作吧！

应该写些什么？

开始不需要特别正式。在你习惯写日记之前，可以先记一些自己的故事、感受、

[1] 可以放在家中，类似浴缸大小的“游泳池”，原理与跑步机类似。无边际泳池机组配有可调式强力层流推进器及控制系统，能够让静止的池水定向层式流动，当游泳者逆向层流游动时，就像在一条流动的河流中游泳一样，不必再受游泳池空间大小的限制，真正体验无限畅游时的乐趣与健身功能。

克服挑战的方式，以及这些挑战的积极面。列出你感激的人、你爱的人、你希望做到的事情，也可以记录过去的遗憾。这一切都可以帮助你在当前的环境中获益，从而增强你的复原力。[3]

华尔斯日记主要的影响在心理方面。你可以写下最发自肺腑的想法，不要只关注疾病症状。这是你的日记，应该真诚地面对自己。我建议你在日记中写下自己的故事，但无须囊括整个一生，不必像写回忆录那样巨细靡遗。你可以从小处着手。最先进入脑海的是生活中的哪些挑战？想想你的过去和自己取得的成就。想想有什么事情是你以前常做的，现在却不能做了。想想你希望记住的事情。花些时间畅想你的过去，选择其中一个故事（不管内容是什么），将它写下来。

写作会帮你拥抱自我，而不是忘记从前的自己。发生在你身上的每件事都是人生的一部分，正是它们让你成为今天的你。华尔斯日记可以延长和扩展这一空间，帮你继续成长，即使慢性病可能会让你觉得成长受到了阻碍。写作是一条出路。

你不需要擅长写作，甚至写些错别字也不要紧。如果不喜欢用笔写字，用电脑写作也是不错的选择，当然也可以躺在床上用笔记本电脑、手机写日记。方式并不重要，重要的是一定要动手。没有必要细细斟酌行文，只需自然而然地让文字流淌出来。不要批判，无须编辑。我希望你养成每天写日记的习惯，篇幅长短并不重要，每天写几行或一两段也很好。正是写作的规律性使它变得如此有效。请记录你的进步、你的感觉（好的和坏的）、你的成功和困难，以及你为遵守华尔斯方案所采取的所有步骤。

在这本书中，我会提供华尔斯日记的提要，可能有助于提醒你应该回答什么问题或记录什么内容。你可以把这些作为出发点，作为灵感，或者用来提醒自己还可以写些什么。例如：

◎华尔斯日记提要

你可以在日记中回答以下部分或全部问题：

1. 今天感觉如何？写得具体一点。
2. 你今天为自己做了什么？
3. 今天吃了什么？吃完感觉怎么样？
4. 今天运动了吗？具体做了些什么？感觉如何？

5. 你对什么人或什么事感到感激？你生命中最重要的是什么？
6. 你的生命中有更高的目标或驱动力吗？它可能有所变化，想想看，今天的目标或驱动力是什么？以任务陈述的形式描述它是什么，比如：我生命中的任务是……
7. 你用传统药物治疗多久了？治疗效果怎么样？
8. 还记得自己第一次出现疾病症状时的情况吗？把这个故事记下来。
9. 今天最难受的症状是什么？
10. 你会为了哪些事情责备自己？举些例子。
11. 今天的压力水平大概怎么样？
12. 为了让自己的状况一天更比一天好，你明天会做些什么事情？

从现在开始，你可以选择上面的问题，并把答案写在你的华尔斯日记里——但不要局限于这些内容。这是你的日记，完全可以随心所欲地书写。关键是要开始动手。你的日记会越变越好，你自己当然也会。当你读完这本书，开始走向健康时，日记会为你提供许多帮助。写作是你控制生活的开始，能帮你找到生命的目标和意义，引导你走向美好的未来。

追踪症状

我建议你在日记里多写一些客观量化信息，包括每天具体吃了些什么，睡了多长时间，做了哪些运动。（我会在本章末尾给你一个模板。）另外，在开始的时候，我建议你先做一个症状评估。

在执行华尔斯方案过程中，追踪症状非常重要。要知道，开始方案之后，你可能不会立即变好，也可能会感觉不到什么进展。把下面的“医疗症状调查问卷”（Medical Symptoms Questionnaire，MSQ）写在日记里，可以提醒你自己走了多远。每隔几个月回答一次问卷并记录下来，你会发现答案有所变化，可以用来监控病情改善的程度。一定要记录日期，这样就可以回顾自己的每一份问卷，看到日常生活中难以觉察的进步。这将给你继续前进的力量和勇气。你可以指着目标列表对自己说，“我正在好转！”

这个医疗症状调查问卷来自功能医学研究所的授权转载。我要求患者和临床被试定期填写这一问卷，用以监控进展，希望你也能这样去做。记住，第一份问卷就是你的基础线。你可以填两个版本，第一版用来记录过去 30 天的感受，第二版记录过去 48 小时的感受。

医疗症状调查问卷

姓名＿＿＿＿＿＿＿　　日期＿＿＿＿＿＿＿

根据您的典型健康状况对以下症状进行评分：

□过去 30 天 □过去 48 小时

计分标准：

0 从来没有或几乎从来没有

1 偶尔出现，不严重

2 偶尔出现，严重

3 经常出现，不严重

4 经常出现，严重

头部

＿＿＿＿＿＿＿ 头痛

＿＿＿＿＿＿＿ 晕厥

＿＿＿＿＿＿＿ 头晕

＿＿＿＿＿＿＿ 失眠

＿＿＿＿＿＿＿ **合计**

眼部

＿＿＿＿＿＿＿ 眼睛瘙痒流泪

＿＿＿＿＿＿＿ 眼睑肿胀、发红或发黏

＿＿＿＿＿＿＿ 眼袋或黑眼圈

＿＿＿＿＿＿＿ 视力模糊或视野狭窄（不包括近视或远视）

____________ **合计**

耳部

____________ 耳部瘙痒

____________ 耳痛、耳部感染

____________ 耳道引流

____________ 耳鸣、失聪

____________ **合计**

鼻部

____________ 鼻塞

____________ 鼻窦问题

____________ 花粉热

____________ 打喷嚏

____________ 鼻涕过多

____________ **合计**

口部 / 喉部

____________ 慢性咳嗽

____________ 喉部堵塞，经常需要清喉

____________ 喉咙痛、声音嘶哑、失声

____________ 舌头、牙龈、嘴唇肿胀或变色

____________ 口腔溃疡

____________ **合计**

皮肤

____________ 痤疮

____________ 荨麻疹、皮疹、皮肤干燥

____________ 脱发

______ 脸红潮热

______ 出汗过度

______ **合计**

心脏

______ 心跳不规则或心跳缓慢

______ 心动过速或过猛

______ 胸痛

______ **合计**

肺部

______ 胸部充血

______ 哮喘、支气管炎

______ 呼吸急促

______ 呼吸困难

______ **合计**

消化道

______ 恶心、呕吐

______ 腹泻

______ 便秘

______ 胀气

______ 打嗝、放屁

______ 烧心

______ 肠 / 胃痛

______ **合计**

关节 / 肌肉

______ 关节疼痛

______ 关节炎

______ 僵硬或运动受限
______ 肌肉疼痛
______ 感觉虚弱或疲倦
______ **合计**

体重

______ 暴饮暴食
______ 特别渴望某些食物
______ 超重
______ 强迫性进食
______ 水肿
______ 体重过轻
______ **合计**

能量 / 活力

______ 疲劳、迟缓
______ 漠然、昏昏欲睡
______ 过度活跃
______ 坐立不安
______ **合计**

思维

______ 记忆力差
______ 思维混乱，理解力差
______ 注意力不集中
______ 身体协调性差
______ 决策困难
______ 口吃或结巴
______ 说话含糊不清

________	学习障碍
________	**合计**

情绪

________	情绪波动
________	焦虑、恐惧、紧张
________	愤怒、易怒、攻击性
________	抑郁
________	**合计**

其他问题

________	经常生病
________	尿频、尿急
________	生殖器瘙痒或有分泌物
________	**合计**

得分总计________

评分标准：

小于 10 分 = 状况理想

超过 50 分 = 表明存在严重的炎症和 / 或毒性负荷问题

资料来源：经功能医学研究所许可转载。

算出分数，将此作为感受的客观衡量标准。坚持实施华尔斯方案几周后，分数很可能会有所下降。有时它可能会上升一点，但如果你画出图表，持续跟踪分数变化情况，它应该会呈现出相对稳定的下降曲线。今天填写的内容代表今天的感受，下周会怎么样呢？下个月？明年呢？医疗症状调查问卷可以回答这些问题，让你在分数的变化中获得满足感。

然而，在衡量自己的进步时，不要局限于医疗症状调查问卷。自己的点滴进步也要记录下来：包括你每天的感受，不管是面对特殊问题还是整体状况。如果你愿意，也可以根据自己的情况制作自己的专属问卷。无论如何，一定要让未来的你能够回顾现在的感受，并将其与不断变好的现状进行对比。

整理日记

我的一些病人会用装帧精美的本子来写日记，另一些人用普通的活页本或拍纸本，也有许多人喜欢在电脑上写日记，当有需要的时候可以把某些部分打印出来，带到诊所。

◎华尔斯日记提要

在我的诊所里，我会用许多工具来帮助人们评估实施华尔斯方案的进展情况。以下这些都是面对公众的工具，你可以在正式开始之前完成这些工作，将结果记录在华尔斯日记中，然后定期进行整理，从而更好地衡量改善进度：

◇**生理年龄计算器**。有一些在线计算生理年龄的网站。我刚刚试了一下，计算出我 40 岁，但我实际上已经 58 岁了！

◇**在线的脑分级量表和脑力训练**。“脑分级量表”由一个名为“Lumosity”的公司提供，由一系列关于饮食、行为及脑运作现状的问题组成。我用了不到两分钟的时间就完成了测试，得到的等级是 A-。（当我根据自己 2007 年的情况填写结果时，等级是 C+。）这个测试还提供了具体建议列表，列出了你可以采取的改善脑力方法。网站上也有一些脑力训练的游戏。训练大脑可以促进脑生长激素的分泌，有助于修复脑损伤，建立新联结，产生更多的脑细胞。

◇**任天堂 DS 脑锻炼**。我也常向患者推荐这些游戏，可以用它们来计算自己的脑年龄，追踪治疗进展。当我第一次和我的孩子玩这些游戏时，分数告诉我已经 85 岁了。孩子们哈哈大笑，但我知道，当时的我脑处理和思考的过程确实很慢。现在我的脑年龄是 40 岁！谁才是笑到最后的人？哼！

对于自己的日记，你可能已经有了大致的想法，但我还想再提供一个建议，希望你能每天记录下生活的种种细节。做到细节之后，还可以添加更多的内容，包括任何能激发你灵感的主题。当你回顾自己的变化与发展时，这些细节会提供极大的帮助。你的医生也会欣赏这种全面而明确的健康记录。

你可以参考以下格式书写：

华尔斯日记每日模板

日期：________________

睡眠时间：________________

今天醒来时的感觉？________________

体重（每周至少称一次）：________________

早餐吃的东西：________________

今天的体力活动（全部列出）：________________

今天吃的补充剂及服用时间

时间	补充剂名称

今天吃的药物及服用时间

时间	药物名称

列出所有零食：________________

午餐吃的东西：________________

晚餐吃的东西：________________

今天我要感谢谁呢？________________

续表

我今天做了什么？______
我今天有什么有益或快乐的社交活动？______
如何评价今天的压力程度？______（1~10 分，10 分 = 压力极大）
如何评价今天的疼痛程度？______（1~10 分，10 分 = 极其疼痛）
如何评价今天的活力水平？______（1~10 分，10 分 = 很有活力）
总的来说，我今天感觉如何？______
还有其他事情想要记录吗？______
列出今天发生的一件好事：______

我想你已经受到了一定的启发，知道该如何追踪自己的生活了，包括生活作息、睡眠时间、心境、习惯、饮食、补充剂、药物，以及每一天的度过方式。但不要就此止步！写下你遇到的挑战，心中的激情，写下那些让你感到困扰、不安、伤悲的事情。找到你的改变动机，并将它写下来，即使它会随时间而改变。记下自己活下去的动力，需要你的人和想要做的事情。但每篇日记的结尾都应该是一件好事。在一天结束的时候，一份积极的提醒有助于减轻压力，让人感觉更好。当然，这是华尔斯日记的最终目标，通过不断努力，你一定会达到这样的程度。

第二部分

为细胞健康而吃饭

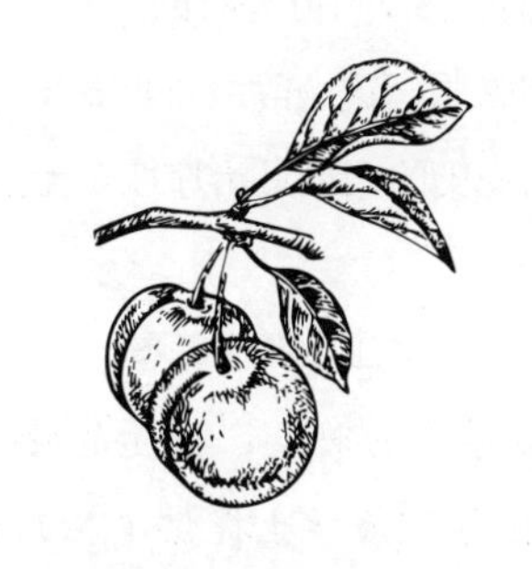

EATING FOR CELL HEALTH

第四章
华尔斯饮食方案概述

饮食是一切的开始。它是你能控制的环境因素中最有影响力的一个，因此也是治疗多发性硬化症或其他自身免疫病、慢性病的最有力工具。我并非一开始就意识到了这一点，事实上，我也经历了许多波折，才制订出如今的华尔斯饮食方案。后来，我又做出了很大的改进，能够让每个人根据情况选择适合自己的等级：

◇**华尔斯饮食法**。这是华尔斯饮食方案的第一级，致力于让身体获取高浓度的营养，去除可能导致你身体衰弱的饮食成分。

◇**华尔斯－古老饮食法**。这是华尔斯饮食方案的第二级，也是许多人选择停留的层次，进一步消除可能危害肠道健康的饮食元素。

◇**华尔斯－古老饮食法加强版**。这一等级难度最大，对于自身免疫病患者，以及有神经、心理问题或癌症史的人最具治疗性，无论潜在的疾病状态如何。

医生不知道的事

20世纪80年代，我上医学院的时候，接受的营养学教育很少，不幸的是，直到现在也是如此。很少有医学院为学生提供单独的营养学课程，大多数学生在医学院学习的4年里，接受的营养指导还不到25个小时。[1]毫无疑问，这样培养出来的医生不会告诉病人，饮食质量是健康的主要决定因素。

虽然每个等级都有独特的组成部分，但其中的基本原则却具有一致性。首先，最重要的是，设计它是为了最大限度地增加脑和线粒体所需的维生素、矿物质、抗氧化剂和必需脂肪酸，这是基于我从功能医学中学到的知识、我自己对医学研究的回顾，以及模仿人类在狩猎－采集社会所吃的饮食。你应该了解，这不仅是一种有益健康的饮食方式，更是一种接近人类 DNA 预期的饮食方式。接下来我们来看看华尔斯饮食方案的一些背景。

旧石器时代的营养学

华尔斯饮食法背后的一大基本来源是旧石器时代或狩猎 – 采集时代的饮食法。考虑到旧石器时代以来环境的变化，古老饮食法致力于尽可能地复制原始人的饮食。大约 1 万年前，人类开始将谷物作为饮食的重要组成部分；大约 8 000 年前，开始食用乳制品和豆类。这是人类历史上的一个转折点。在足足 250 万年的漫长时间里，人属（科）动物都在吃绿叶、水果、根茎和肉，相比之下，谷物、乳制品、豆类等都是最近添加的新食物。哪怕只算我们的智人祖先，在引入这些食物之前，他们也靠绿叶、水果、根茎和肉生活了 50 万年。

整体而言，现代的旧石器时代饮食法是一种好的、健康的饮食方式。有人批评这种饮食，也存在一些误解，但这些负面意见大多是由那些不清楚它到底是什么的人提出的。在接受这个概念之前，我们可以先看看反方论点。

其中一个论点是旧石器时代根本不存在统一的饮食方案。没错。最初的狩猎 – 采集者一年里能吃到两百多种不同的动植物。我们祖先食用的食物取决于他们居住的地区，每个社会都会通过数百代人的不懈努力，逐渐摸索清楚哪些动植物能为人们提供活力，哪些则会带来疾病。

此外，研究还表明，在不同的社会，传统饮食完全不同。例如，北极的狩猎采集者一年中有 10 个月吃纯动物食品；亚马孙雨林和非洲的狩猎采集者更依赖于食用昆虫、两栖动物、蜥蜴和数百种植物；美国的土著居民则混合食用鱼、动物和数百种植物。所有这些饮食都因地制宜，而且具有季节性。由于许多不同的文化都存在过狩猎 – 采集时期，因此，根据不同地区的独特食物，很可能有数千种不同的狩猎 – 采集饮食法，都能让人们每卡路里食物中的维生素、矿物质、必需脂肪酸和抗氧化剂摄取量最大化。

然而，此类饮食存在一些共同点。它们都比典型的西方化饮食含有更多的维生素、矿物质和必需脂肪酸，而后者加工食品较多（如白面粉、高果糖玉米糖浆和其他精制糖），植物和水果较少，维生素和矿物质更少得多。[2] 许多批评古老饮食法的人都忽略了这一点，旧石器时代人们吃的食物比现在大多数人吃的都要好得多。

反对古老饮食法的另一个论点是，我们的世界发生了变化，现在吃的食物与旧石器时代早就不一样了。事实上，我们今天吃的许多食物都是通过密集的作物育种而改变的，比以前的食物更甜，碳水化合物含量也更高。而且，即使是天然的有机食品也无法逃脱一定程度的毒素威胁，因为现在的世界受到了严重的污染。与此同时，土壤渐趋枯竭，导致生长在土壤中的食物的营养成分减少。另外，人类的选择性育种和基因改造，目的是提高粮食产量，而不是提高粮食的维生素或矿物质含量，这同样改变了我们的食物。这些因素导致植物的营养密度比以前低。我们永远也不能回到像旧石器时代那样纯净的星球上了，但这并不意味着我们不能或不应该吃到最好、最干净、营养最丰富的食物，而说明我们可能需要吃更多的蔬菜水果来补偿营养水平的下降。

另一种批评是，不吃谷物和乳制品就缺少了重要的营养来源，会导致营养不足。这完全是错误的。不吃谷物、牛奶和豆类，你同样可以获得所需的全部营养。狩猎－采集型饮食富含天然植物和肉类（包括草饲动物、野捕肉类和/或野捕的鱼），含有你需要的所有营养素。

最后，一类常见的批评是旧石器时代的人寿命不长。这倒是真的。我们远古的祖先，平均寿命只有30多岁，但这其实是因为当时15岁以下的死亡率高达38%~45%。只要成功活到成年，幸存者的寿命实际上还不错。古文（Gurven）和卡普兰（Kaplan）深入研究了这个问题，并在2007年发表了研究结果。你可能万万没想到，古代的狩猎－采集者通常能活到60岁以上，在目前还没有接受西方生活方式的狩猎－采集社会中也是如此。[3]在没有药物治疗的情况下，这些人的身体和心理都很健康，许多人健康活跃地生活到70多岁，甚至80多岁。从狩猎－采集社会过渡到农业社会，伴随而来的是身高下降，患脊柱退行性关节炎和肺结核的风险增加，生育能力变强导致人口增加，但健康程度有所下降。[4]

随着社会“进步”，转向西方饮食方式的人，饮食结构越来越差。1850年的工业革命之后，人们拥有了大量供应的糖和白面粉，母乳喂养比例稳步下降。这与健康的又一次衰退相关，也导致心脏病、糖尿病和肥胖症等慢性病的患病率升高。[5]现在，随着各个社会从发展中经济体向发达经济体转变，由传染病引起的婴儿死亡率降低了，但与生活方式有关的慢性病（即糖尿病、肥胖症和心脏病）患病率大大升高。[6]各类因素让人口数量有所增长，但付出的代价很高。单看肥胖症这一个问题，根据美国疾病控制中心的数据，2010 年，已经有 69% 的美国人超重或患肥胖症。[7]

◎ 华尔斯日记提要

请在你的日记中回答以下问题：

- 准备好开始新的饮食方案了吗？会有些激动或紧张吗？你感觉如何？
- 看完这一章后，写下你认为最适合自己目前状态的方案等级。
- 改变饮食时，你的期望是什么？具体来说，你希望获得什么感觉？

一旦开始了方案，请记录下你对改变的反应。

更简单地说，从旧石器时代到现在，平均寿命之所以有所延长，是因为致死的传染源减少，儿童死亡率降低，医疗技术水平提高，而不是因为现代社会拥有更多的生命力和活力。

另外，以上所有批评都忽略了一个简单的事实——现代的古老饮食法并不意味着完全复制我们祖先的饮食。相反，它的目的是吸取古老的概念，将其应用到现代食品上，努力恢复人类健康，扭转慢性病的流行趋势，自农业革命以来，这些疾病就一直困扰着人类。

为什么古老饮食法最适合人类？

任何有理性的人都知道，原始人没有做的事情，并不意味着我们现在也不应该做。然而，这种饮食法的优势不仅停留在理论上，也得到了研究支持。例如，当健康的志愿者采用狩猎－采集饮食，主要吃动物蛋白、非淀粉类蔬菜和浆果类食物，健康状况的多个生物学指标会显著改善，包括血压、胆固醇和胰岛素敏感性。[8] 在另一项随机交叉实验中，被试吃 3 个月的标准糖尿病饮食或狩猎－采集饮食，然后转向其他饮食。科学家再次发现，与标准的糖尿病饮食相比，狩猎－采集饮食法更有益于血糖、血压、胆固醇控制，也更有利于减肥。[9]

还有许多可靠的科学原因，可以解释为什么谷物、乳制品、淀粉和高糖的饮食对人体健康有害，为什么旧石器时代的饮食更有利于健康。其中一个最令人信服的解释是含淀粉和糖的食物对微生物群（人类肠道中的菌群）的影响。

大多数人的肠道中都有超过 100 万亿个细菌和酵母菌，帮助消化我们吃下去的食物及其副产品。每个人都是一个生态系统，就像其他任何生态系统一样，我们也会失去平衡。我们依靠上千种形形色色的细菌和酵母种群，确保自己拥有所有必要的细胞构建基块，从而实现细胞的最佳功能，但是当错误的构建基块接管身体时，生物化学机制就会出现问题。

谷物、乳制品、豆类和甜味剂都含高淀粉和 / 或糖，吃下这些食物之后，我们的身体里可能长出更多的嗜糖细菌和酵母菌。因此，我们体内的上千种细菌中，与祖先在最初 250 万年里拥有的细菌品种有很大区别——原始饮食带来的细菌种类更适合人体细胞的新陈代谢和化学反应。如果说，在西方化饮食的现代社会里，我们的生态系统出现了变化，但依然很健康，这个问题就没什么好争论的。然而，事实是我们越来越不健康了，新生态系统存在问题，嗜糖细菌（如假单胞菌）和一些酵母菌（如白念珠菌）给人类带来了各种各样的毛病。

标准西方化饮食带来的最危险的情况之一是“肠瘘”。肠瘘是一种小肠和血管之间的组织出现穿孔或渗漏的疾病。如果你的肠道中有不好的细菌、酵母菌或寄生虫，特别是喜欢碳水化合物的酵母菌（如白念珠菌），就更可能产生毒素，干扰黏合剂的调节系统。这些黏合剂被称为细胞内黏合剂，负责将小肠组织的细胞紧紧连接在一起。[10] 连蛋白（Zonulin）是一种调节细胞内黏合剂功能的蛋白质，当它被错误激活时，黏合剂会打开小门，让肠道内容物泄漏到血液中，这就是“肠瘘”一词的由来。其他因素也可能导致或增加肠瘘的可能性，如反复接触抗生素、食用高糖和高淀粉的饮食、特定蛋白质敏感性（如谷物中的麸质和乳制品中的酪蛋白）以及人造化学物和毒素（如烟草）。这些东西中的任何一种都会进一步损害肠道的完整性。

负责肠壁和血管的黏合剂是一样的，所以如果肠道开始破裂，那么，包括脑血管在内的其他血管壁也很可能会破裂。你可能不但肠漏、血管漏，还有脑漏和皮肤渗漏！随着血管的渗漏，免疫细胞很有可能钻入血管壁，将胆固醇和炎症分子沉积到血管中，堵塞静脉和动脉血管，使其变窄。平时，血脑屏障能为脑部提供额外的保护，防止感染细菌，受到了渗漏的影响之后，血脑屏障作用也会减弱。过度活跃的免疫细胞更容易进入脑部，增加炎症的可能性，恶化双相情感障碍和神经系统疾病（如多发性硬化症）等问题。在皮肤方面，更可能出现各种各样恼人的皮疹和皮肤病，来来去去不断反复。所以，肠瘘不仅是胃肠道问题，更事关整个身体系统和整体健康。你可能不会遇到这样的状况！然而，它确实发生在许多人身上，而主要原因则是我们过度加工的、以谷物为基础的饮食。

华尔斯勇士说

我 19 岁的时候被诊断出患有复发缓解型多发性硬化症，但是在 30 岁之前，除了一次视神经炎发作之外，没有出现过其他症状。我现在 33 岁了，从 2012 年 2 月开始，情况变得非常糟糕。2012 年 7 月，我姐姐给我发了一个视频链接，内容是华尔斯医生的演讲“注意你的线粒体”。2012 年 8 月，我开始实践华尔斯饮食法，9 月开始使用格拉替雷，此时我已经失去了独立行走能力，而就在短短三年前，我还曾参加过多个运动队。坚持华尔斯饮食法不久，我发现自己精神好多了，有时可以甩开拐杖走路，感觉又像个正常人了。这些变化让坚持充满了意义，只要能够恢复行走能力，我当然可以放弃芝士汉堡！几周前，我自己感觉挺好，于是又重新开始吃起了面包——我再也不会这么干了！没吃几天，我就感到疲惫不堪，腿部的僵直痉挛又回来了。能找到这样一位患有多发性硬化症的医生，非常鼓舞人心，为了找到最佳饮食方案，她基本上是拿自己当实验品。非常谢谢你，华尔斯医生。

——娜塔莉

于加拿大新斯科舍省哈利法克斯市

华尔斯饮食法跟古老饮食法一样吗?

你可能想知道，自己是否真的需要华尔斯饮食法。采用其他古老饮食法不行吗?很多书中都写了不同版本的原始人饮食法，包括古老饮食法、原始饮食法、穴居人能量饮食法等。它们都有一些共同点，也存在一些不同之处。根据医学人类学对 1 万年前的人类和如今仍处于狩猎 - 采集社会的人群研究，科登医生在《古老饮食法》一书中最早提出了这一概念，后来被罗布・沃尔夫和马克・西森进一步向公众普及。罗布・沃尔夫是《古老的解决方案：原始人类饮食》的合著作者，马克・西森则写出了《原始蓝图：为不费力的减肥、充满活力的健康和无限能量重新编写基因》。

我是旧石器时代饮食法的忠实粉丝，但我也希望你了解，华尔斯饮食法并不仅仅是“古老饮食法中的一种”。它提供了更多的结构和指导，能帮你最大限度地提高营养，这对任何慢性病患者都十分重要。要恢复健康，就需要用更积极的饮食计划，这是我研究华尔斯饮食法的核心思想。虽然我坚持了很长时间的古老饮食法（严格遵循洛伦·科登医生详细描述的规则），但它还不足以治愈我。许多人在这种饮食上获益匪浅，或者至少是足够好了——特别是对于那些本来就健康的人来说。然而，对于患者来说，你需要的是比一般古老饮食、原始饮食或狩猎－采集饮食更健康的饮食结构，因为你不仅要停止食用可能有害的食物，还要最大限度地为细胞和线粒体提供营养。

杰森·卡尔顿和米拉·卡尔顿对目前的几种饮食法进行了微量营养素分析，包括黛安·桑菲利波在《实用古老饮食法》[11]一书中描述的古老饮食法，以及马克·西森在《空卡路里：卡尔顿的简单三步骤让你拥有丰富微量营养素（修订版）》一书中描述的原始饮食法，结果发现这些饮食法中的高密度营养物比美国标准饮食高得多，事实上，这是他们分析过的营养密度最高的饮食。然而，事实上，古老饮食法和原始人饮食法只能满足 15 种微量营养素的每日推荐摄入量，但需要满足的营养素高达 27 种。如果要完成所有的微量营养摄入量，每天需要吃掉超过 14 000 卡路里的食物。（而如果按照标准的美国饮食，则需要吃到 27 000 卡路里以上！）[12]这类古老饮食法明显比美国标准饮食好得多，但是如果没有具体的指导来最大限度地提高微量营养素含量，遵循这些饮食法的人仍然有可能失去脑和线粒体所需的关键维生素、矿物质、必需脂肪酸和抗氧化剂。如果你患有自身免疫病或神经退行性疾病（或其他严重的慢性病），这种风险你根本负担不起。

为了避免或修复这些有害的过程，华尔斯饮食计划的每一个层次都试图以非常有序的方式在你的盘子里填满食物，确保你从可获得的农产品中获得最大化的营养。很少有现代人能够真正从野外狩猎和采集食物，我们也没有祖先深谙的知识，不知道如何从本地生长的食物中获得最大营养。但是，如果你吃的饮食中富含绿叶蔬菜、非淀粉类蔬菜、水果（如浆果）和动物蛋白（不包括近现代人添加的麻烦食物，如麸质谷物、乳制品，以及更高级的豆类、全谷物和甜度很高的水果），那么你就有了最好的优化健康的机会。

华尔斯饮食方案与其他古老饮食法的主要区别在于：

◇**营养密度**。每一级的华尔斯饮食方案都十分严格细致，营养密度很高，能确保获取最大量但不产生毒性的维生素、矿物质和抗氧化剂。我会尽全力促使你吃下足够多的水果和蔬菜、蛋白质，或健康的脂肪。你需要非常具体的营养素含量表。你的身体十分需要它，这是给你的药。

◇**脂肪含量高。**古老饮食法推荐食用瘦肉，但华尔斯－古老饮食法，尤其是华尔斯－古老饮食加强版，增加了健康的脂肪摄入量（但限定为特定种类的脂肪形式，如充满油脂的野生鱼、椰子油和牛油果），对脑健康很有益处。脑的60%~70%都是脂肪。我们需要健康的脂肪保护脑中的髓鞘，所以饮食中不能缺少这一部分。

◇**强调因地制宜。**我建议扩大味觉范畴，增加食物种类，尽可能多地吃天然/本地/应季食物。对我来说，这就是古老饮食法的本质——尽可能接近祖先的饮食方式，吃本地出产的食物。本地食物往往更有营养，因为更新鲜。食物储存时间越长，维生素和抗氧化剂的含量就越低。从世界各地运来的反季节食品营养成分比本地当季食物少得多。此外，天然、野生的食物生长在土壤中，处于最自然的条件下，所以健康程度也可能更高。更健康的野生土壤能让植物更健康、更有营养。它们有对抗本地昆虫的内置保护机制，并且具有更高水平的保护性抗氧化剂和维生素。我会鼓励有能力的患者去打猎，学会寻找野生食物，在自家院子里种菜。获得的食物和在大自然中度过的时间都是很好的疗愈方式。

◇**不吃麸质、乳制品、鸡蛋，几乎不能吃豆类。**一些古老饮食法接受乳制品（最好是未加工的有机食品），鼓励吃鸡蛋，甚至允许食用一些豆类。（请注意，如果你是素食主义的古老饮食者，那么豆类和无麸质谷物是必不可少的。）我不建议在华尔斯饮食方案中吃这些食物。麸质完全不能吃，乳制品和鸡蛋也是。虽然豆类确实含有一些抗营养物质，但如果你确实想吃，我会在华尔斯－古老饮食法章节中列明减少抗营养物质的方法。

◇华尔斯勇士问答

问：为什么华尔斯饮食法不鼓励吃鸡蛋？古老饮食法鼓励吃有机、放养的土鸡蛋，它看起来很健康啊。

答：简单来说，华尔斯方案里没有鸡蛋，因为我自己对鸡蛋严重过敏，而在我们的临床试验中，我必须完全复制自己的饮食方案，以实现一样的康复效果。我把所有过敏性食物都去掉了，包括鸡蛋。

你可能对鸡蛋不过敏，而很多人可能都不知道自己是否过敏。确定自己是否适合吃蛋的最好方法是完全戒掉一个月，然后吃一顿测试餐。例如，一天吃三四个鸡蛋，持续两天，看看有没有什么反应。如果有任何症状突然加重，你可能会惊讶地发现自己对鸡蛋中的蛋白质过敏，最好把它们排除在饮食计划之外。如果在接下来的两周内，都没有增加任何负面症状，那么鸡蛋对你来说可能不是问题。但我强烈建议你选择吃草和昆虫的走地鸡下的蛋，因为这些蛋的好脂肪、维生素和蛋白质含量更高。

现在，让我们快速了解一下华尔斯饮食方案不同等级的区别。

第一级：华尔斯饮食法

这是华尔斯方案中最基本的饮食法，只涉及3个基本要素：

1. 每天9杯[1]蔬果

- 3杯绿叶蔬菜，如羽衣甘蓝、叶用甜菜、亚洲产各类绿叶蔬菜和生菜（颜色越深越好），生熟皆可。
- 3杯彩色蔬果，如浆果、番茄、根甜菜、胡萝卜和印度南瓜。
- 3杯富硫蔬菜，包括西兰花、卷心菜、芦笋、球芽甘蓝、芜菁、萝卜、洋葱和大蒜。

我知道9杯听起来有点太多了，这是因为：其一，为了获得足够的营养浓度，你需要吃很多蔬菜；其二，充足的蔬菜和水果摄入量会让你饱足，这样就不会特别想吃谷物、糖和乳制品了。我希望你主要靠蔬菜填饱肚子，这意味着要学会吃大量的蔬菜。我也明白，对于一些人，尤其是那些不经常吃蔬果或消化系统很脆弱的人，忽然大量增加纤维类食物可能会让人感觉不太舒服。在下一章中，我将具体讲解舒适地过

[1] 杯是一个很常见的非正式计量单位，因为非正式，所以并没有统一的国际标准，1杯大约是200克。——译者注

渡到吃 9 杯蔬果的步骤，不必一开始就达到这样的程度。

2. 拒绝麸质和乳制品

9 杯蔬果为你提供了以前缺失的营养素，接下来就要去除可能导致不利反应的物质，比如麸质和乳制品。上一步可以逐步适应，这个步骤则建议一步到位——从今天开始就不吃麸质和乳制品。这可能是你为自己做过的最重要的事情。

自身免疫病患者容易出现肠瘘，一旦出现这一问题，麸质和乳制品的害处就特别大。当肠壁有洞时，未完全消化的小麦（麸质）或牛奶蛋白（酪蛋白）就会进入血液。如果你的免疫细胞具有遗传易感性，容易被麸质或酪蛋白激活，问题就更麻烦了。20%~30% 具有欧洲血统的人具有 DQ2 或 DQ8 基因，这使他们面临着麸质过敏的风险。[13] 这些人血液中的麸质和酪蛋白可触发不适当的免疫反应，可能导致免疫系统的超反应性，对以前不过敏的食物（如树生坚果、柑橘、草莓或其他蔬菜和水果）过敏。

华尔斯勇士说

我饮食适度，重视新鲜，爱喝新鲜的果汁，不吃小麦和大豆。我每天早上和晚上都在冥想，可以真正倾听自己身体发出的声音。我知道不用将一切推向极端。我又开始觉得自己是一个正常人了，同事、朋友和家人也都看到了变化。这是我患病之后第一年没有复发，而唯一改变了的就是饮食习惯。我现在可以一周工作六天，精力充沛，思路清晰。事实上，总的来说，我比确诊多发性硬化症之前感觉还要好得多！

——埃塞尔

于美国阿肯色州小石城

每个人对肠瘘的反应可能都不一样。你可能没有麻烦的遗传倾向，反应相对温和。有些人则可能出现剧烈的反应，包括严重过敏或胃肠道症状，最终带来更严重的问题。然而，如果患有多发性硬化症或其他自身免疫病，你对肠瘘产生剧烈反应的可能性会提高很多。

建议你彻底放弃这两种食物，同时也应充分意识到这很有难度。麸质和乳制品被认为是“慰藉食物”（想想意大利通心粉、奶酪、纸杯蛋糕和芝士汉堡吧），因为它们像鸦片一样能使人成瘾。（我将在第六章和第八章中详细讨论这个问题。）放弃它们的过程有点像戒毒。然而，一旦你克服了最初的冲击感，很快就会好起来的。

◇华尔斯勇士问答

问：同时减少麸质和乳制品的摄入量，或者只放弃其中一种，可以吗？必须两种都戒掉吗？

答：放弃自己喜欢的食物很难，特别是类似麸质和乳制品这样的慰藉食品，但你必须 100% 不打折扣地做到，因为如果你在不知情的情况下对麸质或酪蛋白过敏，即使只吃下少量的麸质或乳制品，也会加速体内不适当的免疫反应。不要轻易假设自己不过敏。即使你在食用麸质或乳制品后没有出现任何不好的症状，你的身体也可能不耐受，每天在麸质和乳制品的攻击下蹒跚而行。因为麸质和乳制品的氨基酸序列相似，所以大多数对麸质过敏的人对乳制品也会过敏，所以我建议同时放弃二者。你不需要吃麸质和乳制品来保持健康，你可能根本没有体会过，不吃这些食物之后感觉会有多好。

至少坚持一个月完全不吃这些东西。你可以说服自己，如果最后证明自己不过敏，还能再把它们加回来。一个月后，吃一顿测试餐，每次测试一种样食品。试着吃一些乳制品，最好是发酵乳制品（如酸奶）或羊奶，它们的过敏性最低。大约 80% 对麸质过敏的人同时也对乳制品过敏，但你也可能是另外的 20%。如果出现了任何不良反应，就彻底放弃乳制品；如果没有不良反应，则可以重新加入食谱之中。不过，如果现在的你最多只能做到一条，就请先戒掉麸质。麸质最有可能引起不良反应，很多人在完全不吃麸质后都会有改善，所以我强烈建议立即去掉麸质，永远都不要吃。

3. 有机、草饲、野捕

高质量的蛋白质是华尔斯饮食法的第三个关键元素。虽然你可以坚持素食主义甚至是纯素主义，但我不推荐这种方式，具体原因会在下一章中解释。最适合人类的蛋白质来源是有机、草饲、野生捕获的肉和鱼，我强烈建议你吃它们。尽可能选择有机食品，千万不要缺少高质量的蛋白质。

第二级：华尔斯 - 古老饮食法

华尔斯 - 古老饮食法与华尔斯饮食法很相似，只不过更为严格。如果你患有严重的自身免疫病、神经系统疾病或心理疾病或是其他慢性病，我建议你直接从这一级开始。当然，也可以在做到第一级之后，马上调整到第二级。

华尔斯 - 古老饮食法涵盖了华尔斯饮食法中所有内容，还需加入以下几点：

（1）将所有的无麸质谷物（假设你现在已经完全不吃麸质了）、豆类和土豆减少到每周两份。

最好是完全不吃谷物和豆类，但放松标准到每周吃两次，与朋友、家人相处起来会比较方便。身体并不需要这些食物，但如果你想吃，也没有太大问题。即使是无麸质的全谷物、豆类（黑豆、小扁豆）和土豆也会增加碳水化合物的摄入量。这些食物中还含有大量凝集素和植酸盐，都属于抗营养物质。我建议你多吃非淀粉类蔬菜，少吃无麸质谷物和水果。另外，随着逐步减少碳水化合物摄入量，你就可以多吃些肉了。

◇华尔斯勇士问答

问：华尔斯方案听起来很棒，但我不确定家里人会怎么看。他们可以和我一起施行这个计划吗？如果他们不想加入呢？我得为自己单独准备饭菜吗？

答：当你开始执行华尔斯方案时，获得家人的支持非常重要。根据我的观察，这应该是一个家庭性的决策。我们会告诉研究参与者，请他的家人在他面前只吃符合要求的食物，家里不存放不合要求的食物。全家人共同参与华尔斯方案，购买、食用一样的合规食物，这样的案例基本上都会成功。而参与者一个人吃华尔斯饮食，家人都吃美国标准饮食的案例，几乎总是注定要失败。因此，与家人交流、讨论改变饮食习惯很重要。有没有所有人都喜欢的方案？有没有所有人都能忍受的方案？这可能需要相互妥协，而一家人吃两种不同的饭菜通常坚持不了多久。当研究参与者在坚持华尔斯 - 古老饮食法时，我们也要求他的家人吃无麸质食物，但如果他们不在一起吃饭，家人就可以吃含麸质的食物。然而，如果一个人在坚持华尔斯饮食方案中的任一等级，旁边的人却都在吃美国标准饮食，那基本上没法长期坚持。幸运的是，华尔斯饮食方案不仅适用于健康成年人，而且还具有一定的预防性，能够避免未来患上慢性病。对于那些（在我们的文化中）倾向于吃太多加工过的碳水化合物和含糖食物的儿童来说，它也是一种很好的饮食方案。将这种饮食法的优点传达给家人，告诉他们这有助于健康活力和减肥，有利于你说服他们一同加入华尔斯方案。

华尔斯勇士说

作为“大半个素食主义者”，我觉得自己简直了不起！自从开始实施华尔斯饮食方案，我要求自己每天都吃肉，有时甚至一天吃两次。就在上周，我还吃了鸡肝和鸡心，这对我来说是一大进步。我天生不爱吃肉，但我会尽最大努力来改变自己。药物不是解决一切的答案，它就像在致命的伤口上徒劳地缠上绷带，而我的目标是首先找到造成伤口的原因。

——艾米

于美国纽约哈德逊谷

（2）在饮食中加入海藻、藻类和内脏。

许多人对吃海藻和内脏的建议有所犹疑。有些一开始就对蔬菜持怀疑态度的患者，非常不愿接受海藻和藻类食物；另一些病人从前是素食主义者，非常排斥吃内脏。然而，在你的食谱中添加这两种食物是非常有益的治疗步骤。海藻能增加关键的矿物质，而内脏则富含辅酶 Q，二者都很难从其他常见食物中获取，却能为线粒体提供宝贵的构建基块。在第六章中，我将介绍一些好吃的方法来处理这些食物。

（3）食用发酵食品、浸透的种子和坚果，多吃生食。

富含酶的食物是传统饮食的重要组成部分，但由于过度加工和烹饪，许多现代食品都缺少酶。[14] 酶的最佳来源是：

- 生的蔬菜和水果
- 发酵食品，如乳酸发酵泡菜、腌菜、韩国泡菜和康普茶[1]

[1] 一种发酵饮品，其主要成分是茶、酵母、糖。——译者注

- 浸泡、发芽的坚果和种子（在食用之前，将坚果和种子在水里浸泡 6~24 个小时；我将在第九章中详细介绍操作步骤。）
- 生的动物蛋白，如寿司、鞑靼牛排[1]和柠檬汁腌生鱼[2]

◎华尔斯语

生酮饮食法中碳水化合物含量极低（低至 25 克甚至更低），脂肪含量更高，促进身体燃烧脂肪而不是葡萄糖。功能医学从业者正在使用生酮饮食来治疗其他进行性神经系统疾病，如帕金森病和早期记忆力丧失。

第三级：华尔斯 - 古老饮食法加强版

这是最极端和最激烈的级别，也是我遵循的方案，因为我发现自己在这一程度上感受最好。我也会将这一方案推荐给那些坚持了第二级却没有足够进展的患者。这是一种极端低碳水化合物、高脂肪的饮食方案，类似于被用来治疗癫痫的生酮饮食。我们在华尔斯饮食法和华尔斯 - 古老饮食法的基础上添加了以下元素：

- **拒绝所有谷物、豆类和土豆。**其中包括无麸质谷物，如大米和藜麦。这看起来可能很难，但是一旦你养成了不吃任何谷物的习惯，就不会那么难了。
- **每天至少食用 6 杯蔬菜，包括绿叶蔬菜、彩色蔬果和富硫蔬菜。**你不会像以前那样饿，所以不用吃 9 杯那么多，但 6 杯也可以获取足够多的高密度营养物质。你仍然需要那些关键的微量营养素！
- **少吃熟的含淀粉蔬菜和水果。**把熟的含淀粉蔬菜限制在一周两份以内，如果可以做到的话，还能更少一点。如果你要吃熟的淀粉类蔬菜（如印度南瓜和根甜菜），就必须添加大量的脂肪（如椰子油）。如果你吃的是生的淀粉类蔬菜（如甜菜沙拉），就可以把它记在彩色蔬果份额内。另外，每天只能吃一份水果，最好是浆果。现在，是时候拒绝白肉水果（如苹果、香蕉和梨）和高糖水果（如葡萄、桃子、菠萝和杧果）了。你只能吃深色的水果，包括蓝

[1] 生牛肉拌上各种香料。——译者注
[2] 秘鲁名菜，柠檬汁腌生鱼。——译者注

莓、黑莓、覆盆子、车厘子等。

- **加入椰子油和全脂椰奶。**华尔斯－古老饮食法加强版是一种高脂肪饮食方案，不同于你以前了解的健康知识，高脂肪饮食对你的心脏没有伤害。事实上，高脂肪饮食加上相对较低的碳水化合物摄入量，会为脑和心脏提供最密集的营养支持。这种饮食更适合我们祖先保持了 250 万年的新陈代谢规律。饮食中的脂肪被转化为酮类，而酮类正是线粒体、脑细胞和肌肉细胞极好的能量来源。这就是人类能在冬季、饥荒和战争期间存活繁衍下来的原因，这些时候的碳水化合物摄入量通常非常有限。
- **每天只吃两顿饭，每晚禁食 12~16 个小时。**你不会像以前那样饿，因为吃大量蛋白质、脂肪，摄入较少的碳水化合物，会抑制你的食欲。在两顿饭之间的漫长时间内，你的身体可以专注于处理和排除毒素，制造激素，以及恢复健康。如果你觉得一天只吃两次不太舒服，那就在真正需要的时候吃三顿饭，但是一定要在晚餐和第二天的早餐之间保持禁食 12~16 个小时。这会显著增加细胞中线粒体的活力和数量。你的大脑会从中获益！

量力而行

如果你参与了我的临床试验，规则会非常严格：你必须从第一天开始严格实施饮食方案。这当然很不容易。我们做了一个为期两周的测试，看看参与者是否能成功地坚持这种饮食方案。成功者才能在接下来的三年里继续参与研究。对大多数人来说，这是一个巨大的饮食习惯改变，但他们积极性很高，大部分人都做到了。

华尔斯勇士说

我不是多发性硬化症患者，但我儿子是，所以我陪他一起实行华尔斯方案。起初，我这样做是为了表示对儿子的支持。然而，我很快发现，自己的整体健康状况也变好了。一旦我改回以前的饮食习惯，身体很快就会发出警示。现在，68 岁的我体重 116 磅[1]，小腹平坦漂亮，活力四射，各项血液检

[1] 1 磅 =0.453 592 37 千克。——译者注

查和血压都很正常。我的外表和内在都好极了！这种饮食方案对每个人都有好处，可以作为一种生活方式。不要再吃加工过的垃圾了！你一定不想透支健康吧！

——利兹

于加拿大新斯科舍省哈利法克斯市

在临床实践中，我当然也不会太过死板。我会告诉患者饮食与健康之间的联系，提供三种饮食方案（华尔斯饮食法、华尔斯－古老饮食法和华尔斯－古老饮食法加强版）供他们选择，然后询问他们学到了什么，目标是什么。我发现，一些病人能够很快做出巨大的改变，因为他们的动机非常强烈，家人也全力支持。大多数人，包括我自己，都是一步一步地慢慢改变饮食习惯。一些人选择先增加蔬菜，一些人选择先拒绝麸质和乳制品，也有一些人直接执行华尔斯－古老饮食法加强版，期望尽快重新控制自己的身体和疾病。不要对自己和家人太过苛刻，你们完全可以花几个月的时间来慢慢摸索，逐步实行华尔斯方案中的某个等级。重要的是开始出发，而不是一步到位。开始了之后，如果你发现自己没有达到期望的健康结果，请自行升到下一级。

每个人都可以从华尔斯饮食法、华尔斯－古老饮食法和华尔斯－古老饮食法加强版中获益，但是如果你是多发性硬化症或其他自身免疫病患者，获益会更大。你将减掉多余的体重，重新获得能量和活力。不要着急，一步一步来，但如果你患有自身免疫病或任何类型的脑病、慢性病，你能做的最重要的事情是立即采取行动，至少从第一级开始：从今天开始吃 9 杯蔬果，拒绝麸质和乳制品。根据接下来五章中的步骤，进展就在眼前。你的旅程已经正式开始了。

第五章
掌握华尔斯饮食法

如果你已经准备好改变生活、改善健康、养好细胞、增强线粒体，着手逆转慢性病的发展过程，就从这里开始吧。华尔斯饮食法是一个很好的开端。一旦你掌握了它，就可以决定是否进入下一级的华尔斯－古老饮食法，或最高级的华尔斯－古老饮食法加强版。首先，你需要了解，如何充分完成最基础的第一级。

华尔斯饮食法包括两个必选和一个可选但强烈推荐的成分：

◇需添加的食物

◇需摄取的食物

◇食物的质量

只要做好这三件简单的事情，你一定会震撼于自己有多么大变化！如果你是自身免疫病患者，我建议你从今天就开始实施华尔斯饮食法（见图 5.1）。

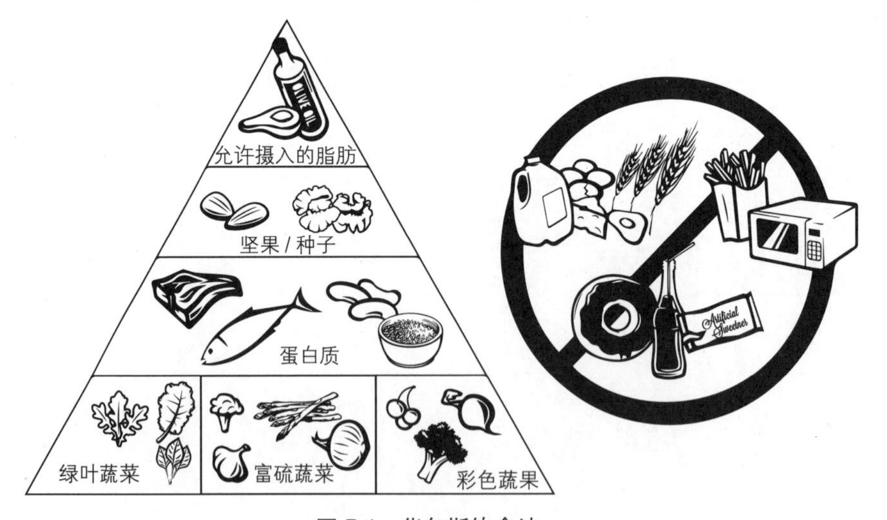

图 5.1　华尔斯饮食法

深入了解华尔斯饮食法的细节之前，我来解释一下你将在每个饮食计划章节开头看到的表 5.1。表里将展示华尔斯方案的三个等级与美国标准饮食在营养密度上的差异（基于 1 759 卡路里的食物，这是我这个年龄和性别的日平均摄入热量）。每日推荐摄入量（RDA）是指满足 97% 人口需求的特定营养素摄入量，具体数值由美国国家科学院食品和营养委员会设定，每种主要营养素的量都不同，而且每隔几年就重新审查一次。本书以我这个年龄段的女性为例，将被医学文献认定为保持大脑健康的关键营养素平均摄入量与研究报告中的平均记录进行比较。

饮食专家和营养学家不愿意剔除主要的食物类别，如含有麸质的谷物、乳制品和鸡蛋，理由是它们能提供许多维生素和矿物质。例如，一般女性能通过面粉获得大部分维生素 B，因为面粉中含有 B 族维生素（如叶酸、核黄素、硫胺素、烟酸和铁）。食物应该为最佳健康提供所有必需的营养素，而不需要依靠合成的补充剂。

然而，你会发现，即使不吃面粉，华尔斯饮食法（见表 5.1）给人提供的维生素和矿物质也是美国标准饮食的 1.5~8 倍。华尔斯饮食法富含细胞生长所需的物质，不需要添加人工合成的维生素。

表 5.1　美国标准饮食与华尔斯饮食法的营养素含量对比表

营养素	美国标准饮食含量百分比（%）	华尔斯饮食法含量百分比（%）
维生素 D	31	75
维生素 E	55	143
钙	74	126
镁	88	174
维生素 A	100	340
维生素 B_6	121	626
叶酸	122	207
锌	123	178
维生素 B_1	128	741
维生素 C	133	514
烟酸	154	452
铁	164	235
维生素 B_2	175	827
维生素 B_{12}	201	704

注：* 与膳食营养参考摄入量相比。每日推荐摄入量针对 51~70 岁的女性；华尔斯饮食法以每日进食 1 759 卡路里为标准（美国国家科学院医学研究所食品和营养委员会。）
† 50~59 岁女性的平均膳食营养摄入量（引自《美国人的饮食》，美国国家健康和营养调查 2009-2010）。

第一步：9 杯蔬果

华尔斯饮食法的基础是每天吃 9 杯蔬菜和水果。9 杯！听起来挺多的，对某些人来说，这简直令人望而生畏。如果你愿意的话，我建议你今天就尝试吃 9 杯蔬果。这是你要做的第一件事，能很快给身体注入高强度营养，改变你的自身感受。虽然我的研究参与者必须一步到位，但诊所里的患者往往需要用 7 天时间慢慢达到这个数量。

无论你和家人想用什么样的办法去实现这个目标，都可以开始尝试了。先从 3 杯开始，然后慢慢地增加，但一定要坚持往前。循序渐进能推动你走上正确的道路，不要因为沮丧而半途而废。前进得再慢也比放弃好，因为前进会使你健康，放弃却没有任何好处。

不过，我没打算让你吃掉 9 杯苹果加卷心莴苣。为了让每卡路里食物的营养最大化（注册营养师和营养学家称之为营养密度），9 杯中的内容必须按特定的方式排列，平均分成三部分：

◇ 3 杯绿叶蔬菜

◇ 3 杯彩色蔬果

◇ 3 杯富硫蔬菜

这 9 杯对华尔斯饮食法的成功至关重要。请记住，我们正在尝试通过两大渠道来全面改善细胞健康状况：增加细胞需要的食物，去掉干扰功能的食物。这 9 杯完成了第一个目标，为细胞提供充足的营养，保证它们的工作效率，促进健康。

◎ 华尔斯日记提要

开始华尔斯饮食法之后，写下自己的饮食和感受非常重要。每天跟踪这些信息，就可以真正了解自己的身体和周边的环境。你吃的食物、喝的水、呼吸的空气乃至穿的衣服，都会影响你的感觉和细胞的健康程度。通过日记，你可以注意到自己适应外在环境的过程。一旦出现了任何症状，就可以翻翻日记，看看自己吃了些什么。这样一来，你可能会更清楚自己适合吃什么，不适合吃什么，明白如何饮食和生活才能获得最大限度的健康和活力。（记住，大多数对食物敏感的人会在72个小时内出现问题，不过，少数情况下，症状可能需要两周时间才能显现出来。如果你出现了问题，请回顾过去三天的饮食记录，寻找潜在的触发因素。）

◇华尔斯勇士问答

问：我不喜欢吃蔬菜，难道不能通过补充剂来获取所有的维生素和矿物质吗?

答：人们经常问我能不能只吃补充剂，不吃这么多蔬菜。简而言之，不能！每天吃9杯蔬菜和水果，能有效地摄入维生素、矿物质和植物化学物质（植物性微量营养素），这也是身体吸收这些元素最自然的方式。维生素和抗氧化剂的整族都天然存在于食物中，在维持细胞功能方面的效果更好。蔬菜和五颜六色的水果中都含有数百种化合物，它们能在人体内协同作用，支持细胞的功能，将它们同时摄入体内，效果才能达到最优。此外，你服用的维生素、氨基酸和抗氧化剂补充剂通常是合成的，合成形式与自然产生的化合物的形状不同，也不可能伴有所有相关化合物，无法帮助身体有效地利用。因此，合成维生素与食物中天然存在的化合物的性质并不相同，在支持细胞生物化学机制方面的效果也不一样。有关补充剂的更多信息，请参阅第十章。

接下来，我们将更仔细地讨论这9杯的分量该如何分配，以及真正享用了如此丰饶的农产品后能得到什么好处。

古老的营养

我们的祖先食用富含植物营养素的食物已有250万年的历史。直到近现代，科学才开始发现各种植物营养素的具体作用，如今已有成千上万的文献证实，它的益处包括抗菌、抗氧化、保持血管弹性、促进身体排毒、调节免疫系统，还能增强大脑功能。

3 杯绿叶蔬菜

绿叶蔬菜是营养密集的植物化工厂。它们是 B 族维生素的极好来源，尤其富含叶酸（又叫维生素 B_9），还有不少维生素 A、维生素 C 和维生素 K。这四组营养素（维生素 B、A、C 和 K）对多发性硬化症患者极其重要，尤其是：

- **B 族维生素**。人体需要大量维生素 B 来维持神经系统的健康运作。例如，你需要叶酸（维生素 B_9）来制造髓鞘，如果你患有多发性硬化症，髓鞘这种包裹着神经线路的脂肪绝缘层会受到攻击，并走向退化。任何有助于巩固髓鞘的东西都非常重要！
- **维生素 A 原**。绿叶蔬菜也富含 α－胡萝卜素和 β－胡萝卜素等维生素 A 原，有助于视网膜健康（当然还有其他用处）。许多多发性硬化症患者患有黄斑变性和其他视网膜疾病。多吃些绿叶蔬菜有助于视网膜和视神经健康，降低视力受损的风险。维生素 A 对免疫细胞功能也很重要。不要将免疫细胞与自身免疫病混为一谈：如果患有自身免疫病，你的免疫系统可能过度活跃，但维生素 A 不会增加有害的免疫活动；相反，它将帮助你的身体重新校准免疫力，回到正常、健康的状态。维生素 A 也有助于提高骨骼强度和皮肤弹性，帮助你“重返青春”。
- **维生素 C**。维生素 C 对免疫细胞功能、皮肤和牙龈健康至关重要。维生素 C 也是一种有效的抗氧化剂，有助于降低癌症风险。尽管癌症可能是你现在的疾病清单上最后一个值得担心的问题，但要知道，抗氧化剂有助于保持人体细胞的正常功能，这对于任何慢性病患者都很重要。
- **维生素 K**。在肠道中健康细菌的作用下，绿叶蔬菜中的维生素 K 能转化为其他更有效的维生素 K 形式，有助于降低患高血压、血管钙化和心脏瓣膜钙化（硬化）的风险。更令人兴奋的是，通过动物实验发现，维生素 K 能帮助预防实验性自身免疫性脑炎小鼠的多发性硬化症发作。[1] 科学家逐步发现维生素 K 对脑健康非常重要，包括有助于髓鞘的产生。[2] 如果你有多发性硬化症或自身免疫病，维生素 K 应该在重要营养物质清单上名列前茅。

绿叶蔬菜的好处远不止如此。一大盘甘蓝色拉里有成千上万种化合物，而叶酸、维生素 A、维生素 C 和维生素 K 的补充剂中不存在这些东西。科学家甚至还没有为这些化合物命名，它们在体内共同作用，为细胞提供所需能量，对于多发性硬化症患者来说，预防多发性硬化症和 / 或补充髓鞘的潜在益处不容忽视。多吃蔬菜，不管是生吃还是煮熟，重点是坚持每天 3 杯。（由于生蔬菜的体积比较大，所以如果你选择生吃，请务必将其捏紧计算分量，或者按照 2 杯生菜相当于 1 杯熟菜的规则换算。也就是说，如果生吃，你应该每天吃 6 杯绿叶蔬菜。）

一些很好的蔬菜品种（* 代表钙含量高）：

- 芝麻菜 *
- 根甜菜
- 白菜 * 及其他亚洲蔬菜
- 各种颜色的叶用甜菜
- 散叶甘蓝 *
- 蒲公英叶 *
- 各种甘蓝（卷叶、恐龙羽衣甘蓝或红色甘蓝等）*
- 生菜，所有类型的深绿色、亮绿色或红叶的生菜（不含卷心莴苣）
- 包心芥 *
- 西芹
- 菠菜 *

绿叶蔬菜的好处

绿色植物含有极丰富的植物化学物质，这些营养素的已知益处包括：

- 抗癌
- 消炎
- 增强大脑功能
- 使皮肤变得细腻光滑、更有弹性
- 调节激素平衡
- 心血管不易发生动脉粥样硬化
- 改善肝脏功能

- 改善视力

资料来源：经“植物营养谱”授权改编，来自功能医学研究所工具箱，心血管代谢会议课程资料，2012 年 5 月 28 日。

注：本章食物清单并不完整，只举出了一部分蔬菜水果作为例子。如果你对本章没有列出的食物有任何疑问，请翻阅本书后面更全面的食物清单。

3 杯彩色蔬果

这 3 杯由色彩鲜艳的蔬菜和水果组成。要选择那些通体鲜艳的蔬果（如胡萝卜和根甜菜），而不是只有鲜艳表皮的类型（如红苹果）。事实上，白肉水果（如苹果、梨和香蕉）不算在 9 杯之内。在执行华尔斯饮食法时，你还是可以吃这些白肉水果，但前提是先吃完 9 杯合乎要求的蔬果。还是把苹果、香蕉留给别人吃吧！

抗氧化剂的作用

抗氧化剂有助于保护人体，对抗自身免疫病及其他问题。已有数百项研究表明，色彩鲜艳的蔬菜和水果中富含抗氧化剂，有助于预防心血管疾病、癌症和阿尔茨海默病。[3] 例如，对甜菜根汁的研究表明，它与更多的一氧化氮（nitric oxide）和更健康的血管内皮细胞（endothelial cell）有关。内皮细胞位于血管内壁，直接影响血管功能。血管健康意味着血管内壁充满弹性、坚韧，能阻止动脉粥样硬化的组织碎片进入。抗氧化剂对此有很大的作用，特别是从天然食物中摄入的抗氧化剂。科学研究发现，食用甜菜根汁的被试血压较低，血细胞黏性较小，可以自然地改善血压问题，降低动脉和静脉堵塞的风险。[4]

色彩鲜艳蔬果的颜色就是抗氧化剂的标志。通体鲜艳的蔬果中抗氧化剂的浓度最高。自由基会造成内部损伤，而抗氧化剂会在自由基引起太多麻烦之前将其清除掉。

所以多吃几种色彩吧！幸运的是，颜色鲜艳的蔬菜和水果往往也是最美味的。请坚持每天至少吃三种不同颜色的蔬果，见表 5.2。

表 5.2　颜色鲜艳的蔬菜和水果

颜色	蔬菜和水果举例
绿色	芦笋 洋蓟 牛油果 绿豆 绿色的卷心菜 芹菜 带皮黄瓜 青葡萄 绿豌豆 猕猴桃 酸橙 甜瓜、蜜瓜 秋葵 绿橄榄 青椒 荷兰豆 甜豌豆 带皮西葫芦 虽然黄瓜、西葫芦内部是白色的，但由于它们都是低淀粉蔬菜，而且皮中富含抗氧化剂，如果你是连皮吃的，也可以算在此类
红色	根甜菜 血橙 红色卷心菜 车厘子 蔓越莓（新鲜或无糖冻干的都可以） 石榴 菊苣 红色覆盆子 食用大黄 草莓 番茄 红色的葡萄柚 西瓜 红葡萄

续表

颜色	蔬菜和水果举例
蓝色 / 紫色 / 黑色	野樱莓，产于北美和欧洲 黑莓 蓝莓 海枣 茄子 葡萄干 接骨木果 黑色或紫色的葡萄 紫色无花果 紫色羽衣甘蓝 黑橄榄 李子 西梅干 黑色覆盆子
黄色 / 橙色	杏 黄色葡萄柚 胡萝卜 金色奇异果 柠檬 黄椒 杧果 菠萝 厚皮甜瓜 南瓜 油桃 矮南瓜或印度南瓜 橙子 红薯、山药 番木瓜 橘子 桃子

了不起的彩色蔬果

蔬果的不同颜色表示不同性质和不同组合的植物化合物。以下是彩色蔬果对人的好处：

- 消炎

- 抗癌
- 使血管更通畅、更有弹性
- 增强大脑功能
- 提高身体细胞活力
- 保护前列腺
- 保护 DNA
- 杀菌
- 增强免疫力
- 改善皮肤状况
- 促进生殖系统健康
- 改善视力

资料来源：经“植物营养谱”授权改编，来自功能医学研究所工具箱，心血管代谢会议课程资料，2012 年 5 月 28 日。

3 杯富硫蔬菜

最后，你需要吃 3 杯富含硫的蔬菜，这些蔬菜除了含有抗氧化剂外，还含有促进健康的硫化物。硫不像抗氧化剂那么常出现在媒体报道里，但也是一种对健康极其重要的化合物。富硫食物可以滋养细胞和线粒体，特别是能帮身体更有效地清除毒素。硫有助于人体合成蛋白质和胶原蛋白，而这二者构成了人体所有的结缔组织。如果你的关节有问题，就特别需要硫！它也能给你强韧而美丽的皮肤、头发和指甲。含硫饮食有助于改善皮肤病和关节炎。许多关节炎患者会服用一种叫作甲基磺酰甲烷（Methylsulfonylmethane，MSM）的补充剂来缓解关节疼痛，但我更倾向于从饮食中摄入天然、完整的硫化物。

华尔斯勇士说

我的多发性硬化症属于复发缓解型，病情常有变动。除了轻微的抑郁症，现在没有其他症状。我最初因疑似中风而被送去医院，当时右腿只剩下 4/5 的力量，经过三个月的进一步检查，医生在我的脑部发现了病变，确诊为多发性硬化症。十个星期以来，我一直在努力按照华尔斯饮食法进食。

在开始实施之前，我的病情迅速恶化，甚至连朋友们都发现了问题。实施方案后没几天，我感觉好多了，现在我的思维更清晰了，很少出现痉挛，睡眠质量也好了许多，对生活的态度更积极了。朋友们都说，感觉我状态越来越好，也越来越幸福了。我比从前更热爱美食，因为现在才能尝到真正的味道。另外，我整个人的感受都更舒适了，减掉了多余的体重，头发变得健康，头皮也不像之前那么干燥，我精力旺盛，每天早上醒来都精神焕发。我很感激生活中的许多事情，包括华尔斯医生的帮助，她面对多发性硬化症绝不言弃的勇气让我深受感动。因为有她，我才能更好地应对自己眼下的逆境。

——理查德

于英国伦敦

数以千计的研究证明，富硫化合物对健康有益。研究发现，富硫蔬菜最重要的用途是对保护血管的贡献，这对多发性硬化症患者和其他自身免疫病患者都非常重要。正如我在第二章提到的，保罗・赞邦尼医生发表的研究报告指出，多发性硬化症患者更容易出现脑血管堵塞，从而导致慢性脑、脊髓静脉功能不全（CCSVI）。富硫蔬菜有助于以自然、非手术方式来解决这一潜在问题。此外，系统性红斑狼疮和类风湿性关节炎患者患动脉粥样硬化的概率也高于普通人群，这会导致血管变窄。[1] 多吃富硫蔬菜能帮助血管内壁细胞处于最佳健康状态，从而降低患动脉粥样硬化的风险。

富硫蔬菜主要包括十字花科、洋葱科和各种蘑菇。这三种食物在亚洲都很常见，食用历史悠久。接下来进一步看看这些营养价值极高的蔬菜吧。

1. 十字花科

十字花科又称卷心菜科或芸苔科，包括甘蓝、羽衣甘蓝、西兰花、花椰菜、芽甘蓝、芜菁、芜菁甘蓝和萝卜。芸苔科蔬菜富含多种有机硫化物，包括二吲哚基甲烷（diindolymethane，DIM）、吲哚 -3- 甲醇（indole-3-carbinol，i3c）和莱菔硫烷（sulforaphane），在许多动物实验中，这些化合物表现出了排毒、减少氧化应激的重要作用，还能诱导细胞内产生抗氧化剂谷胱甘肽（glutathione），达到保护脑细胞的目的。[2] 卷心菜科蔬菜在许多文化中都很受重视，是所有蔬菜中最具营养价值的一种。它们极有利于排毒，而排毒对慢性病患者极其重要。（我将在排毒章节中进一步讨论这些蔬菜。）这些化合物也是有效的抗氧化剂，有助于降低患心脏病和癌症的风险。[3]

多样性是健康的调味品

我们应该尽可能地多吃不同种类的蔬菜。所有蔬菜和大多数水果中都含有一些毒素，这是它们的自我保护措施之一，针对想吃它们的动物（包括你和我）。然而，这些化学物质也会刺激我们的细胞提高工作效率。如果你每天吃同一种植物，同类毒素会积聚起来，对健康产生负面影响，但是如果你轮流食用不同的植物，就会吃下去许多种微量毒素，不至于对健康产生威胁，却可以得到所有的好处。打个比方，我可能会今天吃羽衣甘蓝，明天吃生菜，后天再吃菠菜、根甜菜或甜菜，以此类推。你吃的食物越广泛，种类越多样，对健康的促进作用就越大，负面作用就越少。我们的祖先每年都会吃掉200多种不同的动植物。想想看，你吃了多少种不同的食物？尽管我很喜欢羽衣甘蓝，但也不能每天都吃它。混合食用多种食物会让你更健康。

2.洋葱科

这个家族包括各类洋葱、大蒜、香葱、韭葱和小葱，它们都富含大蒜素硫化物（当大蒜或洋葱被压碎时，这些化合物转化为二烯丙基硫醚），由于其抗菌、促进血液及血管健康的特性，在许多文化中有很长的药用历史。经常食用这些蔬菜能降低患心脏病、癌症和阿尔茨海默病的风险。[4]

许多研究表明，服用熟成大蒜萃取物（aged garlic extract）可能有助于促进血管健康，降低患动脉粥样硬化、脑血管堵塞的概率，促进血液流动。[5]虽然人们可以服用大蒜提取物或左旋精胺酸（L-Arginine））——后者是大蒜提取物中的活性化合物——但我更建议大家从天然食物中获得更全面的营养，不要依赖人工提取的化合物。提取物需要处理和纯化，在这一过程中可能会失去有用的元素。在我看来，最好和最安全的方法是多吃大蒜、洋葱和其他富硫蔬菜。

不要浪费!

购买新鲜蔬果可能很贵，如果你把有营养的部分扔了或是一直囤放到变质，就太浪费了。以下行为可以避免浪费钱和营养物质：

- 把不太新鲜的蔬菜切碎，丢进汤锅里，加水或肉汤煮成蔬菜汤。
- 不要扔掉萝卜、甜菜或芜菁的叶子。这些可以打碎或煮熟后食用，它们营养丰富，也可以算进每天的蔬菜定额里。西兰花、花椰菜和大头菜的叶子同样可以食用，搅碎或是煮汤即可。
- 两种料理绿叶蔬菜的简单方法：①将蔬菜、水果和/或橙汁或全脂椰奶一起放入搅拌机中，搅碎制成绿色的蔬果昔；②用椰子油炒洋葱和蘑菇，加入切碎的蔬菜，翻炒一两分钟。如果蔬菜看起来很苦，就多加些椰子油或全脂椰奶。

3. 蘑菇类

最后一类富硫蔬菜是蘑菇，除了硫之外，它还富含B族维生素。蘑菇在亚洲有数千年的药用历史。蘑菇富含β-D-葡聚糖和岩藻黄素半乳聚糖，它们是蘑菇细胞壁的组成部分，能刺激自然杀伤细胞，帮助平衡免疫系统，保护机体免受癌症[6]和自身免疫病[7]的侵袭。蘑菇是一种很棒的美食，但有一点需要注意：一部分自身免疫病患者对蘑菇过敏。我将在第六章讨论发酵食品时详细讨论这一点。如果你发现食用蘑菇后，出现了更严重的头痛、疲劳或任何脑病症状，我建议不要再食用它们，至少是暂时不吃。坚持华尔斯饮食法6个月后，你可以将蘑菇重新引入食谱，尝试偶尔食用，但每周不要超过一次。幸运的是，你还有很多其他富硫食物可供选择，足够填充每天3杯的分量。

了不起的富硫食物

已知的富硫食物的健康益处包括：

- 抗癌
- 杀菌
- 促进血液流通顺畅
- 解毒
- 促进肠道蠕动
- 保护心脏

- 调节激素平衡
- 增强免疫力
- 保护肝脏

资料来源：经“植物营养谱”授权改编，来自功能医学研究所工具箱，心血管代谢会议课程资料，2012 年 5 月 28 日。

表 5.3 中列举了一些富硫蔬菜。你会发现一部分食物与其他清单存在重叠，如甘蓝，既富含硫，也属于绿叶蔬菜。在吃 9 杯蔬果时，你可以自主选择将它们算在哪一组里。

表 5.3　富硫蔬菜

芦笋	甘蓝
白菜	韭葱
西兰花	蘑菇
球芽甘蓝	红、黄、白洋葱
卷心菜	小萝卜
花椰菜	芜菁甘蓝
韭菜	大葱
羽衣甘蓝叶	香葱
日本萝卜	芜菁及芜菁叶
大蒜	

◇华尔斯勇士问答

问：我不能吃 FODMAP 食物，还能加入华尔斯饮食法吗?

答：所谓 FODMAP，就是一类难吸收的短链碳水化合物，包括果糖、乳糖、多元醇、果聚糖、低乳半聚糖。常见的 FODMAP 食物有小麦、黑麦、豆类、洋葱、大蒜、蘑菇、牛油果、核果类[1]和苹果。这些化合物一般不能直接被小肠吸收，而需要小肠中的细菌发酵并进一步消化，然后才能

[1] 桃、杏、樱桃等带核的水果。——译者注

吸收。这一过程有时会引起一部分人的肠易激症状。在我的临床观察中，患者和其他追随者的肠易激问题几乎都能通过华尔斯－古老饮食法来解决（见第六章）。如果出于某种原因，你仍然有困难，我建议你直接尝试华尔斯－古老饮食法加强版（见第七章）。华尔斯－古老饮食法加强版方案中，存在肠易激问题的人一般都能接受来自内脏和天然高质量脂肪的微量营养素。

充分利用 9 杯蔬果

一开始，每天吃 9 杯蔬果并不容易。应该去哪里买？多久就得买一次？如何储存它们以保持新鲜？应该怎么吃？如果吃这么多蔬菜会胃痛怎么办？我们来谈谈这些具体问题。

1. 如何购买

因为新鲜蔬果中的维生素和抗氧化剂含量会随着时间的推移而减少，所以首先要考虑的是尽可能在当地购买新鲜的食物。农贸市场和农家摊是 9 杯蔬果的最佳来源，但注意要尽量购买应季蔬果。买本地出产的蔬菜可以减少采摘和消费之间的时间，最大限度地提高食物中的维生素和矿物质含量。每周至少买一次蔬菜和水果。如果可以的话，最好每周买几次乃至每天购买新鲜蔬菜。没有什么比吃一大盘当天采摘的蔬菜更健康的了。

如果有条件的话，更理想的状况是在自家后院种菜，这样就能每天在院子里挑选食物了。没有比这更新鲜的饮食方式了，我相信，多吃自己种植的食物是你恢复（和家人）健康活力的重要策略。

当然，成为一名后院农夫需要付出一些劳动，但可能没有你想象中那么难。9 杯蔬果中的很大一部分都能简单地种植在屋顶或阳台上，例如菠菜、甘蓝、羽衣甘蓝、生菜、洋葱、大蒜、香葱、西红柿和草莓等。你也可以在后院里添加一些容易维护的蔬菜和水果，例如浆果类灌木，种下去之后几乎不需要打理。

有些人担心种菜经常需要弯腰除草，可能带来体力上的压力，我建议体力欠佳的人可以购买高的苗床，将蔬菜抬高到腰部位置。升高的苗床也能提高土壤质量，因为你可以用更优质的营养土填满苗床，并用堆肥和天然肥料使其肥沃。你的家人可能更愿意帮忙打理。园艺非常有益健康，也是很好的减压方法——压力也是我稍后将要讨论的重要问题。

如果你住在公寓楼里，没有后院，可以尝试加入社区花园组织。如果你不能或不想自己种植，则可以考虑加入社区分享型农业活动。在社区分享型农业（CSA）中，你可以预付定金给农民，然后，在整个生长季节，每周从对方那里得到一盒新鲜采摘的蔬菜和水果。一部分 CSA 只限夏季参与，但现在越来越多的 CSA 组织能在春、秋甚至冬季分享农作物。每周获得农作物是一种惊喜，思考如何烹饪和吃掉各种各样的蔬菜也很有趣味。这也有助于人们享用更多的蔬果品种，时常更换食物类别。我建议去找一个离你比较近的有机 CSA 组织。你也可以种植一些不那么传统的食物，比如球芽甘蓝和蘑菇。大部分孩子都会喜欢种植这些食物。另一个有趣的家庭活动是寻找各地可食用的野生食物，尤其是在城镇和公路沿线的空地上。但是要记住，你必须非常谨慎、准确地识别这些植物，因为有些植物和蘑菇是有毒的。（有关在哪里学习觅食的信息，请参阅附录 C。）

◇华尔斯勇士问答

问：我能将 9 杯蔬果都榨汁喝掉吗？

答：不可以。如果你使用榨汁机来提取和去除纤维，产生的蔬果汁的血糖指数会非常高，会使你的身体产生更多的胰岛素。蔬果汁将与维生素和酶一起迅速被吸收。如果一定要打碎了吃，我建议你用像 VitaMix 或 HealthMaster 之类的料理机来做蔬果昔，它能将全部水果蔬菜（包括纤维）保存下来，不会让血糖上升太快。如果你往里面多加些水，看起来就会像蔬果汁一样，但吃下去会比较健康，因为血糖指数不会太高。我们曾经遇到一些身材非常娇小的试验对象，实在吃不下 9 杯蔬果，于是我建议她们吃 4~6 杯，剩下的用料理机做成蔬果昔喝掉。对于吃不下 9 杯蔬果的人，这是一个很好的解决办法。

从蔬菜和水果中获得最佳营养的优先顺序是：

- 从自家花园中摘下新鲜蔬果，当天食用。
- 从本地农民（或 CSA）处购买新鲜蔬果，当天食用。
- 从商店或本地农民处购买本周内采摘的新鲜蔬果（虽然他们不一定会告诉你采

摘日期）。

- 冷冻或发酵食品（通常比从远处运来的生鲜蔬果更好）。
- 从超市购买远处运来的生鲜蔬果（例如跨省送来的农作物）。
- 来自海外的生鲜蔬果。
- 罐装蔬果。

记住，食物运输得越远，加热得越多，失去的维生素和抗氧化剂就越多。注意：如果食物在 105 ℉（约 40 ℃）或更低温度下干燥，只要保持干燥并低于 85 ℉（约 30 ℃），它就和新鲜食物一样好。

2. 准备过程

把蔬菜带回家后，尽量立即进行准备工作。往水槽里装满水，然后把所有蔬果都洗干净。你可以用清水冲洗，也可以在 2 升水里加一大汤匙醋洗菜。用纸巾擦干蔬菜和水果，放进能密封的袋子或塑料容器里，这样比较容易保持干净，也很容易看清内容。为了之后省事，请把蔬果都准备好：根类蔬菜的末端需要清洗修剪，剪掉豆类的老梗，撕碎生菜，这样就可以随时拌沙拉了。把花椰菜和西兰花掰成小朵。当你打开整洁的保鲜抽屉，看到所有蔬菜都排列得整整齐齐，就会更愿意拌沙拉或炒菜，或随手捏出几根生蔬菜来吃一吃。如果你准备做饭，打开抽屉，看到一片凌乱，必须从头开始擦洗、修剪、剥皮、取芯、切菜，很可能就不想动了。别忘了保留平时不吃的叶子，可以丢进汤锅煮蔬菜汤。浆果则不要太早清洗，最好随吃随洗。此外，浆果的保质期较短，最好在购买后的一两天内吃完。

如果你一次性购买或收获了太多的农产品，没法快速吃完，那就把它们保存起来，以备日后食用。我建议你先清洗、去籽和取芯，然后装进密封的分装袋内冷冻起来，这样就可以随时解冻并享用优质农产品了。做成罐头也是一种选择，但工作量太大，也不是每个人都会喜欢。另一个很好的选择是：学会乳酸发酵法，它既可以储存食物，还能提高营养质量。你可以在本书后面的华尔斯食谱部分找到一部分发酵方法。（当然，你也可以在淡季购买高品质的冷冻或发酵有机蔬果。）

◇华尔斯勇士问答

问：为什么有些人不能吃茄科蔬菜？华尔斯饮食法为什么不排除掉茄科蔬菜？

答：对于一些基因敏感的人来说，凝集素（糖蛋白分子）会引起过度炎症，增加自身免疫风险。茄科蔬菜（土豆、西红柿、茄子和甜椒）含有凝集素，这可能导致免疫系统过度活跃。有些人不会对茄科植物产生反应，它们还是很好的营养来源。我不排除茄类蔬菜的原因是，如果把所有可能给人带来麻烦的食物全都去掉，那就没剩下多少东西了。有些人甚至对甘蓝过敏！所以我只建议不要吃我认为对慢性病患者有害的食物（麸质和乳制品），它们引起食物敏感的可能性最大。如果你的个人食物敏感性异于寻常，有很多方法可以确认，首先是在华尔斯日记中追踪自己对食物的反应。所以，如果你对茄科蔬菜有不良反应，就立刻删除它们。反之，如果没有不良反应，就可以继续吃。

3. 如果你吃不下 9 杯蔬果，或感到胃部不适

你一定觉得根本吃不完这么多蔬菜！我很理解，因为总有人跟我这么说。首先，当你认真执行华尔斯饮食法（包括不吃麸质和乳制品）时，这个问题可能自然而然就解决了。（我将在本章后面部分讨论这一点。）大多数人吃了太多以谷物和乳制品为基础的食物，去掉这些东西会给你的胃留下很大的空间。用蔬菜和水果来填满胃是极为健康的方式！

不过，我也明白，这是一个重大的饮食改变。对一些人来说，突然增大蔬菜的摄取量会导致肠胃不适。在身体调整的过程中，你可能会胀气、胃痉挛、腹泻，甚至便秘。如果你患有多发性硬化症或自身免疫病，也可能出现更严重的胃肠道问题（如炎症性肠病），从而更难吃下这么多蔬菜。

如果你需要的话，完全可以循序渐进，慢慢来总比突然开始后直接放弃要好得多。如果你有很多胃肠道问题，可以参照以下两条建议：

- 首先，每天吃 1~3 杯自制骨肉汤（见本书末尾的食谱部分）和一些椰奶，以帮助愈合肠道。
- 一开始，以蔬菜汤的形式吃蔬菜。先将蔬菜加入水中，炖煮 20 分钟。滤出蔬菜，把蔬菜汤加进骨肉汤里。一旦一切顺利，你身体调整好了，就开始把蔬菜弄成泥，再把蔬菜泥加入汤里。从少量开始，逐步增加。你的身体会慢慢习惯这种营养，分解后的纤维也更容易消化。

每个人的消化酶以及肠道中的细菌都不相同，所以对蔬菜耐受性也各不相同；独特的 DNA 会导致独特的消化和排毒酶的平衡机制。我发现，有些人吃了 3 杯生的绿叶蔬菜就会腹泻，但是如果将蔬菜煮熟，或是每天只吃一两杯生蔬菜就没问题了。对于患有炎症性肠病或任何腹部问题（如肠易激综合征）的人来说，煮、炖是最容易摄取蔬菜营养的方法。随着你的进步，蒸蔬菜也慢慢可以接受了，最后才是沙拉、蔬果昔和生吃。慢慢来，随着自己耐受力的提高，逐渐增加蔬菜和水果的摄入量。你的消化酶和肠道中的细菌可能会随着健康状况的改善而调整，尽管速度可能很慢。

◇华尔斯勇士问答

问：你对服用药物（比如香豆素）的建议是什么？这些药物会阻碍人们吃下那么多彩色、绿叶蔬菜和其他健康食品。

答：香豆素是通过干扰肝脏中的维生素 K_1 途径来稀释血液的。因此，保持每天摄入一定量的富含维生素 K 的食物（如蔬菜）非常重要。换句话说，你必须每天吃等量的蔬菜（如华尔斯饮食法规定的 3 杯），这样香豆素的剂量就可以根据每日摄入量进行调整。如果你每个月用一两天大吃蔬菜，平时则不吃，那么在吃了很多蔬菜的日子里，你可能会体验到香豆素血液稀释效应（也被称为凝血酶原时间）的剧烈波动。

不幸的是，许多人认为这意味着他们必须完全避免吃富含维生素 K 的食物。这是个误区。长期不吃蔬菜会导致多种维生素和矿物质的缺乏。随着微量营养素日益缺乏，凝血酶原时间往往波动很大，使得香豆素剂量管理越来越难。事实上，当这种情况发生时，就说明人体缺乏多种营养，会增加心脏瓣膜钙化和血管钙化的风险，可能导致主动脉狭窄（通常严重到需要心脏手术），或高血压恶化到需要越来越多的药物治疗。[8]

我建议服用香豆素的患者去和处方医生谈一谈，解释一下你想增加蔬菜的摄入量，同时需要更频繁地进行血液检查，从而及时调整药物剂量。然后每天吃同样数量的蔬菜。这个方法既可以让你充分获取绿叶蔬菜中的营养，又能继续从药物上安全受益。针对服用香豆素的人，还有一个办法，那就是每天服用一次甲萘醌 -7（维生素 K_2），这样你就可以持续摄入维生素 K，从而安全地调整香豆素剂量。这将降低因维生素 K 耗尽而导致过量的钙沉积，从而造成心脏瓣膜钙化和血管钙化的风险，但在开始补充维生素K之前，请务必咨询医生。你必须始终与管理香豆素剂量的医生合作，让医生知道，你正在努力使营养摄入最大化。

如果你对某种特定的食物有明显的不良反应，3个月内别再吃它。继续实施华尔斯饮食法的其他步骤，坚持3个月后，你可能有所康复，能够以一周一次的频率食用这种食物。如果尝试之后还是不行，请继续避免食用。

第二步：拒绝麸质和乳制品

既然我们已经讨论了所有你能吃的东西，现在就来看看不能吃的食物和原因吧。放弃含麸质的小麦、黑麦和大麦，远离乳制品中的酪蛋白，这看起来很难。你爱面包！你喜欢芝士！没有它们怎么活?

虽然麸质和酪蛋白看起来没什么关系，但它们的分子氨基酸序列相似，所以对于我们的免疫细胞来说，它们通常是等效的。当我们吃这些食物的时候，多巴胺水平会上升，这让我们感觉很好——甚至像嗑了药一样飘飘欲仙。（想象一下，铺满绵密芝士的比萨、冰激凌蛋卷或巧克力饼干吃起来的感觉吧。）我们的大脑会沉溺于这种飘飘欲仙的感觉，所以很容易吃下太多卡路里，却没有得到什么营养。麸质（小麦、黑麦和大麦中的蛋白质）和酪蛋白的感受器，与麻醉剂刺激的感受器（阿片受体）相同。[9] 精制糖和加工食品也会让人上瘾，它们设计出来就是为了刺激我们的快乐中枢，让人感觉良好，所以不自觉地越吃越多。[10] 但这种瘾可以戒掉，如果你真心想要停止不健康食物带来的不良影响，就一定可以做到。是时候悬崖勒马了！华尔斯饮食法能拯救你！

每天吃9杯水果和蔬菜，能显著增加饮食中的营养密度。大多数含淀粉的食物（特别是谷物、土豆和乳制品）都含有大量的卡路里，会通过消化而转化成糖。与绿叶蔬菜、彩色蔬果和富硫蔬菜相比，这些食品的维生素、矿物质和其他微量营养素相对较少。通过用蔬菜、彩色水果和浆果代替谷物和土豆，你每天会得到更多的抗氧化剂和其他植物营养素，减少无用的热量。

还有过敏、不耐症和敏感性等问题。最近媒体上经常争论关于无麸质和/或无乳制品饮食的话题。有一些公认的疾病（如乳糜泻和乳糖不耐受）患者应拒绝麸质和/或乳制品，但其他人呢？有些健康人也开始拒绝麸质和乳制品，自称有一些模糊的症状，自我诊断有“不耐症”，这有没有问题呢？毫无疑问，现在无麸质、无乳制品饮食成了一种时尚，一些医生担心许多完全健康的人也开始跟风，毫无必要地拒绝小麦和乳制品。

我认为，大部分人都可以通过无麸质、无酪蛋白饮食获益，不管他们是否诊断出了过敏、高反应性或敏感性。尤其是对于慢性病患者，麸质和酪蛋白可能带来很多问题。食物过敏和敏感性有时很难诊断，但其实比一般医学上公认的更为常见，尤其是对于那些慢性病患者。你可能根本不知道自己不适合吃麸质、酪蛋白，从没发现任何迹象，因为90%的时候都不会出现急性腹部症状。相反，这些症状很隐蔽，可能慢慢出现，带来形形色色的问题：不明原因的疲劳、忽好忽坏的皮疹、头痛和情绪问题。无法识别的麸质和/或酪蛋白敏感性与各种健康问题有关[11]，包括但不限于：

◇过敏

◇哮喘

◇自闭症和其他脑病

◇慢性头痛

◇湿疹和其他皮肤疾病

◇不孕

◇炎症性肠病（IBD）

◇肠易激综合征（IBS）

◇银屑病

◇精神障碍

◇甲状腺疾病

事实上，对于许多慢性的、无法解释的症状，还有那些自身免疫病患者来说，食物敏感性可能是许多症状的根源之一。在北美，没有比麸质和酪蛋白更常见的食物敏感性问题了。[12]

因为你一生中大部分时间都在食用谷物和/或乳制品，以至于可能根本不知道自己是否有敏感问题，也不知道有多少症状可能与麸质和/或乳制品有关。由于你持续吃这些东西，身体状态比较稳定，适应了所有已经存在的伤害。你已经习惯了受伤的感觉，甚至根本不知道健康是什么样的感觉。准备好了吗？现在就开始改变吧！

以下是你应该避免的食物清单，它们都含有麸质：

◇大麦及任何含有大麦的食物（包括大多数啤酒，以及大麦麦芽和麦芽提取物，包括麦芽醋）

◇碾碎的干小麦（塔布雷沙拉中的小麦粒）

◇含小麦、大麦或黑麦的谷类食品（热的或冷的）

◇杜兰小麦

◇马佐面粉/饼/面包

◇面包糠（大多数面包含有麸质）

◇用粗面粉和/或硬面粉制成的意大利面（两者都是小麦）

◇黑麦和任何含有它的东西

◇面筋（纯小麦麸质）

◇乌冬面

◇小麦和任何含有它的东西，包括麦麸和小麦胚芽。包括大多数面包、百吉饼、松饼、蛋糕和其他糕点

◇小麦的表亲：斯佩尔特小麦、黑小麦、法罗、卡穆特小麦、单粒小麦

麸质也隐藏在许多你可能意识不到的东西中，比如熟食肉、调味品、圣餐薄饼、沙拉酱、汤、酱油，甚至药物、化妆品和信封胶里！如果你不确定某些东西是否含有麸质，可以看看标签有没有无麸声明，或者给厂商打电话询问。

好消息是：你可以吃谷物和淀粉，至少在这一级的食谱里可以吃！下一级的华尔斯－古老饮食法会限制所有谷物和淀粉，但现在，你可以吃一定量的无麸质谷物和淀粉：

华尔斯饮食法可以吃的谷物和淀粉

◇苋菜籽

◇葛根

◇荞麦
◇鹰嘴豆粉和其他豆科植物粉
◇椰子粉
◇玉米
◇亚麻粉
◇小米
◇坚果粉（如杏仁粉）
◇经过认证的无麸质燕麦（常见燕麦常含有一定麸质）*
◇标有“无麸质”的包装食品
◇土豆粉
◇藜麦
◇各种类型的大米
◇西米
◇高粱
◇大豆粉
◇木薯粉
◇苔麸

* 关于燕麦的注意事项：高达30%的麸质敏感者在吃燕麦时会出现一些症状，即使它标明了无麸质。慎食燕麦片，它可能会带来一些问题。

以下是你不能吃的乳制品：
◇用牛奶、山羊奶或绵羊奶制成的奶酪
◇奶油（重奶油、鲜奶油）
◇乳制品冰激凌
◇乳制品酸奶
◇混合奶油
◇牛奶巧克力和大部分巧克力、糖果（注意看标签：许多黑巧克力也含有牛奶）
◇牛奶、羊奶或马奶（我建议断奶后的人就不要再食用乳制品了，除了酥油或无水黄油，它们的制作过程会去除乳蛋白。）

◇非奶奶精，虽然它号称“非奶”，其实含有牛奶衍生物

◇无乳制品的“植脂奶油”

◇成分表中含有牛奶、酪蛋白、乳清、酪蛋白酸盐或水解乳蛋白的包装食品

◇含有一些乳固体的“素乳酪”（注意看标签）

◇乳清

◇华尔斯勇士问答

问：现在我知道了，乳制品有很多问题，那鲜奶呢？许多类似的饮食法会推荐饮用鲜奶。

答：牛奶经过巴氏杀菌和均质处理后，蛋白质和脂肪分子的形状及有效性略有改变。这就是有些人认为鲜奶更有利健康的原因。我也同意这种观点，鲜奶可能比巴氏杀菌和/或均质处理后的奶更有营养，但它仍然含有酪蛋白，还是会增加食物过敏和敏感性的风险。此外，如果鲜奶来自不健康的奶牛，又未经处理，还有可能得传染病。因此，如果你要贯彻华尔斯饮食方案的任一等级，就不能食用鲜奶、奶酪、酸奶、冰激凌、乳清（如乳清蛋白粉）和所有其他乳制品（无水黄油和酥油除外，它们不含酪蛋白）。

华尔斯饮食法认可的奶类替代品

幸运的是，华尔斯饮食法能接受许多乳制品替代品。购买之前注意看标签，看看里面添加了什么，尽量减少高果糖玉米糖浆、糖和其他类似化合物的添加（通常加这些东西是为了增添口感风味）。有些食物会添加柠檬酸钙增加钙含量，这是很好的添加剂，可以食用。我建议你选择购买不加糖的品种，简单来说，就是购买添加物标签很短、成分很基础而且你都认识的食物。或者自己用料理机把坚果、种子和水混合搅碎当饮料。

以下可以尽情享用：

◇杏仁乳

◇椰奶（全脂也没问题）

◇榛子乳

◇大麻奶

◇米浆（首选有机）

◇大豆、杏仁或椰子奶精（标有“素食”）

◇大豆、杏仁或椰子酸奶

◇大豆、杏仁或椰子冷冻甜点（冰激凌替代品），含未精制甜味剂

◇豆浆（仅限有机食品）

◇标有“素食”的大豆奶酪或其他无乳奶酪

也可以吃不含任何乳制品的黑巧克力，为了获得最佳的营养价值和口感，请选择可可含量 75% 以上的品种。

给素食者的建议

你可以在华尔斯饮食法阶段保持素食，但就不能进入下两个等级了。如果你拥有理想的体重和良好的健康，保持在第一级也可以获得很多好处。不过，即使你不打算吃肉，我还是强烈建议你将后面的章节读完，了解食用海藻和浸泡谷物、豆类和坚果的好处。如果你的健康状况有所下降，我会强烈建议你考虑尝试华尔斯－古老饮食法。我不赞同素食主义，下一章也会继续提出我的观点和原因。当然，如何饮食是你自己的选择，这也是我提供三级饮食计划的原因。

我知道有些人有强烈的信仰，必须坚持素食，我对此保持尊重。如果你不能改变素食，那么为了获得足够的蛋白质和热量，就需要吃下比我通常推荐分量更多的谷物和豆类。下面是基于美国农业部饮食指南制订的 2 000 千卡饮食标准：

◇蛋白质，每天 5.5 盎司[1]（1 盎司约等于 1 汤匙花生酱、1/2 盎司坚果和种子、1/4 杯煮熟的干豆或豌豆再加 1/4 杯豆腐，或 1 盎司素肉）。我建议调整蛋白质来源，摄入更多品种，不要集中吃任何一种品类。

◇谷物（选择无麸品种），每天 6 盎司。

◇含钙较多的素食“乳品”，每天 3 杯（如含钙豆浆、米浆或杏仁乳；钙强化黄豆优酪乳；或用硫酸钙制成的豆腐）。

由于素食者需要吃较多谷物和豆类，我也强烈建议你们在进食前先行浸泡。我将在下一章中讲解具体原因，但简而言之：发芽可以降低谷物和豆类中天然存

[1] 1 盎司 =28.350 克。——译者注

在的植酸、凝集素和胰蛋白酶抑制剂等抗营养素的活性。在烹饪食用之前，将谷物和豆类浸泡在水中 24 个小时。然后再倒掉水，冲洗干净。这会使谷物和豆类产生植酸酶，能中和一部分抗营养素的作用。浸泡还有一个额外的好处，能减少烹饪时间。

第三步：有机、草饲和野捕的肉类

华尔斯饮食法的最后一部分关于选择食物的质量。我知道，不是所有人都能负担或获取高质量的食物，但如果有可能，我希望你尽量选择有机蔬菜和水果、有机草饲肉类、野捕和野生的鱼。

有些人认为，有机、草饲和野捕一类的术语纯粹是营销手段，根本没有任何实际利益，只是提高了成本。未经化学干预的果蔬、动物和鱼类确实更昂贵，但这是有充分理由的。虽然所有的蔬菜、水果、肉和鱼在本质上都有利于健康，但人工饲养的食物也包含着一些不健康的成分。

有机农产品比较容易获得，现在大多数超市都能买到。你也可以在自家院子里种植，或是去农贸市场购买。如果你无法做到所有食物都买有机产品，那就选择最需要的。美国环境工作组出过几个版本的食品指南，说明哪些产品使用的农药最多，哪些产品使用的农药最少，你可以根据指南，针对高农药风险产品购买有机食物，农药风险本来就低的食品则不需要。（该网站每年更新，你可以去查一查最新版本的“高风险前 12 名”和“低风险前 15 名”列表。）

除了这些高风险产品，肉类和鱼类也很需要注意化学添加剂问题。由于生物富集作用[1]，饲料中的化学物质会集中在动物肉中。由于如今的地球上遍布着污染，哪怕是自然养殖的动物，也可能出现此类问题。例如，小鱼吃植物，可能会从被污染的环境中吸收少量的汞和其他化学物质。而较大的鱼不仅从污染环境中获得汞和化学物质，还会从小鱼身上获取这些物质。沿着食物链往上走，越大的鱼吃了越多

[1] 生物富集作用亦称“生物放大作用”。通过生态系统中食物链或食物网的各营养级，使某些污染物（如放射性化学物质和合成农药等）在生物体内逐步浓集的趋势。而且随着营养级的不断提高，有害污染物的浓集程度也越高，最高营养级的肉食动物最易受害。——译者注

小鱼，化学物质的集中程度也在增加。所以大型鱼类的肉中含有最高的汞和其他化学物质。

猜猜看，谁在食物链的顶端？当然是人类！吃饲养的肉类和养殖的鱼时，就会吃下它们用过的生长激素、抗生素和杀虫剂。最密集的毒素会集中在你的脂肪中，记住，人类大脑60%~70%都是脂肪。

◇华尔斯勇士问答

问：对鱼过敏的人如何通过饮食摄取ω-3脂肪酸？

答：如果你连鱼油都吃不了，那就试试看能不能吃藻类提取的DHA油。如果还是不行，那就每天吃两勺亚麻油。此外，还应该多吃草饲肉类。另一种选择是检查自己是否对鸡蛋过敏和/或敏感。如果你对鸡蛋不敏感，就可以吃富含DHA的鸡蛋。

旧石器时代的人吃的肉和我们今天吃的肉大不相同。为了过冬，动物会在夏末和秋季储备大量饱和脂肪。一年中的其他时间里，动物都非常瘦，富含不饱和的ω-3脂肪酸。由于脂肥膏满，人们特别爱吃秋季的动物。另外，古代的沿海居民习惯于吃海鲜，而当时的水域比现在干净得多。结果是，与现代西方化饮食相比，旧石器时代饮食中的蛋白质和ω-3脂肪酸含量更高，毒素含量更低。我从小生活在农村，当时，美国的大部分农场都由我们这样的家庭经营，平均一个农场面积为170英亩。这些农场通常被分成几块区域，种植不同的作物。每家每户各自喂养着一小群奶牛、肉牛和猪。农作物包括玉米、大豆、苜蓿和燕麦。我们有一个巨大的花园，在院子里、农场里、围栏边、小溪边和当地的林地里，到处都能采摘野生李子、葡萄和其他浆果。我们还会养一些鸡、鸭和火鸡。但当时的人们已经开始使用化肥、除草剂和杀虫剂，因为它们能增加产量而迅速流行起来。

我记得我爸爸有一个喷雾机，用来给玉米喷莠去津（一种阔叶草除草剂）。他还为牲畜打抗生素对抗感染，每年都给所有的动物驱虫。他给猪喂玉米，把它们喂肥，然后卖给屠宰场。我父亲在秋天把牛犊卖给其他人，然后他们把牛关起来，用玉米迅速增肥。奶牛一天能挤两次奶，它们在春天和夏天吃茂盛的牧草，冬天则吃玉米和干草。这就是在现代科技边缘的农场——一只脚走老路，另一只脚走新路。

今天的农业已经发生了铺天盖地的变化。小型家庭农场的数量很少，企业化农场的规模在稳步上升。肉类生产效率提高，价格相对低廉。你在超市看到的大多数肉都来自大型禁闭系统中生长的动物。这些动物往往被关在室内或拥挤的室外围栏里，在最短的时间内最大限度地增加饲料喂肥，而饲料中通常含有抗生素和生长激素。

结果是，非有机的饲养肉类和养殖鱼类几乎都含有化学毒素，吃下去之后，你的肝脏和肾脏不得不努力处理和消除这些毒素。如果你身体健康，也许能容忍这些化学物质一段时间，但最终，吃下去的有害物质可能会对你的细胞造成破坏，导致各种疾病。你会患上哪种疾病取决于自己的基因，以及哪些毒素累积在身体内，发生了哪种激素失衡。如果你患有像多发性硬化症这样的自身免疫病，说明身体已经明显失衡，所以要比其他人更在意食物的质量。

这就是为什么你应该吃最健康、最有活力、污染最少的动物。如果你是一个生活在旧石器时代的人，完全可以吃到未受污染的野生动物，但今天很难做到。然而，慎重选择动物蛋白的来源，还是可以增加干净程度和营养密度：

◇你会不会打猎、捕鱼？认识的人中有猎人或渔夫吗？这些做法可能会让一些人感到厌恶，但如果没有它们，我们的祖先根本无法生存繁衍。而且，要获取动物蛋白质，这就是最新鲜、最自然的方法。

◇你能不能找到放养农场，从中购买产品？野牛、鹿和麋鹿养殖场都会出售鲜美的肉类，其中毒素含量最少，而且含有更高浓度的健康营养素（如 ω-3 脂肪酸）。一定要确认这些动物没有被饲料喂肥或是用谷物喂养。

◇你是否能找到一个草饲、有机、自由放养或驯养动物的农场？有机动物不能吃任何激素或抗生素，饲料也必须是有机的。如今，草食有机农场比以往常见多了，也更容易找到，如果你附近没有，可以尝试网购。

◇能买到有机谷物喂养的半草饲肉类吗？这也比一般的饲养肉类好得多。

◇能找到野生捕获的鱼、虾和其他海鲜吗？尽量选择较小的鱼，因为它们处于食物链的较低位置，毒素密集度会比较低。理想情况下，尽量选择冷水鱼类家庭养殖场中的小型鱼类。这些是污染最少和最自然的鱼类选择。

◇除非实在没有其他选择，否则请不要吃饲养场养动物、笼养家禽和农场饲养的鱼。这些是动物蛋白污染最严重的来源。

肉类选择

理想情况下，你所有的动物蛋白都应该是有机、草饲和/或野生的。以下是对不同渠道的具体解释：

◇饲养动物。常规的饲养动物吃的是谷物，通常是转基因玉米；局限于较小的生活空间；通常会用激素使它们生长更快，并通过抗生素预防密集养殖造成的疾病。

◇养殖鱼类。养殖的鱼在沿海水域的网箱中生活，通常吃的是谷物产品，这使它们的 ω-6 脂肪酸水平更高，更可能含有污染物，如神经毒性多氯联苯（neurotoxic polychlorinated biphenylsm，PCBs）、激素干扰多溴二苯醚（hormone-disrupting polybrominated diphenyl ethers，PBDES）、抗生素及用于控制海虱感染的杀虫剂。

◇草饲动物。草饲动物在断奶后就只吃草和草料。尽量购买 100% 草饲的动物。（注意：有些野牛生长在高草草原上，比一般牧草的营养更充足。）

◇半草饲动物。这些动物从断奶后开始吃草，但在屠宰前的最后六周喂谷物（通常是玉米）。这足以改变动物的脂肪酸组成，增加了 ω-6 脂肪酸的含量，更理想的 ω-3 脂肪酸则减少了，从而失去了草饲动物的大量好处。

◇有机肉类。这些动物在饲养过程中没有添加激素和抗生素，但仍然被喂以谷物，含有过多的 ω-6 脂肪酸。一些没有获得美国农业部有机认证的小型家庭农场，也会放养不添加激素和抗生素的草饲动物。你可以自己找农夫谈谈，了解具体情况。

◇ 野生动物。野生动物和鱼类不被人类驯养或控制，它们会自己寻找食物。试着找一个会打猎的朋友，你可以得到充足的鹿肉或麋鹿肉。

如果购买这些食物超出了你的预算，请记住，9 杯蔬果、拒绝麸质和乳制品是华尔斯饮食法的基本要素。只要做到了这两点，吃不了有机食品或是不能完全吃有机食品，也是可以接受的。你可以根据自己的预算做出选择。华尔斯饮食法的第一要务是摄入足够多的植物营养素，预防停止食用麸质和乳制品带来的不良反应。单单这两个步骤就已经影响到成百上千的遵循者，你也可以开始期待巨大的变化出现了。

其他注意事项

虽然9杯蔬果，避免麸质和乳制品是关键步骤，我也建议你在华尔斯饮食法的基础上，减少一些可能会引起过敏的食物：

◇鸡蛋。如前所述，停止食用一段时间再测试，看看你是否对鸡蛋过敏。很多人都对鸡蛋过敏，但直到他们把鸡蛋从饮食中去掉后才意识到这一点。

◇非有机大豆（可能导致过度炎症）。

◇非有机豆浆或米浆。

◇高果糖玉米糖浆。

◇精制糖（如白糖和红糖）。

◇人工甜味剂和谷氨酸钠（与高糖、高碳水化合物饮食一样，可能导致兴奋性中毒、脑细胞过度刺激，从而引发大脑神经细胞紧张、肠道菌群失调症）。

◇所有反式脂肪、氢化油或部分氢化油。

◇任何植物油，尤其是玉米、大豆、菜籽、葡萄籽和棕榈仁油（我们将在第七章中进一步讨论油和脂肪的问题）。

◇任何汽水，包括健怡可乐。

另外，我强烈建议你不要吃那些辐照或微波加工过的食物。我的建议是尽可能吃自然的食物。用微波能量或电离辐射在分子水平上处理食物，不管是用来加热还是杀菌，我都不推荐。建议大家吃新鲜的、本地产的食物，用常见的方法处理（生的、熟的或发酵），我们祖祖辈辈都是这样吃过来的。就我个人而言，总觉得微波炉食物的味道很奇怪。

华尔斯饮食法总结

注意：一定要吃饱。你可以根据自己的体型增减蔬菜、水果和肉的分量，但一定要按比例增加或减少。

◇每天食用9杯蔬菜和水果（可以根据你的食量调整分量，但一定要按比例），分为：

- 3杯绿叶蔬菜
- 3杯富硫蔬菜（卷心菜科、洋葱科或蘑菇）

- 3 杯彩色蔬果（黄、橙、红、蓝、黑色）

◇吃草饲或野生捕获的肉和鱼（每次吃 6~12 盎司，根据体型和性别决定具体分量）。尽量少吃加工过的肉类，如香肠、火腿、培根或腊肠，但如果你喜欢吃，可以选择那些不含麸质、亚硝酸盐和谷氨酸钠的产品。

◇素食者也要摄入足够的热量，多吃不同品种的食物，包括蔬菜、谷物、坚果、种子、豆类和大豆。最好每天吃 2 汤匙亚麻油、大麻油或胡桃油。你可以吃大豆，但必须选择有机、非转基因的品种（包装上应有说明）。如果你是素食者并且经常食用大豆，我建议你多吃发酵的大豆，如腐乳、豆豉、纳豆或味噌。（第六章介绍了原因。）

◇可以吃不含麸质的淀粉，比如无麸质的谷物或土豆，但不要吃得太多。理想情况下，不要每天都吃这些东西。但素食主义者例外，你们需要吃更多的无麸质谷物，以确保摄入足够的蛋白质。

可以适度享受：

◇苹果、香蕉和梨，但它们不能算在 9 杯蔬果之内，必须在完成 9 杯的目标后才能食用。

◇坚果和种子（包括生杏仁酱、芝麻酱和葵花籽酱），每天最多 4 盎司。

◇非谷物酒（最好是有机葡萄酒或无麸质啤酒），每天最多 1 份（可选）。

◇甜味剂，每天最多 1 茶匙（包括蜂蜜、糖蜜、真枫糖浆、原糖或天然蒸发甘蔗汁）。

◇ ω-3 脂肪（亚麻油、大麻油、胡桃油），只能冷吃（不要用这些炒菜！），每天不超过 2 汤匙（除非你的医生另有指示）。

◇其他油（橄榄油、芝麻油、牛油果油），必须是冷压油（确保是有机和非转基因产品）。

禁食：

◇所有含麸质的食物。

◇所有含乳制品的食品。

◇蛋。

◇非有机的豆浆或米浆。

◇白糖、高果糖玉米糖浆和人造甜味剂，包括汽水和健怡可乐。

◇所有反式脂肪、氢化油和富含 ω-6 脂肪酸的植物油（玉米、大豆、菜籽油和棉籽油）。

◇防腐剂和增味剂，包括味精。

◇不要吃微波或辐照食品！

华尔斯饮食法规则和计划

现在你知道华尔斯饮食法背后的原因了，接下来看看具体方法。步骤其实很简单，下表总结了你必须吃的食物及其分量，一部分可以吃的食物及其限定频率。然后我还会列一个七天饮食计划，帮助你成功地实行华尔斯饮食法。

重要提示：早餐需要做出调整。降低谷物的重要性，增加蔬菜、水果和优质蛋白质。

素食主义者请注意：即使你是素食主义者，也不要试图超越华尔斯饮食法进入下一等级，也请务必阅读接下来两章中的内容，仍然有大量与你高度相关的信息。

华尔斯饮食法周计划

星号（*）表示本书末尾有相应的食谱。另外，我有时会写上推荐杏仁乳、豆浆或椰奶，这是为了食物的多样性，在饮食的这个阶段，你可以随意互换。

表 5.4　华尔斯饮食法周计划

	早餐	中餐	晚餐
第一天	**蔬果昔：** ·1 杯甘蓝 ·1 个小橙子 ·1 杯菠萝 ·1 杯不加糖的有机豆浆 ·1 汤匙营养酵母	**沙拉：** ·2 杯甘蓝 ·1 杯白菜 ·1 个小番茄 ·2 茶匙特级初榨橄榄油 ·米醋调味	**沙拉：** ·3 杯生菜 ·1 棵中号芹菜 ·半杯蘑菇 ·1 瓣大蒜 ·干罗勒调味 ·2 茶匙特级初榨橄榄油 ·米醋调味
	1 份迷迭香烤鸡 *（前一天晚上准备好）	4 盎司番茄沙丁鱼	1 份红椒配豆子 *
		1 杯生芜菁	1 杯糙米

续表

<table>
<tr><th></th><th>早餐</th><th>中餐</th><th>晚餐</th></tr>
<tr><td rowspan="4">第一天</td><td rowspan="4"></td><td rowspan="4">1个中号桃子</td><td>1/4个哈斯牛油果</td></tr>
<tr><td>6盎司纯椰奶酸奶</td></tr>
<tr><td>3/4杯黑莓</td></tr>
<tr><td>Tension Tamer® 花草茶</td></tr>
<tr><td rowspan="5">第二天</td><td>蔬果昔：
·1杯西芹
·1杯青葡萄
·1个猕猴桃
·1汤匙营养酵母
·水/冰块</td><td>1份基本煎锅菜谱*（火腿配羽衣甘蓝）</td><td rowspan="2">沙拉：
·4杯菠菜
·半杯橙子切片
·1/4杯什锦蘑菇片
·1/4杯碎洋葱
·1茶匙特级初榨橄榄油
·醋调味
1份基本煎锅菜谱*（羊排配西兰花）</td></tr>
<tr><td>1杯燕麦片或糙米热麦片
·1茶匙黑糖蜜
·1/3杯葡萄干
·2汤匙碎核桃</td><td>1杯烤红薯切碎
·1茶匙特级初榨橄榄油
·1/8茶匙肉桂</td></tr>
<tr><td rowspan="3">半杯无糖有机豆浆</td><td>1杯覆盆子</td><td>1个中号带皮苹果</td></tr>
<tr><td rowspan="2">1.5杯无糖有机豆浆</td><td>1份华尔斯软糖*</td></tr>
<tr><td>薄荷花草茶</td></tr>
<tr><td rowspan="4">第3天</td><td>蔬果昔：
·1杯菠菜
·1杯蜜瓜
·1个猕猴桃
·1杯无糖杏仁乳
·1汤匙营养酵母</td><td>沙拉：
·3.5杯菠菜
·半杯覆盆子
·半杯西葫芦片
·2茶匙特级初榨橄榄油
·意大利香脂醋调味</td><td>1份基本煎锅食谱*（牛排配芥菜）</td></tr>
<tr><td>1份基本煎锅菜谱*（羊排配西兰花）</td><td>1份三文鱼沙拉*</td><td>1份藜麦配红辣椒*</td></tr>
<tr><td>半杯胡萝卜片</td><td>8个无麸质米饼</td><td>1杯印度南瓜</td></tr>
<tr><td>6个海枣</td><td>水果拼盘：
·1杯西瓜
·1杯蜜瓜</td><td>2茶匙无水黄油</td></tr>
</table>

续表

	早餐	中餐	晚餐
第 3 天		1 杯不加糖杏仁乳	1 份华尔斯软糖 *
			1 个中号梨子
			1 杯有机无糖豆浆
			排毒花草茶
第 4 天	**蔬果昔：** · 1 杯甘蓝 · 1 个小橙子 · 1 杯无糖有机豆浆 · 1 汤匙营养酵母	1 份华尔斯比萨 *	**沙拉：** · 3.5 杯长叶生菜 · 半杯香菜 · 1 瓣大蒜 · 1/4 杯青豆 · 2 茶匙特级初榨橄榄油 · 酸橙汁调味
	1.5 盎司生杏仁	1 个中号生胡萝卜	半杯煮熟的带皮土豆
	6 片杏干	1 杯黑色的葡萄	1 份番茄海鲜汤 *
	6 个西梅干	2 杯无糖有机杏仁乳	6 盎司杏仁酸奶
			1 杯草莓
			半杯香蕉
			Throat Coat ™ 花草茶
第 5 天	**蔬果昔：** · 半杯生的根甜菜 · 半杯杧果 · 半杯蓝莓 · 1 杯无糖有机豆浆 · 半茶匙姜汁 · 1 汤匙营养酵母	**华尔斯意大利面：** · 1 杯熟的南瓜意大利面 · 3/4 杯意大利红酱 · 3 盎司绞碎牛肉 · 1/4 杯蘑菇 · 2 汤匙拉姆桑 *	**沙拉：** · 3 杯白菜 · 半杯番茄 · 半杯带皮黄瓜 · 半杯葡萄 · 1 瓣大蒜 · 3 茶匙葵花籽油 · 酸橙汁调味
	3~4 盎司油浸沙丁鱼罐头	1 杯青豆	1 份阿尔及利亚素食 *
	2 片无麸质面包	**沙拉：** · 3 杯白菜 · 半杯矮南瓜 · 1 瓣大蒜 · 2 茶匙特级初榨橄榄油 · 酸橙汁调味	1 份藜麦配红辣椒 *

续表

	早餐	中餐	晚餐
第 5 天	半杯芹菜	2 个中号李子	1 份白胡桃泥
		1 杯无糖有机豆浆	8 盎司椰汁酸奶
			1 杯桃子
			2 汤匙杏仁
			洋甘菊茶
第 6 天	**蔬果昔：** · 1 杯香菜 · 1 个小橙子 · 1 杯菠萝 · 1 汤匙营养酵母 · 水 / 冰块	**沙拉：** · 3 杯白菜 · 2 杯长叶生菜 · 1/4 个哈斯牛油果 · 半杯番茄 · 半杯甜红椒 · 半杯蘑菇 · 2 汤匙杏仁 · 2 茶匙特级初榨橄榄油 · 酸橙汁调味	1 份基本煎锅食谱 *（三文鱼配芥菜）
	1 杯粗玉米粉	1 块中号去皮鸡胸肉	1 份萝卜泥 *
	半杯粉色葡萄柚	**水果拼盘：** · 1 个中号香蕉 · 半杯葡萄	**水果拼盘：** · 1 个中号桃子 · 半杯无糖樱桃
	1 杯无糖有机豆浆		1 茶匙特级初榨橄榄油
			1 杯青豆
			1 杯无糖有机豆浆
			路易波士茶
第 7 天	**蔬果昔：** · 1 杯羽衣甘蓝 · 半杯西瓜 · 半杯甜瓜 · 1 汤匙营养酵母 · 1 杯无糖有机豆浆	**沙拉：** · 2 杯菠菜 · 2 杯甘蓝 · 半杯花椰菜 · 1 瓣大蒜 · 半杯生蘑菇 · 2 汤匙碎杏仁 · 2 茶匙亚麻油 · 布拉格苹果醋调味（酸橙汁也可以）	1 份基本煎锅食谱 *（猪排配红卷心菜）

续表

	早餐	中餐	晚餐
第 7 天	6 盎司杏仁酸奶 · 半杯无糖樱桃 · 4 汤匙碎核桃	1 份素甘蓝汤 *	1 个烤带皮土豆（直径约 5 厘米）
		15 块无麸质米饼	1 茶匙特级初榨橄榄油
		1 杯菠萝	6 个中号芦笋
			1 杯蓝莓
			花草茶

零食参考

- 葡萄干和坚果
- 新鲜生核桃、杏仁或葵花籽
- 苹果片（9 杯蔬果吃完之后！）浸有机杏仁酱
- 杧果干
- 脱水甘蓝片
- 腌制鲱鱼配无麸质饼干
- 牛油果酱配切片生蔬菜
- 茄子酱（烤熟的茄子、压碎的大蒜和橄榄油混合打碎）配生蔬菜片（芜菁、芜菁甘蓝、大头菜、芹菜）
- 新鲜水果
- 不含亚硝酸盐的熟食肉，卷上生菜叶、泡菜和芥末酱
- 果汁绿茶
- 椰奶绿茶

第六章
华尔斯－古老饮食法

坚持了一段时间华尔斯饮食法后，你可能已经体验到了一些好处，也许感觉精力充沛、头脑清晰，或是活动能力有所改善。如果你感觉良好，可能会决定着手进入第二级。也可能你希望更快见效，一开始就想进入这一等级。无论如何，欢迎来到华尔斯－古老饮食法！这也是最受欢迎的方案等级！

我估计大多数病人都会驻足于这一步，他们想要获得比第一级更好的效果，却没有完全准备好应对第三级的激进要求（见第七章）。如果你也准备在此停留，不要担心，这种食疗方案像药物一样强大，能帮助你排毒，解决问题，走向康复。

华尔斯－古老饮食法包含了上一级的所有元素，仍然需要每天吃 9 杯蔬果，远离麸质和乳制品，食用优质蛋白，此外，还要增加一些新要求。现在，你要做的事情共有四项（见图 6.1）：

◇把谷物、豆类和土豆的食用量减少到每周两份。

◇每天都要吃动物蛋白，分量比第一级中更多。每天必须吃掉 9~21 盎司，保持足够高的蛋白质摄入量。（根据你的体重和性别自行调整：娇小的女性可以吃 9 盎司左右，高大的男性可以吃到 21 盎司。）每周需要吃 16 盎司的野生冷水鱼。

◇往食谱里加入海藻和内脏：每天 1/4 茶匙海带粉或 1 茶匙海藻片，每周 12 盎司内脏。（内脏也包括在动物蛋白限额内。）

◇在饮食中添加发酵食品、种子和坚果（最好是浸泡过的），多吃生食。（我将在本章中解释，对于那些因道德或信仰而坚持素食的人来说，浸泡可以减少谷物和豆类中的抗营养素。）

本章节将详细解释以上每项要求。上一章中，我将美国标准饮食与华尔斯饮食法

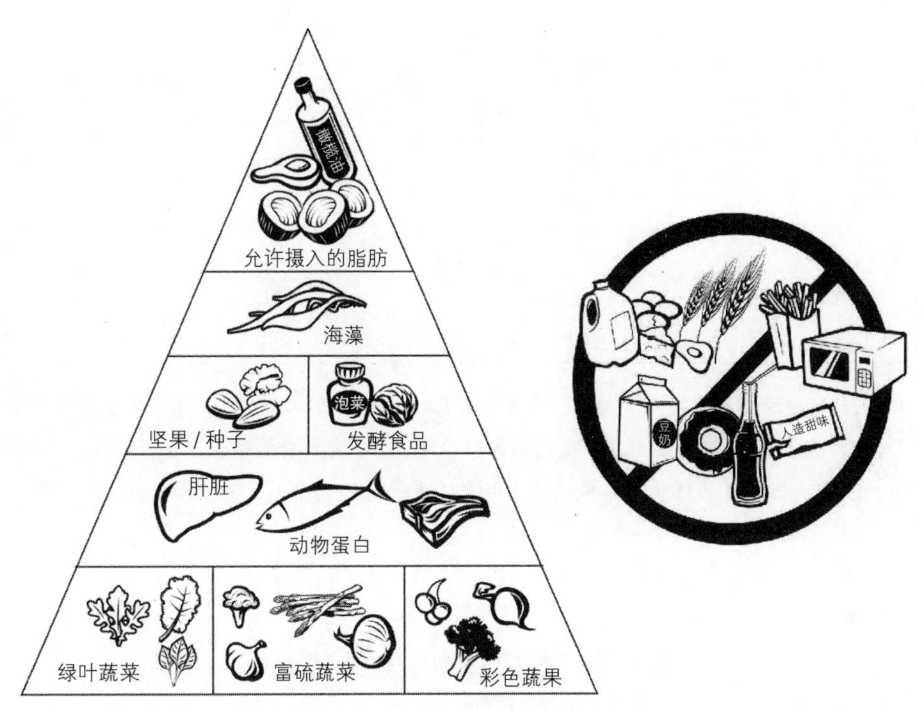

图 6.1　华尔斯 – 古老饮食法图示

的平均含量进行了比较，从表 6.1 可以看到，华尔斯 – 古老饮食法能为细胞提供更多的营养！

表 6.1　美国标准饮食与华尔斯古老饮食法的营养素含量对比表

营养素	美国标准饮食含量百分比（%）	华尔斯 – 古老饮食法含量百分比（%）
维生素 D	31	52
维生素 E	55	108
钙	74	70
镁	88	138
维生素 A	100	523
维生素 B_6	121	638
叶酸	122	251
锌	123	351
维生素 B_1	128	703

续表

营养素	美国标准饮食含量百分比（%）	华尔斯－古老饮食法含量百分比（%）
维生素 C	133	661
烟酸	154	531
铁	164	303
维生素 B_2	175	781
维生素 B_{12}	201	850

注：* 与膳食营养参考摄入量相比。每日推荐摄入量针对 51~70 岁的女性；华尔斯饮食法以每日进食 1 759 卡路里为标准（美国国家科学院医学研究所食品和营养委员会）。

† 50~59 岁女性的平均膳食营养摄入量（引自《美国人的饮食》，美国国家健康和营养调查 2009-2010）。

第一步：减少谷物、豆类和土豆

在上一级华尔斯饮食法中，你远离了麸质和乳制品，因为它们有可能引起食物过敏。现在是时候进一步减少碳水化合物了。我们允许研究参与者每周吃两份含淀粉的无麸质谷物，包括糙米、含淀粉的蔬菜（如土豆、扁豆或鹰嘴豆等豆类），但事实上，完全不吃谷物、豆类和土豆是更理想的选择。（我鼓励你在第三级方案中这样做，但这不是非做不可的选择。我很理解，在现实生活中，很难做到完全不吃这些东西！）许多参与者基本不吃谷物、豆类和土豆，但是在社交场合很难拒绝的时候也会偶尔食用。如果你愿意的话，也可以用这样的标准要求自己。

◎ 华尔斯日记提醒

如果你决定从华尔斯饮食法过渡到华尔斯－古老饮食法，一定要准确追踪饮食变化，记录自己的感觉。症状有改善吗？有副作用吗？这有助于确定哪种食物最适合你，也可以激励你坚持新的饮食挑战。保持敏锐！

这种限制有时会让人困惑，因为很多人认为糙米、扁豆和土豆等食物是健康食品。在某些方面，它们确实是。它们含有维生素、矿物质和蛋白质，不含麸质。然而，即使是不含麸质的全谷物、豆类（黑豆、小扁豆和土豆）也会增加胰岛素的需求，因为它们的碳水化合物含量也很高。身体消化这些碳水化合物时，胰腺需要制造胰岛素，并将其注入血液中，以保持你的血糖稳定，这会让你更容易产生抗胰岛素性（后文还将详细阐释这方面的内容），再加上基因和环境风险因素，可能会增加早期认知能力下降的风险。当你与慢性病（特别是脑病）做斗争时，大脑功能会逐渐退化，而华尔斯方案的主要目标之一就是促使脑功能最大化。减少摄入碳水化合物也有助于减少炎症，改善胃肠道健康。高碳水化合物食物太多，即使不含麸质，也会损害微生物群（肠道中的菌群）的平衡，因为碳水化合物可以滋生大量嗜糖细菌和酵母菌，从而导致许多其他健康问题。

无淀粉蔬菜、彩色蔬果（如印度南瓜、根甜菜和浆果）也含有碳水化合物，但比谷物、豆类或土豆少得多，而且每卡路里含有的维生素和矿物质也较多，具有更高的营养密度。因此，在这一等级中，你还是可以继续享受这些蔬果，它们也会增加胰岛素需求，但程度要温和得多。我们应该先清理最糟糕的食物。

即便如此，我还是鼓励你多吃非淀粉蔬菜（如绿叶蔬菜），少吃熟的根甜菜和南瓜等含淀粉蔬菜，如果非吃不可，就尽量生吃或水煮、清蒸，不要让它们变成完全柔软的糊糊。含淀粉的蔬菜仍然有点脆度时，淀粉就没那么容易转化为血糖。我也鼓励你进一步增加蔬菜食用量，减少水果的食用量。要想真正发挥华尔斯－古老饮食法的积极作用，最好是从低碳水、低胰岛素需求的食物中获取大部分营养。

第二步：每天食用动物蛋白

如果你不是素食主义者，可能本来就每天都在吃肉，但现在我想确保你不仅要吃，还得吃够分量。动物蛋白是华尔斯－古老饮食法中极其重要的成分。根据你的体型和性别，每天应吃 9~21 盎司的肉。记住尽可能选择有机、草饲和野生的肉类。

鱼和肉具有独特的营养成分，是华尔斯－古老饮食法的重要组成部分，但我发现，即使是一般肉食者也时常觉得自己不应该吃那么多肉。他们会感到内疚。我们一直被灌输素食更健康的道理，在此，我想更深入地讨论肉类和素食主义的问题。

我曾有十多年没吃过任何肉、家禽或鱼，但我现在坚定地相信动物蛋白非常重要，特别是对慢性病患者而言。我承认这是一个有争议的立场，所以我想好好陈述理由。先看看动物蛋白的好处吧。

华尔斯勇士说

作为一名荷兰家庭医生，2011年，我被诊断为继发进展型多发性硬化症。在大约3年的时间里，我发现自己的行走能力正在逐步下降。我的右腿瘸了，但仍然能独立行走。2012年9月，我知道了特里·华尔斯医生，我和妻子决定开始遵循华尔斯医生的建议，实施健康饮食方案。我们吃大量水果、蔬菜、坚果、鱼和有机肉类，完全不吃谷物、土豆、意大利面和乳制品。从那以后，我的活力有了显著的提高，步态也真的有所改善。对我们来说，这非常鼓舞人心！是时候让医学界加强对营养学和生活方式的关注了。感谢特里·华尔斯和她的团队，给予我们关于健康和疾病的全新理解。

——马尔科

于荷兰马斯特里赫特

动物蛋白的好处

1. 动物蛋白的好处之一：完全蛋白

人体需要蛋白质来进行生命活动，制造细胞结构，其中许多过程都需要复杂的蛋白质分子。这些蛋白质都是由氨基酸制造的，氨基酸可以分为三类：必需氨基酸、条件必需氨基酸和非必需氨基酸。我们必须在饮食中获得必需氨基酸，因为人体没有制造它们的机制或酶。条件必需氨基酸意味着我们可以在适当的条件下自己制造。我们的身体可以制造非必需氨基酸，所以不需要通过食物来获取。

身体需要大量氨基酸，如果没有及时获得，就会采取激烈的措施来获取它们。例如，如果我们没有适当的氨基酸来制造身体所需的蛋白质，就只能求助于自噬（“吃自己”），这意味着身体会开始吞噬和消化自己的一些肌肉和器官细胞。身体会优先处理最基本、核心的任务，牺牲掉它认为不那么重要的部分。这种机能在短期可能有一定的益处，例如在食物短缺或饥荒时期能保住性命。但从长期来看，这显然非常有害，会损害我们保持自身肌肉和器官完整性的能力，导致肌肉萎缩、虚弱和内部器官受损。高质量的蛋白对于健康和人体正常功能运作至关重要！

购买优质动物蛋白

我更乐意把钱花在本地，从附近农民手里买肉，然后付钱找屠夫加工，这样可以批量购买，通常比超市更便宜。要寻找附近草饲、无激素喂养的农场，可以咨询本地的农业部门。许多从事社区分享型农业（CSA）的农民除了种菜之外，也生产鸡蛋和肉。即便自家没有，他们也可能认识相关的人，可以介绍给你。你甚至可以自己前往农场，亲眼看看动物的饲养过程。我通常都是从认识的农民那里直接买肉，确保它们吃的是有机食物；确保所有动物都是放养，吃草；最重要的是，保证动物的健康。此外，我还要确保动物没有服用抗生素或激素。如果要考虑成本的话，有机内脏往往比有机肉类便宜得多。

肉的好处在于它含有所有必需氨基酸，你能从中得到所需的一切。植物并不包含身体所需的全部氨基酸，谷物中的赖氨酸和 / 或苏氨酸十分有限，而豆类的含硫氨基酸蛋氨酸有限。因此，素食者必须同时摄入谷物和豆类，才能获得制造完全蛋白所需的必需氨基酸。如果素食主义者只吃谷物或只吃豆类，就无法摄入完全蛋白，只能通过消化自己身体的某些部分获得缺失的氨基酸（通常是蛋氨酸、赖氨酸或苏氨酸）来制造生存所需的蛋白质。

2. 动物蛋白好处之二：必需脂肪酸

必需脂肪酸是人体细胞需要而无法自己产生的脂肪。我们只能从食物中获取必需脂肪酸，否则就会有所匮乏，最终损害自己的健康。必需脂肪酸包括 ω-3 脂肪酸的一种——α-亚麻酸（ALA），ω-6 脂肪酸的一种——亚油酸（LA）。此外，还有两种条件必需脂肪酸：ω-3 脂肪酸的一种——二十二碳六烯酸（DHA），ω-6 脂肪酸的一种——γ-亚麻酸（GLA）。如果患者存在脑部问题、自身免疫问题或过度炎症，则更可能需要条件必需脂肪酸（DHA 和 GLA）。

人属出现后的 250 万年，以及智人出现后的 50 万年，在这么漫长的时间里，我们的祖先食用 ω-6 脂肪酸和 ω-3 脂肪酸的比例大约是 1∶1。植物、种子等食物中含有 ω-6 脂肪酸，原始人类也吃了许多富含 ω-3 脂肪酸的草食野生动物和野生鱼类，这促使比例达到 1∶1 的平衡状态[1]，有助于降低患神经和心血管疾病风险[2]。

今天，人类的生活和饮食方式都有了很大变化。这一比例已经明显偏向 ω-6 脂肪酸，ω-3 脂肪酸的摄入量急剧下降。[3]玉米油、大豆油和菜籽油等植物种子油在第二次世界大战前一直被视为废产品，现在却被大量引入人类食谱，大大增加了 ω-6 脂肪酸的摄入量。此外，饲养动物的数量越来越多，早已超过了草饲动物，导致肉类中的 ω-3 脂肪酸含量下降。目前，对一些美国人来说，ω-6 脂肪酸与 ω-3 脂肪酸的摄入比例已经高达 15：1 甚至 45：1！

当这个比例进一步向 ω-6 脂肪酸倾斜时，人体的许多化学反应就可能导致炎症和慢性病[4]，更容易在血管中发生过度炎症反应，自身免疫病、动脉粥样硬化、心脏病和精神健康问题的发生率也随之升高[5]。然而，只要多吃草饲肉类和野捕鱼类，同时不吃或大大减少食用植物油，这些问题其实很容易逆转。对于素食主义者来说，要达到 1：1 的平衡特别困难。（下文即将详细解释这一问题。）

表 6.2　鱼类中的 ω-3 脂肪酸含量

鱼肉（4 盎司）	ω-3 脂肪酸含量（克）
帝王鲑	2.1
腌制鲱鱼	1.9
扇贝	1.1
大比目鱼	0.6
虾	0.4
鲷鱼	0.4
黄鳍金枪鱼	0.3
鳕鱼	0.3

资料来源：摘自 2013 年功能医学研究所举办功能医学国际研讨会的“临床医生工具箱”，2013 年 6 月 1 日。

3. 动物蛋白好处之三：对骨骼和关节的益处

古代人吃肉会充分利用整个动物，最大限度地提高人们的健康水平。今天的我们只关注动物的肉，忽略了许多其他部位（如鸡爪），其实这些部位含有纯肉中缺少的有益营养素。

骨骼、筋腱、脆骨和软骨是传统社会饮食中的主要组成部分，人们常用动物的骨头、软骨和结缔组织做汤和炖菜，这些食物能提供来自氨基葡萄糖 / 聚糖分子家族的胶原蛋白和化合物，滋养人们的骨骼和关节。我还记得，我的外婆和奶奶都喜欢啃鸡骨头末端的软骨，说这对关节很有好处。不幸的是，当时我并不重视他们的智慧，因为我觉得整个过程有点恶心。然而，现在，我意识到他们正在做一件对人类来说非常自然的事情：充分利用对关节有益的资源。如今的我会咀嚼软骨，也喜欢用棒骨做高汤和炖菜。

◇华尔斯勇士问答

问：华尔斯方案对神经系统疾病是否有特定益处？

答：我认为，周围神经系统损伤与损害脊髓和脑的疾病不同，前者有很大的人为因素。周围神经同样非常需要维生素、矿物质、抗氧化剂和必需脂肪酸，也会被毒素和过度炎症破坏。在我的诊所里，曾经来过几个糖尿病神经病变和其他神经系统疾病患者，在他们身上没有找到病因（特发性的问题），他们采用华尔斯饮食法或华尔斯－古老饮食法之后，效果和反响相当好。

骨头汤味道鲜美、令人舒适，虽然我们还不知道具体过程和原因，但汤中的氨基葡萄糖往往会直接进入最需要的关节部位。[6] 这是大自然的魔力！骨汤还富含人体骨骼所需的所有矿物质，包括谷氨酰胺和其他氨基酸，特别适用于有“肠瘘”问题的人。我们的肠细胞更喜欢用谷氨酰胺和氨基酸（而不是血糖或葡萄糖）当作细胞机器的主要燃料，所以获得了充足能量之后，就能更有效地治疗内部伤害。每天喝一两杯骨头汤是治愈肠瘘的极好开始。[7] 肠道细胞对谷氨酰胺的偏好也解释了当你患上流感时，为什么会感到身体疼痛——这是因为伴随发烧等症状的出现，你的身体会从肌肉中提取谷氨酰胺，导致深层肌肉疼痛。下次发烧时，试着喝点骨头汤，它能帮助你减少从肌肉中提取谷氨酰胺的分量，可能会降低疼痛感。这就是传统鸡汤的秘诀——连骨头带肉一起煮！我们的曾祖母非常聪明！（简单的骨头汤食谱参见本书末尾的“华尔斯食谱”。）素食的方子不能代替骨头汤。

素食主义的潜在危害

我希望我已经说服你，肉类对人体健康有很多好处——但也许你不在乎。你是个素食主义者，你打算继续坚持。我可以理解。你可以在第一级保持素食，但是一旦进入第二级，素食主义就不再适用了。这可能会让一些人感到惊讶。素食主义不是最健康的饮食吗？医生不是说这是对心脏最好的饮食吗？肉不是有很多坏处吗？我想花点时间解释一下不能坚持素食的原因。

作为医生和研究人员，我不认为素食是人类最健康的饮食——事实上，我相信它有一定的害处，尤其是在操作不当的情况下。此外，我相信，多年的素食经历，可能触发或至少加速了我的多发性硬化症。但我也明白，有些人因强烈的宗教、道德或伦理理由而不能吃肉。我不会试图说服你那些信仰是错误的。

然而，我的研究不断地提醒自己，什么才是真正的健康饮食。现在的我已经完全转变，不再坚持素食主义了。华尔斯－古老饮食法结合了素食主义（每天 9 杯果蔬）和古老饮食（天然动物蛋白）最健康的方面，我认为这是最适合人类的饮食方法。

很多素食主义者虽然不吃肉，却仍在吃大量高度加工的食物、少量蔬菜，而且没有充分的蛋白质来源，导致必需脂肪酸、蛋白质、维生素、矿物质和抗氧化剂都严重不足。这种饮食使他们面临严重的健康风险。然而，即使对于那些吃了大量蔬菜和蛋白质的素食主义者，我也有其他令人信服的理由证明素食对健康有害。

1. 素食危害之一：破坏脂肪酸比例

你知道应该保持 ω-6 脂肪酸和 ω-3 脂肪酸的平衡，但你可能不知道，只吃素食并不利于解决这个问题。许多植物性食品被宣传为富含 ω-3 脂肪酸，如亚麻籽、核桃和大麻籽。这些食物营养丰富，我也经常吃。然而，它们也含有大量 ω-6 脂肪酸（通常不会宣传），却不含我们身体所需的几种 ω-3 脂肪酸，如二十二碳六烯酸（DHA）和二十碳五烯酸（EPA）。相反，它们含有 α- 亚麻酸（ALA），人体需要将其转化后才能派上用场。ALA 的分子链较短，人体细胞需要通过几个步骤将其延长，才能转化成最需要的 ω-3 脂肪酸：EPA 和 DHA。转化过程的效率非常低下，你吃到的 ALA 中只有 5%（孕妇是 7%~10%）能转化为 DHA。也就是说，你需要吃 10~20 倍的 ALA，才能满足大脑所需的 DHA。

在较高剂量的橄榄油、亚麻籽油和鱼油对注意缺陷多动障碍患者疗效的研究中，只有吃鱼油的患者才能改变红细胞膜中 ω-6 与 ω-3 的比例。[8] 在改善 ω-6 脂肪酸与 ω-3 脂肪酸比例方面，证明鱼油比植物油更有益的研究有很多项，这只是其中之一。鱼油中的 ω-3 脂肪酸比植物中的 ω-3 脂肪酸对人体的益处更大，这是毫无疑问的。

2. 素食危害之二：植物油

除了 ω-6 脂肪酸与 ω-3 脂肪酸的比例之外，从玉米、葵花籽或油菜籽等种子中提取油，通常会使用己烷等有毒溶剂。我在上一章已经写过，建议只食用几种植物油，其他大多数种类都不要吃，接下来我会更具体地谈谈原因。

植物油听起来很健康，但它其实是 ω-6 脂肪酸最丰富的来源之一。正如前文所述，ω-6 脂肪酸是人体需要的成分，但它应该与 ω-3 脂肪酸保持平衡，现在大多数人摄入的 ω-6 脂肪酸比 ω-3 脂肪酸多得多，食用植物油会进一步加剧这个问题。

问题还不仅限于此。对于自身免疫病患者而言，ω-6 脂肪酸过多相当危险。玉米油和大豆油是最糟糕的品种，会彻底毁掉 ω-6 脂肪酸和 ω-3 脂肪酸的平衡。因此，我建议我的病人不要吃任何玉米油或大豆油。菜籽油通常被认为富含 ω-3 脂肪酸，它确实比其他植物油的 ω-3 脂肪酸多。然而，当你加热菜籽油时，ω-3 脂肪就被分解了，结果就起不到什么健康作用。此外，菜籽油中含有更多的反式脂肪，加热后还会生成更多。另外，大多数大豆油、玉米油和菜籽油都是由转基因产品制成的，不建议自身免疫病患者食用。我建议你避免以上所有油脂。

你可能认为橄榄油是个不错的选择，是的，它确实很好，但有一个条件：不能加热！橄榄油中的双键更容易被热量破坏（氧化），加热之后优点也就烟消云散了。另外，橄榄油含有 20 多种促进健康的多酚（抗氧化剂），也会因为加热而破坏。[9] 建议你把它加入沙拉酱里凉拌食用，这样可以保护有益健康的抗氧化剂。别用橄榄油炒菜！最适合炒菜的油是动物油，如猪油、牛油或鸡油。如果一定要用植物油，请用椰子油，它在高温下不会变性。

关于植物油的坏消息还有：我敢打赌，你以为反式脂肪只存在于加工食品里，但哪怕你自己做菜，如果加热了多不饱和油脂，就会不知不觉地吃到反式脂肪。当你用植物油来油炸食物，高温会氧化（破坏）一些键，增加形成反式脂肪的风险。油温越高，产生的反式脂肪越多，油（和油炸食品）中丢失的维生素和抗氧化剂越多！油反复加热的次数越多，也会产生越多的反式脂肪，这就是不能重复使用煎炸油的原因，也是拒绝快餐店油炸食品的一个好理由。他们当然不会炸一批薯条就换一次油，而且毫无疑问，他们一定会用便宜的植物油，而不是传统的猪油。

反式脂肪的危害

19 世纪 90 年代，科学家开始往脂肪中添加氢化物来制造反式脂肪，使它们在室温下成为固体。但这些新型的脂肪直到第二次世界大战后才真正进入食物供应。这种新脂肪的一个优点是即使在常温条件下也很容易涂抹开来。此外，人们还花了大量的钱来推广新的心脏病胆固醇理论，强调要用多不饱和脂肪（植物油）代替饱和脂肪。植物油工业说服美国公众用人造黄油（由部分氢化脂肪制成，包括反式脂肪）代替黄油，认为部分氢化脂肪比黄油中含有的饱和脂肪更健康。他们简直疯了！

现在我们知道，反式脂肪会加剧疾病发展，很多可靠的研究能证实这一点。反式脂肪分子进入人体细胞膜后会使膜变硬，干扰细胞间的信息传递。反式脂肪也会弄乱我们的细胞生物机制，增加血管和脑中的炎症，扰乱激素信号传导。[10] 结果是动脉粥样硬化（动脉堵塞）发展更快，脑萎缩更严重，脑细胞之间的沟通更难。饮食中的反式脂肪也会增加患肥胖症和糖尿病的可能性。在前文所述鲍曼 [11] 的一项研究中，科学家测量了老年人（平均 87 岁）的思维能力、脑体积及脑中维生素、矿物质、必需脂肪酸和抗氧化剂的水平，以及血液中氢化脂肪或反式脂肪的水平。研究发现，被试体内的反式脂肪越多，思维能力受损越严重，脑体积也越小。[12]

3. 素食危害之三：谷物和豆类

如果你是素食主义者，可能会吃到大量谷物和豆类，因为这是获取蛋白质最简单的方法。哪怕你患有自身免疫病而不能吃麸质，仍然需要吃很多无麸质谷物（包括全谷物）与豆类，才能获得足够数量的必需氨基酸，从而形成完全蛋白。（你可能听说过，没必要在同一顿饭里同时吃谷物和豆类，只要在几天内吃了多种食物就可以。但事实是，在同一顿饭中混合食用谷物和豆类，仍是确保获得所需氨基酸的最简单方法。）但是无麸质谷物和豆类也存在问题，其中含有一些抗营养素，作为一个素食主义者，你摄入的抗营养素分量可能会超过适宜指标。这些抗营养素包括植酸盐、凝集素和胰蛋白酶抑制剂。植酸盐也叫植酸，是肌醇和磷结合的产物，会螯合 [1] 或结合锌、铁、钙和镁等矿物质，将它们从体内带走。换句话说，植酸盐会阻碍人体对镁、钙尤其是锌的吸收，从而导致矿物质缺乏。[13] 凝集素是一种糖蛋白分子，会显著增加自身免疫病患者和基因脆弱个体的炎症。[14] 胰蛋白酶抑制剂主要

[1] 由中心离子和某些合乎一定条件同一多齿配位体的两个或两个以上配位原子，键合而成具有环状结构的配合物的过程称为螯合作用。——译者注

存在于豆类中，会阻止对蛋白质的消化吸收，而蛋白质对于健康至关重要。[15] 如果你想要通过食用豆类来摄取更多的蛋白质，可能会被同时吃下去的胰蛋白酶抑制剂破坏掉！

然而，有一种方法可以避开一部分抑制剂（包括植酸盐和凝集素），那就是让它们发芽。[16] 如果你在食用谷物、豆类、种子和 / 或坚果之前，先将它们浸泡一段时间，植物食品会开始发芽，从而产生植酸酶，有助于降低植酸盐、凝集素和胰蛋白酶抑制剂的活性。因此，我建议素食者在吃谷物和豆类之前浸泡 24 小时，并在烹饪前仔细清洗。这也减少了谷物和豆类的烹饪时间。这看起来好像有些浪费时间，实际上却能大大提高蛋白质和矿物质的吸收率，非常值得一试！

华尔斯勇士说

被诊断出 3 期结肠癌之后，我选择彻底改变生活方式而不是接受化疗，我采用了生食纯素饮食法，只吃水果、蔬菜、种子和坚果，每天喝 8 杯蔬菜汁（通常是胡萝卜、芹菜、根甜菜和姜汁）。我每天都吃抗癌食品，尤其是十字花科和葱科的蔬菜，包括西兰花、花椰菜、卷心菜、甘蓝、洋葱和大蒜。午餐和晚餐都吃大份沙拉，每天喝新鲜的椰子、蓝莓、覆盆子、黑莓、草莓和香蕉榨的果昔。

然而，这样做了之后，我没能保持好健康的体重。90 天后，根据治疗师的建议，我重新开始吃一些好的肉类，包括有机放养的鸡肉和鸡蛋、野生阿拉斯加鲑鱼、草饲的牛羊肉。好的肉类有助于增加和保持健康的体重，纯素食无法达到这一状态。2012 年，我看到了华尔斯医生的 TEDx 演讲，很高兴看到她成功地用营养学治愈了自己，并将方法分享给大家。她的饮食原则与我自己治疗时遵循的原则基本一致。现在我的癌症已经治好了，但仍在遵循华尔斯饮食法。来自大自然的天然食物能让身体保持在最佳状态，帮助我们排毒、修复受损细胞和再生新细胞。它们有助于保持健康体重，提供能量，让你感觉良好！

——克里斯

于美国田纳西州孟菲斯市

4. 素食危害之四：大豆

对于不吃肉的人和素食主义者而言，大豆是最受欢迎的蛋白质形式之一。特别是在美国，人们往往严重依赖大豆产品。如果你是一个素食者，很可能会消耗大量大豆，因为很多容易制作的素食产品（如素汉堡和素热狗）都是用它做的，而且许多流行的素食菜肴都含有大豆制品（如豆腐和豆豉）。还有豆浆、大豆奶酪、大豆冰激凌……大豆是美国农业部认定唯一的完全素食蛋白。一些研究表明，吃大豆制品有不少好处，特别是对于接近绝经期的妇女。但总的来说，过度食用大豆（特别是未发酵的情况下）并不利于健康。

我的第一个担心是，美国 95% 的大豆产品都是转基因作物，甚至根本不需要写在标签上。这些转基因作物的生长过程被施加了大量草甘膦，也就是粮食巨头孟山都公司为控制转基因玉米和大豆田里的杂草而生产的除草剂。研究表明，草甘膦对实验室中生长的人类细胞有毒，会混淆激素信号传导[17]，干扰处理和消除毒素的酶[18]。所有转基因作物（genetically modified organisms，GMOs）都需要加大杀虫剂的剂量，再加上转基因影响的不确定性，足以成为我避免吃它们的理由。在当代社会，你不得不假设所有未标记为“有机”的食物都可能是转基因作物。[19]

另一个问题是，和其他豆类一样，大豆也含有植酸盐、凝集素和胰蛋白酶抑制剂。植酸盐会与矿物质（特别是镁、钙和锌）结合，导致人体细胞无法有效地利用矿物质；凝集素能增加遗传易感个体的炎症[20]；胰蛋白酶抑制剂则会干扰消化过程。大豆中还含有异黄酮、染料木黄酮和大豆甙元等植物雌激素，会与体内的雌激素受体相互作用。在传统饮食文化中，大豆通常会经过发酵再食用，这有助于中和上述问题，但美国食用的大多数大豆都没有发酵，所以抗营养素仍然存在于大豆制品中，包括豆浆和豆腐。像传统亚洲社会那样食用发酵的大豆制品（如豆豉和味噌）对健康的危害要小得多。如果你要吃大量大豆，最好是购买那些标明了非转基因的食品，多吃发酵后的豆制品（如豆豉、味噌或纳豆）。

你爱吃大豆蛋白昔吗

你会用大豆蛋白粉做大豆蛋白昔吗？这是一种新式食用方法，将大豆做成分离蛋白粉的形式加入饮食。这些经过高度加工的产品通常是在使蛋白质变性（改变形状）的温度下生产的，这使得它们难以消化。[21] 因为出现时间太短，我们也无法预测这些代餐产品会产生什么样的长期影响。记住，几十年前的科学家曾经告诉我们，反式脂肪比黄油更健康。人们过了很多年才发现，反式脂肪是有害的。你可以继续喝蔬果昔，但不要使用加工过的大豆蛋白粉，只要用新鲜或冷冻的浆果、大量绿叶蔬菜，加上一些坚果或坚果黄油和椰奶就行了。加不加冰块随意，如果喜欢的话也可以加一点儿肉桂，尽情享受吧！但不要放蛋白粉！

如果这还不足以证明素食主义会导致营养不良，接下来还有其他相关证据：

◇肉食是身体制造维生素 A（视黄醇）和维生素 D（胆钙化醇）的唯一原料。蔬菜中含有 β-胡萝卜素，人体可以将其转化为维生素 A，但转化效率因人而异，并非每个人都能顺利完成。[22] 在饮食中添加预制维生素 A 很有好处，它对视力、骨骼健康、生殖健康和免疫系统都是必需的。维生素 D 的最佳来源是阳光，也可以从鱼和酥油（无水黄油）中获得。维生素 D 对脑、骨骼、免疫系统健康很重要，有助于正确读取你的 DNA。动物肝脏和鱼肝油都是维生素 A 和维生素 D 的上好来源。我们充满智慧的祖母都知道，要每天给孩子们吃鱼肝油。

◇为了吸收维生素 B_{12}（钴胺素），人体会将胃里产生的内因子（intrinsic factor）[1] 与饮食获得的维生素 B_{12} 分子结合。因为内因子只能与动物形态的维生素 B_{12} 结合良好，所以肠道难以吸收细菌和藻类中的维生素 B_{12}。维生素 B_{12} 最丰富的来源是肝脏和其他内脏。营养酵母中添加了可吸收的维生素 B_{12}，所以如果你是素食主义者，请大量食用营养酵母。我还建议补充舌下含服的甲维生素 B_{12}。人脑需要甲维生素 B_{12}，而舌下给药意味着不需要内因子也可以吸收它。

◇如果你多年来一直坚持素食，低胃酸的风险会更大，从而降低你吸收维生素 B_{12}（除了上述内因子问题）和许多矿物质的效率。[23] 这会导致更高的脑、心脏病、骨质疏松症和肠道菌群失调的风险，肠道菌群失调又会反过来导致肠瘘和更大的自身免疫病风险。

[1] 胃腺的壁细胞分泌的一种糖蛋白，可与维生素 B_{12} 结合，保护其不被消化液所破坏。——译者注

最后，我想强调的是，我并不是在试图“抨击”素食主义者。我只是告诉你，什么是我认为最适宜自身免疫病和慢性病患者的饮食方案。你需要利用所有可能的方法来治愈自己，让身体状态变得更健康，其中就包括食用动物蛋白。当然，说了那么多，选择权仍在你自己手里。

华尔斯勇士说

2012 年 8 月，我被诊断出多发性硬化症。症状是突然出现的，我的右臂和左右手刺痛、麻木，膀胱急迫，出现了认知问题和脑雾，下背部疼痛，右足下垂。周六我还在打高尔夫球，第二周周五就只能借助拐杖走路了。我很害怕，不知道发生了什么。我接受了 5 天的静脉注射类固醇治疗，再加上物理治疗、作业疗法[1]，然后还针对找词问题做了语言障碍矫正训练。

极度绝望之下，我在网上四处搜索、阅读关于多发性硬化症的文章。我试着和神经内科医生讨论饮食问题，因为曾在文章中读到，自身免疫病患者可以尝试无麸质饮食。医生建议我坚持均衡饮食，因为无麸质饮食可能只是一种时尚潮流，而且很难坚持。2012 年 10 月，我去看了一位全科医生，他建议我从饮食中排除麸质、乳制品和鸡蛋，然后进行过敏测试。就在这段时间，我发现了华尔斯医生，她的故事给了我希望。我开始每天吃 9 杯蔬果，再加上有机瘦肉、大量的野生鱼、海藻和一些内脏（尽管我真的不爱吃内脏）。然后过敏测试结果出来了，我对麸质、乳制品、鸡蛋、大豆和杏仁高度敏感。这项测试进一步验证了华尔斯医生的说法。

拒绝让我的免疫反应发作的食物，多吃蔬菜、瘦肉和海藻之后，我的身体慢慢走向痊愈。我坚持华尔斯饮食法 4 个月了，维生素 D 水平从 17 提高到 52，服药量减少了，体重还减掉了 14 磅。我现在时常锻炼，每周跑几次步，每次跑 2 英里，每天走 3 英里，骑自行车，游泳，做力量训练，冥想，每天拉伸身体。我每天自己做蔬果昔和正餐。一周三四次外食或点外卖的日子一去不复返了。通过这样的饮食，我的能量水平提高了，脑雾和语言障碍

[1] 一种康复治疗方法，应用有目的的、经过选择的作业活动，对由于身体上、精神上、发育上有功能障碍或残疾，以致不同程度地丧失生活自理和劳动能力的患者，进行评价、治疗和训练的过程。——译者注

消除了，皮肤变好，整个人都精神多了。当然，坚持华尔斯饮食法并不容易，我的家人也不得不随之做出一些调整，但最终我还是选择为了健康克服困难。现在，我与我的身体相处得更和谐了，我能给它提供充足的燃料。

——米歇尔

于美国马里兰州巴尔的摩市

第三步：多吃海藻和内脏

数百万年前，我们的远祖生活在非洲大草原，是非常优秀的食腐动物和猎手。食物十分珍贵，所以一旦逮住了一只动物，除了吃肉之外，原始人类还会把它的肝脏、心脏、肾脏和大脑全都吃掉。我们的祖先也会从更大的食肉动物（如狮子）的捕猎中捡漏。当狮子杀死猎物时，它们会很聪明地先吃内脏。随后，鬣狗和豺狼闻风而至，将剩下的肌肉吃掉。然而，我们的祖先能够利用早期的工具打开剩下的头骨和长骨，吃掉里面的大脑和骨髓，这些都是 DHA 的丰富来源，而 DHA 正是脑发展的关键营养素。

祖先们还会涉水到近海水域吃各种贝类，再次使用早期工具，撬开拾到的蛤蜊和贻贝。当时的人类菜单上还有富含碘和矿物质的海藻和海菜。人们普遍认为，这使我们获得了生存下来的竞争优势，同时也帮助人类进化出了更大、更复杂的脑。[24] 如果我们想保留这么大的脑，就必须让自己和孩子吃更丰富的内脏和海藻，摄入更充足的维生素、矿物质和抗氧化剂。

人类是海洋生物？

30 多亿年前，最初的生命在富含矿物质的海洋中起航。我们血液中的矿物质含量反映了古老的海洋状态——人体内还残留了那么一点海洋的印迹。我相信，这就是人体欢迎海洋植物性食物的原因。海藻含有丰富的矿物质和维生素。如果你喜欢的话，当然也可以整天吃长叶生菜和羽衣甘蓝，但是加入海藻会使营养达到全新的均衡水平。

数千年来，海藻一直被用于医药、水疗和食品中。[25] 古代人为了获得海藻，会跋山涉水、辗转交易。他们可能不知道海藻能提供丰富的矿物质，但却莫名其妙地知道它很重要。尤其是沿海地区，自古以来就很自然地食用各类海藻，历史上日本人和冲绳人的饮食中有 10%~15% 的内容都是海藻。这些地区的心脏病、糖尿病和自身免疫病的发生率很低，尽管日本人和冲绳人的吸烟率和盐消耗量比很多地区都高。然而，随着年轻人放弃传统饮食，转而选择西化饮食（也就是单糖和精制碳水化合物），这些地区的慢性病发病率正在稳步上升。

海藻含有其他食物中没有的营养成分，特别是丰富的碘，而碘在人体内具有许多重要的功能。[26] 甲状腺负责管理人体新陈代谢和能量水平，对碘的依赖程度很高。此外，白细胞也需要碘作为武器库的一部分，攻击和杀死入侵的病毒、细菌和癌细胞。碘也有助于身体正确处理和消除重金属，如铅和汞。如果你的饮食中矿物质、维生素和抗氧化剂含量很低，本人或家族有脑病史或心脏病史，那你的脂肪中储存毒素（如铅和汞）的可能性就会更高，包括脑中的脂肪。当碘含量过低时，更容易出现甲状腺肿大、甲状腺功能低下（甲状腺功能减退）等问题，也更可能出现莱姆病等问题。

在过去的半个世纪里，碘和微量矿物质的摄入量在美国稳步下降，部分原因是医生一直在告诉病人少吃盐，而碘盐是大多数美国人碘的主要来源。更糟的是，通过向供水系统中添加氟化物和氯，以及向食物中添加溴，我们一直在不断地向饮食中添加卤化物，这些卤素化合物在化学形态上与碘相似，会干扰细胞中的碘受体。（有些食物，包括大豆、亚麻和卷心菜科蔬菜，如果生吃也会稍微干扰碘的摄入，但只要不过度食用，这些食物仍然利大于弊。）

由于摄入率的降低，我们必须增加碘的每日摄入量。的确，医生建议我们不用摄入过多盐分，但通常而言，人们容易吃过量的是加工食品中的盐，这些盐一般都没有加碘。美国人在家做饭比较少，所以使用的碘盐较少。正是由于碘摄入水平不断下降，甲状腺功能减退的发病率正在稳步上升。据估计，10%~25% 的美国妇女患有甲状腺功能减退，主要原因就是缺碘。[27] 幸运的是，你不需要在饮食中添加更多的盐来获得更多的碘。海藻是一种丰富的天然碘源。

海藻还含有许多有价值的矿物质，包括钙、铜、铬、铁、碘、锂、锰、镁、钾、硒、硅、硫、钒和锌。你还可以从中获得维生素 B 族（B_1、B_2、B_3、B_5、B_6、B_9）和维生素 A、C、E 和 K。其他有用的化合物包括海藻酸盐，有助于清除人体内的溶剂、塑料、重金属甚至放射性元素 [28]。还有 U- 岩藻多糖，可以提高白细胞对抗慢性病毒感染的功效。29

警示

2011 年，日本地震、海啸之后的辐射释放，以及随后的核反应堆部分熔毁，让许多人对产自日本的海藻的安全性表示怀疑。近期，我通常从加拿大和缅因州购买海藻。为了方便起见，我会买来自干净水域的海带粉和海苔片，它们可持续生长，并且被标记为有机产品，已经通过了放射性、重金属和农药含量的测试，能保障额外的安全性。你也可以从本书的附录 C 列出的公司购买干制海藻。

全世界有数千种不同的海藻，可以分为绿色、褐色和红色。不同颜色的海藻中存在不同类型的叶绿素。绿色的海藻，如海莴苣，必须生长在靠近海岸的浅水中；褐色的海藻可以生长在水面以下百尺的深处；红色的海藻则可以生长在水面以下 400 英尺[1]的深处。理想情况下，我们应该食用所有颜色的海藻，才能获得最佳效果。

这其实没有看起来那么难。你可能没有注意到，附近超市里可能会卖一些海藻，而天然食品店几乎肯定至少有几个包装好的品种可供选择。海藻有多种形式，包括新鲜的、晒干泡发的、片状的和粉状的。如果你去亚洲的食品市场，会发现大袋大袋装着的各种海藻。

如果你正在服用甲状腺药物，请先阅读

如果你正在接受甲亢或甲减的治疗，在饮食中添加海藻可能会影响你所需要的甲状腺药物量，记得问你的医生。慢慢地在饮食中加入海藻，从每周一次开始，然后逐渐增加服用海藻的频率和数量，并与你的医生联系，保持监测甲状腺激素水平。你可能会发现自己需要减药（很少有加药的情况）。一定要慢慢调整，多与医生联系。

如果你没有接受甲状腺药物治疗，我建议你坚持一个月，每隔一天吃一点海藻。尽量混合食用不同种类的海藻，最简单的方法是交替使用海带粉和海苔片。第一个

[1] 一英尺 =0.304 8 米。——译者注

月，每隔一天吃 1/4 茶匙。如果进展顺利的话，就可以改为每天吃 1/4 茶匙。最好是在烹饪和吃的食物中加入海藻。这样一来，你的口味就能帮助指导摄入的分量。或者，如果你能找到新鲜的海藻或者干海藻，也可以把它们加到饭菜里。重点是慢慢增加海藻的分量，并且多吃一些不同品种。

下面是我建议每天食用海藻的分量。每天选择以下选项之一：

◇新鲜（或脱水又泡发）的海藻 2.5 盎司。1 盎司的干海藻泡发后可以变成大约 1 杯新鲜海藻。

◇干燥的海苔片：1 茶匙

◇粉末：1/4 茶匙

华尔斯勇士说

就在 2011 年圣诞节前，我终于告诉了几个亲爱的朋友，自己被诊断出复发缓解型多发性硬化症。第二天，我收到一位朋友发来的电子邮件，里面是华尔斯医生的 TEDx 演讲，她的话引起了我的共鸣。我一遍又一遍地观看演讲，高兴地知道我每个月都需要吃肝脏和洋葱，这正是我需要的！和祖母一起啃骨头、吃沙丁鱼的回忆浮现在心头，让我忍不住微笑起来，华尔斯医生给了我希望，对我意义重大。那天开始，我根据她的方案调整饮食习惯，不到一个星期，我注意到我的头部压力、视力，以及我所谓“直接思考”的能力都发生了显著的变化。我已经反复感谢我的朋友很多次了。

——德布拉

于美国纽约

自我管理

我的病人对吃内脏的抵触感，比我吃海藻时的抵触感还要强烈。我不知道为什么，因为就在几代人以前，内脏是西方饮食中很常见的一部分。我曾祖母的食谱《烹饪概论和知识手册》出版于 1890 年，我祖母的《范妮的农夫食谱》出版于 1939 年，这两本食谱都包含了许多内脏的做法。我曾祖母写过如何在火上或木柴炉上烹饪牛头、胰脏或胸腺、脑、舌头、牛肚、心脏和肝脏。从前，我妈妈每周至少做一次肝和洋葱，我们都很爱吃。然而，也不知道怎么回事，现在的美国人对这种健康的习惯变得神经过敏起来。

韦斯顿・A. 普莱斯（Weston A. Price）通过对全球传统社会饮食的研究，分析了内脏，发现它们富含所谓“强力活化剂”（当时“维生素”一词尚未被采用）。[30] 动物蛋白（特别是内脏）集中了各种脂溶性和水溶性维生素。肝脏是维生素 B 族的最丰富来源，也是维生素 B_{12} 的最佳来源。内脏（尤其是肝脏）是维生素 A（视黄醇）的丰富来源，维生素 A 对人体细胞的许多功能至关重要。肝脏还含有维生素 D_3（胆钙化醇）。内脏富含锌、镁、磷和其他矿物质，而且非常容易吸收。

肝脏、心脏、肾脏和其他内脏是脂溶性维生素 D、A、E 和 K 的有效来源，也是 B 族维生素的有效来源。有机草饲动物的内脏也是身体必需脂肪酸的良好来源，包括最重要的 ω-3 脂肪酸。内脏还富含肌酸、肉碱、α-脂肪酸和泛醌（辅酶 Q），它们都是线粒体发挥最佳功能时必需的东西。年轻人可以自己生产辅酶 Q，但到 50 岁以后，我们生产辅酶 Q 的能力会缓慢下降（某些药物，尤其是用于治疗胆固醇升高的他汀类药物，会让下降速度加快）。

内脏比肉的味道重，所以吃起来需要适应，但有很多好的办法来处理。以下是一些要点：

◇每周吃几次内脏，共计 12 盎司。在你能接受的前提下，尽可能不要煮得太熟。熟透的内脏口感柴而硬，不太好吃。熟度刚好的内脏会更多汁，味道更好，也能保留更多的维生素。

◇从心脏开始。心脏可能是最容易适应的内脏，口感和优质牛排差不多。注意，心脏是辅酶 Q 的最佳来源。

◇将肝脏切碎，加水搅拌制成肝浆。然后加进汤里，或是加辣椒，能够“掩盖”内脏的样子和味道。或者试着做成肝酱。

◇在内脏食谱中添加海带或海苔，用来丰富食谱中的微量矿物质。在炒肝脏时加入海藻，就可以在一道菜里同时吃到海藻和内脏了！

具体做法参见本书后面的食谱部分。

华尔斯勇士说

2012 年 7 月，我被诊断出患有多发性硬化症，老实说，我不知道这意味着什么。确诊后，多亏了我妹妹，我很快就开始尝试治疗，并立即开始对华尔斯饮食进行广泛的研究。我一直很活跃，很健康，自认为饮食结构很好，现在才知道自己吃了很多激素和化学物质。现在的我只吃有机、不含激素的食物。我每天早上做一个蔬果昔，包括大约3杯甘蓝、欧芹、发芽芝麻、葵花籽、南瓜子、发芽核桃、生姜、海盐、螺旋藻粉、开菲尔发酵饮料和一小部分水果。这些蔬果昔约为64盎司，构成了我的早餐和午餐。我试着每周吃一次内脏，几次野生捕获的鱼、加利福尼亚州寿司卷和海带沙拉。我远离那些测试出来过敏的食物，包括乳制品。我正在努力完全按照华尔斯医生的建议行事，对自己的健康状态感到满意。

——德莱亚

于美国印第安纳州印第安纳波利斯市

第四步：添加更多生的、浸泡和发酵的食物

酶是催化剂，能让你的身体运作更顺畅。它们能促进化学反应，包括消化和吸收营养所必需的部分。随着年龄的增长，我们制造酶的效率会下降。如果饮食营养不足，情况就会变得更糟。值得注意的是，假如食物能提供一部分消化酶，就可以让我们更有效地消化和吸收营养。[31] 有三种好方法可以做到这一点：

◇多吃生食。

◇多吃浸泡过的食物。

◇多吃发酵食品。

最好是同时做到这三点。

生食

最开始的时候，我们的祖先生吃一切。即使在50万年前，人类开始烹饪食物，仍会大量食用生食，包括肉类。烹饪食物会破坏细胞壁，使一些消化过程更容易，吸收更多的矿物质和维生素，但所有生的植物和动物产品都含有酶，这些酶能触发食物的消化过程。然而，一旦食物被加热到117 ℉（约47 ℃）以上，所有有用的消化酶都会变性（即性状改变），这意味着它们不再具有生物活性，而且在本质上已经被破坏了。考虑到动物蛋白的丰富营养，不能完全吸收是一大遗憾，然而，这正是许多人

在烹饪时做的事情，尤其是过度烹调的时候。

举个有趣的例子：第一批在北极地区的探险家都死了，他们一直坚持食用西方化的食物。随后前往北极的探险家学着因纽特人的传统方式进食（也就是吃生肉），不但活了下来，还增加了体重，即使他们不是当地人，也不适应极端气候。许多狩猎－采集者的饮食和传统饮食不仅包括生的蔬果、坚果和种子，还包括生肉和生鱼，以及仅通过发酵或腌制加工、低温烹饪的肉。[32]

警示

如果你选择吃生肉，食用前一定要将肉深冻至少两周，然后将肉浸泡在醋和盐中腌制 24 小时，这能降低细菌和寄生虫污染的可能性，但不会降低到零。因此如果你想吃生肉，请务必注意感染风险。如果你购买的是工业养殖、饲料喂养的肉类，这种风险会非常高。

华尔斯勇士说

自从改变了饮食习惯，我已经有四个多星期没有出现多发性硬化症症状了。我的皮肤干净清爽，睡眠质量好转，不再需要服用反酸药，头晕和平衡问题也大大减少了。我在实践华尔斯－古老饮食法，除了草饲肉类之外，任何预先包装好的东西都不吃。我不吃谷物，不吃糖，不吃大豆，不吃化学物质；尽可能多吃有机食物和多种色彩丰富的蔬菜。我喜欢这个状态，正在不断发现丰富多彩的新美食！现在一切都充满新鲜感，我也完全享受现在的状态：我的胸部不再每天出现心脏病发作一样的肌肉痉挛！我每周锻炼三四次，包括骑自行车、游泳、跑步、健美操和练瑜伽。华尔斯医生是激励我不断向前的动力之源，如果没有看到她的演讲视频，我可能不会想到，仅凭食物就能让我免于痛苦。

——乔迪

于美国科罗拉多州丹佛市桑顿

如今，不幸的是，吃生肉存在极高的风险，这是因为大量加工食品都是在大型肉类加工厂生产的，成百上千个动物的肉混合在一起，不健康动物的肉相互污染的可能性更大。由于受污染肉类的健康风险很大，特别是大型工厂饲养的动物，我一般不推荐吃生肉。个别情况下或许可以尝试，例如，来源可靠的鞑靼牛肉或可信赖餐馆里的寿司。无论如何，如果你选择吃生肉的话，一定要非常谨慎地选择肉的来源。

更安全的方法是在饮食中加入大量的生水果和蔬菜，并且采用低温烹煮法，尽可能缩短烹饪时间。找到值得信任的农民，从农场直接买干净的肉，最好是内脏。肉尽量不要做得太熟，至少在你能接受的范围内。多吃腌渍好的肉和鱼类。

当然，吃生的果蔬很容易做到。我喜欢在每顿饭中加上生的植物，无论是一大盘沙拉还是作为甜点的水果，或是蔬果昔。如果生食让你的胃不舒服，不要太急于求成，根据自己的情况控制分量，逐渐增加。哪怕只吃了一点生食，也比完全没有好。

浸泡和发芽

另一个让食物产生更多酶的好方法是将其浸泡、发芽。将种子浸泡在水中会促进发芽过程，有助于中和谷物和豆类中的一些抗营养素。你可以通过浸泡食物 12~24 个小时来达到这个目的。当谷物和豆类开始发芽时，产生的酶有助于消化和吸收营养，从这些食物中获得营养有很多益处，且不会造成潜在的危害。

哪怕你一周只吃两次无麸质谷物、豆类和含淀粉蔬菜，也可以先行浸泡，这样会带来最大的好处。同样，吃坚果和种子之前，尽量先浸泡一段时间。坚果和种子含有抗营养素，尽管含量低于谷物和豆类。总之，浸泡它们有助于产生更健康的活性酶。

具体怎么做呢？第一步是浸泡。[33] 把谷物、豆类、坚果或种子放在玻璃罐或碗里，加水完全覆盖，浸泡 6~24 个小时，发芽过程就开始了。这能增加植酸酶，消除那些讨厌的植酸、胰蛋白酶抑制剂和有毒的凝集素。坚果也会开始制造其他酶（包括胰蛋白酶），这将有助于消化。如果食品经过辐照，它们就不会发芽，但浸泡仍然能够降低抗营养素的含量。

在最初的浸泡期之后，你可以继续促进发芽过程，每天冲洗三次坚果、种子、谷物或豆类，然后把它们倒在一个罐子里，直到发芽（尽管你可能看不到任何明显的变化）。酶的含量会在前三天迅速上升。因为酶就是我最想要获得的产品，所以我通常会在第三天将其烹饪或直接生吃掉。[34] 你也可以选择在 117 ℉（约 47 ℃）以下将其脱水，留着将来再吃。（浸泡过的坚果和种子有点难嚼，但脱水后会恢复脆脆的质地。）

谷物、豆类、坚果和种子浸泡至少需要24个小时，也可以继续到发芽阶段，甚至超过3天，直到能肉眼可见发芽，甚至长出嫩叶。如果你看到芽了，请立即将其吃掉，因为嫩芽很脆弱，容易被细菌污染，导致腹泻。（这也是我一般不会超过3天的另一个原因，为了最大限度地减少细菌污染的机会。）浸泡结束后，进行最后一次冲洗。然后可以把浸透的坚果放在大功率的搅拌器里，加上水或冰块，制成坚果乳饮品。还可以再往里面加牛油果，做成布丁。或者你可以把浸泡过的坚果或种子放进脱水器里，在最低温下放置一夜，第二天就可以享受美味的松脆口感了，里面还富含矿物质、酶和脂肪酸。

关于坚果

忘了烘烤坚果吧。应该吃的是生坚果，因为它们能提供一些关键营养素。我提倡生吃浸透或发芽的坚果，尤其是杏仁、核桃、向日葵籽和榛子。核桃是ω-3脂肪酸的良好来源，杏仁和向日葵籽是维生素E的极好来源。维生素E由8种脂溶性化合物（生育酚和生育三烯酚类）组成，它们是有效的抗氧化剂，对大脑中的髓鞘起到重要的保护作用，还能保护细胞膜免受自由基损伤。我建议每天最多吃4盎司浸泡后的坚果。冷榨的坚果油（如核桃油和杏仁油）也很适合添加到沙拉酱和蔬果昔中。（切勿将坚果油加热到117 ℉以上，否则会破坏相关的抗氧化剂。）

有些人可能会对树生坚果过敏或敏感。如果你出现了头疼、疲劳或任何更糟糕的不适症状，那么请远离树生坚果。尝试一下浸泡或发芽的向日葵籽或南瓜子。如果还是不行，就需要寻找其他获取维生素E的渠道，如牛油果或橄榄油。如果你有严重的食物过敏，一定要向医生寻求指导。

发酵食品

我们每个人都是一个生态系统。人体细胞超过1万亿个，酵母菌、细菌超过100万亿个，甚至在某些情况下，还有不少寄生虫在我们身上和体内生存。每时每刻，数万亿的化学反应都由它们驱动，其中许多副产品最终会进入血液，要么促进健康，要么带来疾病。[35]自古以来，人类都与百万亿计的微生物共同生活，随着时间的推移，从中选出了最有益健康的微生物。我把这种由细菌、酵母菌和寄生虫组成的健康混合物称为“老朋友”，它们能帮助消化食物和副产品，使我们既可以有效地利用它们，也可以安全地排泄它们。

科学家一直在研究细菌和酵母菌对健康的影响，而我们也深知：我们吃下的东西与肠道菌群的构成有着千丝万缕的联系。你的肠道制造出来的是不守规矩的暴徒，还是品行良好、促进健康的善良公民?

数千年前，我们的祖先学会了利用乳酸发酵来储存收获的丰富食物。将新鲜食物加盐，再密封起来与氧气隔绝，就开始发酵了。人类最初的发酵可能是发酵蜂蜜来制作蜂蜜酒，然后是啤酒和葡萄酒。接下来，人们开始发酵根茎和绿叶蔬菜。发酵不仅能为这些食物添加更多的维生素和抗氧化剂，而且可以为缺乏新鲜蔬菜和水果的冬天储存食物。

但是现代人的饮食方式已经有所改变，这种变化也影响了我们肠道中的菌群。在过去的一百年里，我们的饮食中增加了大量高碳水化合物（如糖、白面粉和白土豆），陌生的菌种在肠道内繁衍生息，可靠的“老朋友”逐渐死去。抗生素则杀死了更多有益的细菌和酵母菌，给坏菌创造了更大的优质生存空间。

应该吃益生菌补充剂吗

如果你不改变饮食习惯，服用益生菌就没什么用。益生菌补充剂可以为肠道增加50亿~150亿个活菌，虽然数字看起来很多，其实却不会对人体内上百万亿细菌和酵母菌产生太大的影响。吃发酵食品，尤其是自己制作的发酵食品，是一种更有效的方法，可以将有益的细菌重新添加到你的生态系统中，同时用可溶性纤维（可以从蔬菜、种子和水果中获得，尤其是欧车前子、亚麻籽或奇亚籽、西梅、浆果、杏仁、豆类、卷心菜、洋葱、蘑菇）喂养有益的细菌。狩猎－采集者通常每天能获得80克的膳食纤维，主要来自非淀粉的绿叶蔬菜和根茎。[36] 如果你不断地用太多的糖和淀粉喂“坏菌”，有益的细菌就无法立足。然而，一旦你的肠道状况良好，服用益生菌补充剂能让这些有益的细菌在友好的环境中存活。如果你还是想吃补充剂，记得要轮换不同的种类。

用9杯蔬果代替加工食物之后，你可以为肠道中的有益菌提供生长所需的纤维，不过，发酵食物会给肠道带来更多有益健康的乳酸菌，促使肠道变得更健康。这就是为什么发酵食品通常也被称为乳酸发酵食品。过去的人们每顿饭都会吃活菌发酵的食物，我相信你也可以做到。

1. 发酵食品的选择

不知道该吃什么发酵食品？以下是我的推荐：

◇**酸奶**。这可能是美国饮食中最常见的发酵食品。但我建议你远离乳制品，所以请尽量避免含乳制品的酸奶和开菲尔发酵饮料。替代品可以是乳酸发酵的杏仁乳和椰奶酸奶，它们与新鲜浆果搭配起来非常美味。请记得选择不加糖的品种。

◇**康普茶**。这是酵母和细菌的美味结合。康普茶是在绿茶或红茶中加入红茶菌母（一种由细菌和酵母组成的煎饼状共生菌落）和一些糖而制成，其中的糖会被细菌消化掉。你可以在健康食品商店或者普通超市买到它，也可以自己在家里做。（见本书后面的食谱。）

◇**乳酸发酵卷心菜、德国泡菜、韩国泡菜及其他各种泡菜**。请参阅本书后面的华尔斯食谱和附录 C 资源部分。

◇**营养酵母（酿酒酵母）**。这种酵母在甘蔗或甜菜糖蜜上生长数天，然后被加热杀死并干燥，通常会做成淡黄色的薄片。它富含维生素 B、RNA（核糖核酸）、矿物质和蛋白质。其他维生素 B 族（包括维生素 B_{12}）也常常会被添入其中，使其成为素食者非常重要的食物。然而，营养酵母中天然存在游离谷氨酸盐，可能对某些人起到兴奋性毒素的作用，导致头痛和易怒。

营养酵母不会促进白色念珠菌（一种有害的、制造麻烦的酵母）的生长，它口感很不错，像奶酪一样，能帮助你度过不能吃乳制品的过渡期。所以如果你吃起来没有什么异样的感觉，就请尽情享受吧；然而，如果你吃完后出现任何头疼或其他不适感，就不要再吃了。啤酒酵母也是由酿酒酵母制成的，但它没有添加维生素 B_{12}，所以我更建议吃营养酵母。

◇**非谷物酒精**。因为啤酒和许多蒸馏酒都是由谷物制成的，所以我建议尽量不要喝，除非它们被特别标记为无麸质。但是，不含谷物的酒（如朗姆酒、葡萄酒和无麸质啤酒）是可以喝的，它们也属于发酵食品。（女性每天不要超过一小杯葡萄酒、啤酒或烈酒，男性每天不要超过两小杯。）

为什么有些发酵食品会给人带来麻烦（以及该怎么做？）

有证据表明，有些多发性硬化症患者肠道中的白念珠菌（一种有害的酵母）会过度生长。[37] 白念珠菌释放的副产品扩散到血液中，对脑细胞和线粒体存在毒性，导致严重疲劳和脑雾。[38] 这可能是由于使用抗生素和/或高糖/高碳水化合物饮食，也可能是因为服用了降酸药物。[39]

一些有白念珠菌问题的人可能无法食用营养酵母，也不能吃任何蘑菇。一些多发性硬化症和自身免疫病患者也不能忍受酵母发酵食品，包括康普茶、醋和葡萄酒。我没有从饮食法中删掉这些食物，因为大多数门诊病人和研究被试对营养酵母适应得都很不错，但确实有少数人不能食用任何酵母产品和蘑菇。一些多发性硬化症患者如果能避免所有酵母发酵产品（包括葡萄酒和醋），状态可能会更好。这个问题存在个体差异，所以在吃这些食物的时候，请自行留意自己的敏感程度。

这就是华尔斯－古老饮食法的核心：少吃碳水化合物，多吃肉，随着味蕾的调整逐渐加入海藻和内脏，多吃生的、浸泡的和发酵的食物。很快你就会发现健康状态出现了显著而奇妙的变化。你的饮食越来越像自己的祖先了，于是古老、自然、健康的光芒又悄悄地回来了。继续前进，保持坚强，如果你犯了错，或是吃了不该吃的东西，原谅自己，然后回到正轨。华尔斯－古老饮食法是一条疗愈之路，治疗已经开始。

接下来我将为大家介绍华尔斯－古老饮食法的基本规则，以及一周食谱。

第二级：华尔斯－古老饮食法

在这一等级，你需要遵守华尔斯饮食法的所有规则（9 杯蔬果、无麸质、无乳制品以及所有其他禁止或限制的食品和工艺，包括鸡蛋、非有机大豆、精制甜味剂和微波加工食品）。此外，你还需要遵守以下附加规则。你可以继续吃到饱，也可以根据自己的体型增加或减少蔬菜、水果和肉类的数量，但请确保按比例进行：

◇根据你的体型和性别，将草食、野捕的肉类和鱼类的摄入量增加到每天 9~21 盎司。每周 16 盎司的野捕冷水鱼（鲱鱼、沙丁鱼、三文鱼）也属于动物蛋白总摄入量的一部分。

◇从每天吃 1 茶匙海苔片或 1/4 茶匙海藻粉，逐渐增加到每天 2.5 盎司的新鲜或泡发海藻。

◇每周吃 12 盎司的内脏，作为动物蛋白总摄入量的一部分。

◇每天吃乳酸发酵食品。

◇每天吃 4 盎司以内的坚果和种子，生吃或浸泡 6~24 个小时。

◇限制无麸质谷物和豆类，每周不超过两份（最好完全不吃）。

◇可以加热的油脂包括酥油、椰子油、猪油和鸭油、鸡油等动物类油脂。不要用椰子油以外的任何植物油烹饪。

◇拒绝所有未发酵的大豆制品。（豆豉和味噌仍然可以吃，但是豆豉通常是用谷物制成的，所以一定要保证它不含麸质——豆豉属于一周两份的谷物食品之一。）

表 6.3　华尔斯 - 古老饮食法周计划

	早餐	中餐	晚餐
第 1 天	**蔬果昔：** · 1 杯白菜 · 1 杯橙子（2 个小号） · 1 杯菠萝 · 1 汤匙营养酵母 · 水 / 冰块	**沙拉：** · 3 杯白菜 · 1 个小番茄（半杯） · 半杯甜红椒 · 半杯白萝卜 · 1 汤匙杏仁片 · 1 汤匙特级初榨橄榄油 · 香醋调味	**沙拉：** · 2 杯白菜 · 1 汤匙葵花籽 · 半杯印度南瓜 · 半杯生芹菜 · 干罗勒调味 · 1 汤匙特级初榨橄榄油 · 香醋调味
	2 块中号去皮鸡大胸（6 盎司）	1 份基本煎锅食谱 *（猪排配红色卷心菜）	1/4 杯发酵根甜菜
		水果拼盘： · 1.5 杯草莓 · 1 个猕猴桃	1.5 杯新鲜菠萝
		半杯康普茶 *	（Throat Coat ™）花草茶
第 2 天	**蔬果昔：** · 1 杯西芹 · 2 杯绿色葡萄 · 1 汤匙营养酵母 · 水 / 冰块	1.5 份三文鱼沙拉 *	**沙拉：** · 3 杯菠菜 · 1/4 杯洋葱片 · 1 瓣大蒜 · 1 汤匙葵花籽油 · 1 根中号芹菜茎 · 2 茶匙特级初榨橄榄油 · 酸橙汁调味

续表

	早餐	中餐	晚餐
第 2 天	1 份肝酱 *	2 杯生羽衣甘蓝（捏紧再算体积）	2 块中号去皮鸡大胸（6 盎司）
	2 盎司生萝卜片（约半杯）	4 根大葱或小洋葱	1 杯红薯碎
	1 根中号芹菜茎	4 个中号萝卜	2 茶匙特级初榨橄榄油
		半杯小香瓜	1/8 肉桂粉
		半杯甜菜格瓦斯（Beet Kvass）* 加半杯水	1/4 红色卷心菜泡菜
			3/4 新鲜蓝莓
			Tension Tamer® 花草茶
第 3 天	**蔬果昔：** · 1 杯白菜 · 1 杯猕猴桃 · 1 杯草莓 · 1 汤匙营养酵母 · 水 / 冰块	**沙拉：** · 3 杯长叶生菜 · 2 杯菠菜 · 半杯红辣椒 · 2 茶匙亚麻油 · 香醋调味	6 盎司烤牛臀肉
	3~4 盎司番茄沙丁鱼罐头	1 份基本煎锅食谱 *（猪排配红色卷心菜）	1 个中号带皮土豆
	1 根中号芹菜茎	1 杯猕猴桃	1 茶匙特级初榨橄榄油
	半杯生萝卜片	半杯康普茶	1 根熟的中号胡萝卜
			半杯乳酸发酵秋葵
			1 杯草莓
			洋甘菊花草茶
第 4 天	**蔬果昔：** · 1 杯香菜 · 1 个小橘子（约半杯） · 1 杯菠萝 · 1 汤匙营养酵母 · 水 / 冰块	**水果盘：** · 1 杯菠萝 · 1 杯覆盆子 · 2 汤匙生杏仁	**沙拉：** · 2 杯白菜 · 2 杯菠菜 · 酸橙汁调味 · 1 汤匙亚麻油 · 半杯番茄 · 2 汤匙浸过的葵花籽
	7 盎司去皮火鸡鸡胸肉	1 份基本煎锅食谱 *（火腿配羽衣甘蓝）	2 份鸡肉沙拉 *

续表

	早餐	中餐	晚餐
第4天	6根中号芦笋	·1杯切碎的烤红薯 ·2茶匙特级初榨橄榄油	1/4杯乳酸发酵胡萝卜
	1茶匙特级初榨橄榄油	半杯甜菜格瓦斯（Beet Kvass）*加半杯水	1杯葡萄
			薄荷茶
第5天	蔬果昔： ·1杯菠菜 ·1杯草莓 ·1杯桃子（约1个中号） ·1汤匙营养酵母 ·水/冰块	**沙拉：** ·3杯白菜 ·2瓣大蒜 ·半杯香菜 ·半杯青椒 ·半杯新鲜葡萄 ·1汤匙葵花籽油 ·酸橙汁调味	2份阿尔及利亚鸡配芦笋*
	1份基本煎锅食谱*（三文鱼配甘蓝）	1份基本煎锅食谱*（小羊排配西兰花）	1/4杯韩国泡菜
		半杯康普茶	1个中号桃子
			花草茶
第6天	**蔬果昔：** ·半杯生的根甜菜 ·1个小橘子（约半杯） ·1杯樱桃 ·1/4英寸[①]的新鲜姜丝磨碎 ·1汤匙营养酵母 ·水/冰块	**沙拉：** ·2杯菠菜 ·2杯甘蓝 ·半杯草莓 ·4个中号芦笋 ·2茶匙特级初榨橄榄油 ·酸橙汁调味	1个中号去皮火鸡腿（约6.6盎司）
	1份基本煎锅食谱*（心脏配芥菜叶）	4盎司番茄沙丁鱼	1份萝卜泥*
	1杯哈密瓜	半杯日本萝卜	2茶匙特级初榨橄榄油
		1根中号芹菜茎	半杯西芹
		半杯西葫芦	1杯水煮胡萝卜

① 1英寸 = 2.54厘米。

续表

	早餐	中餐	晚餐
第 6 天		1 杯切碎的烤红薯	1/4 杯乳酸发酵泡菜
		1 个中号橙子	1.5 杯樱桃
		半杯甜菜格瓦斯 * 加半杯水	洋甘菊花草茶
第 7 天	**蔬果昔：** · 1 杯绿色葡萄 · 1 个猕猴桃（约 1/3 杯） · 1 汤匙营养酵母	2 份迷迭香鸡 *	**沙拉：** · 3 杯白菜 · 2 杯菠菜 · 半杯香菜 · 半杯番茄 · 1 汤匙特级初榨橄榄油 · 酸橙汁调味
	6 盎司牛排，配以下配料（一起烹制）： · 1/4 杯洋葱 · 1/4 杯蘑菇 · 1/4 杯青椒 · 2 茶匙酥油	1 杯橡子南瓜	1 份海鲜炖菜（古老饮食版）*
		2 茶匙特级初榨橄榄油	半杯有机生胡萝卜
		6 根中号芦笋加 1 茶匙特级初榨橄榄油	水果盘： · 半杯甜瓜 · 半杯西瓜 · 半杯蓝莓
		半杯甜菜格瓦斯 * 加半杯水	花草茶

第七章
华尔斯－古老饮食法加强版

你可能永远不需要进入这个阶段，但我希望你一定要读这一章。这是我自己正在实践的饮食方案。在完成了华尔斯方案的全部阶段，并尝试了营养计划的每一个方面之后，我最终选择了这种方案，因为它非常适合我的心理和生理状态。有些人在第二级就能够得到足够的改善，所以觉得没必要继续推进到第三级。我建议，在第二级上没有得到期望进展的人，尝试走入第三级。

华尔斯－古老饮食法加强版包括了上一级的全部规则，还加入了一些新的要求：

◇**增加脂肪摄入量**！我建议至少多加 5 汤匙椰子油或 3/4 罐的全脂椰子奶。（你也可以通过不加热的橄榄油或酥油来获取一些脂肪。）

◇**根据性别和体型，将每天 9 杯果蔬减少到 6~9 杯（如果你是非常娇小的女性，也可以减到 4~6 杯）**。水果限制为每天 1 杯，最好是浆果。所有干果都不包括在内，罐装水果和果汁也不包括。

◇**拒绝所有谷物、豆类和白土豆**，包括米浆（可以用椰奶代替）和所有形式的大豆，不管是有机的还是发酵的。

◇**限制食用淀粉类蔬菜（如熟的根甜菜或印度南瓜），每周最多吃两次，每次吃的时候都至少伴随 1 汤匙油脂和一些蛋白质，用以降低血糖指数**。我将在本章后面详细讨论具体规则。如果你想吃更多含淀粉的蔬菜，可以生吃，但也至少要有 1 汤匙的油脂。

◇**将肉类摄入量减少至 6~12 盎司**。

很惊讶吗？我明白，对很多人来说，这种饮食方案听起来很疯狂。怎么能为了健康而吃那么多脂肪呢？水果这么少？完全不吃谷物或土豆？开出这样的清单当然有很好的理由，正如我所说，这是我自己遵循的饮食方案，效果很好。我相信一旦你真正了解了原因，会更愿意接受它。

我会再次对比普通饮食与华尔斯饮食方案，值得注意的是，尽管我大幅增加了脂肪的摄入量，华尔斯－古老饮食法加强版（图 7.1）的营养仍然比标准的美国饮食密集得多（表 7.1）。大多数的生酮饮食（下文即将讲解这一名词的含义）因为严格限制了碳水化合物而导致营养密度降低，所以需要添加维生素和其他补充剂。华尔斯－古老饮食法加强版比传统含酮饮食更平衡，因为前者从不含淀粉的蔬菜中摄取的碳水化合物更高。

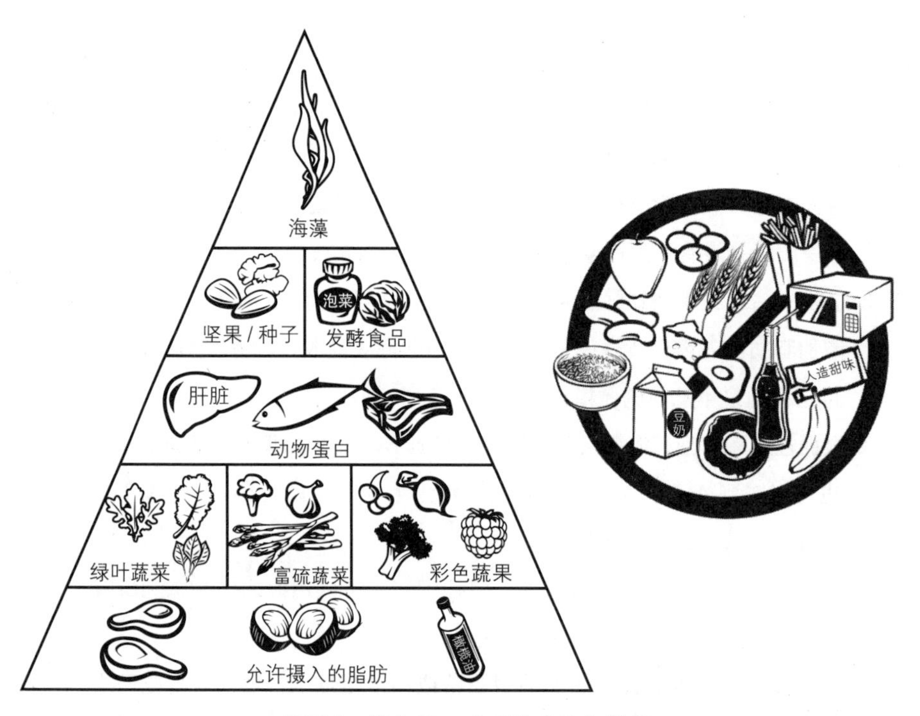

图 7.1　华尔斯－古老饮食法加强版

表 7.1　华尔斯－古老饮食法加强版与美国标准饮食营养素含量对比表

营养素	美国标准饮食含量百分比（%）	华尔斯－古老饮食法加强版含量百分比（%）
维生素 D	31	59
维生素 E	55	97
钙	74	54

续表

营养素	美国标准饮食含量百分比（%）	华尔斯－古老饮食法加强版含量百分比（%）
镁	88	122
维生素 A	100	411
维生素 B_6	121	226
叶酸	122	191
锌	123	200
维生素 B_1	128	215
维生素 C	133	393
烟酸	154	239
铁	164	238
维生素 B_2	175	301
甲钴胺	201	524

注：* 与膳食营养参考摄入量相比。每日推荐摄入量针对 51~70 岁的女性；华尔斯饮食法以每日进食 1 759 卡路里为标准（美国国家科学院医学研究所食品和营养委员会）。

† 50~59 岁女性的平均膳食营养摄入量（引自《美国人的饮食》，美国国家健康和营养调查 2009–2010）。

华尔斯－古老饮食法加强版是医生所谓“生酮饮食”的改良版。在生酮饮食中，脂肪含量高，碳水化合物含量低，因此身体会燃烧脂肪作为燃料，而不是碳水化合物中的糖。（本章后面将解释这个问题。）这是一种传统的医疗饮食方案，主要针对癫痫症患者等人群，但是在我的研究中，我发现它对其他脑病患者也有极大的益处，而不仅仅是癫痫症患者。

生酮饮食并不是什么新鲜事，但它仍在不断改进。为了让你更容易接受华尔斯－古老饮食法加强版，我想先介绍生酮饮食，以及为什么它对大脑有这么大的好处，特别是针对伴有神经症状的自身免疫病患者。先看看什么是生酮饮食。

生酮饮食和中链甘油三酯

用最简单的说法来讲，酮症就是指把脂肪而不是糖当成主要燃料来源。具体来说，当你的身体处于营养性酮症状态时，肝脏会开始产生酮体，包括乙酰乙酸、丙酮和 β－羟基丁酸盐。大脑不能直接燃烧长链脂肪，因为长链脂肪不能穿过血脑屏障。大脑能利用可以跨越血脑屏障的燃料，那就是酮体。因此，你的肝脏会燃烧脂肪，产生这些被称为酮体的小分子，然后这些物质穿过血脑屏障，在脑细胞线粒体中作为燃料燃烧。营养性酮症状态越长，燃烧酮类的酶就越多，也就是说，你的身体会越来越容易利用酮类。

你可能听说过酮症的危险性，有些形式的酮症确实可能有害，但营养性酮症并没有什么坏处。事实上，它具有治疗效用，多年来一直能帮助人类生存。在人类历史上，脂肪常常比碳水化合物更容易找到。冬天，食物供应下降，碳水化合物较难找到，人体的新陈代谢会从燃烧碳水化合物转为燃烧脂肪。人体非常擅长燃烧脂肪，但是当细胞能轻易获得单糖供应时，就不会选择燃烧脂肪。酵母和细菌能帮助糖分子的分裂（也就是糖酵解），这一发酵过程发生在细胞胞质内，线粒体之外。氧气最初出现时，它是有毒的，能杀死 90% 的菌种。然而，一些微小的细菌能够利用氧气来燃烧糖。这些耗氧、燃烧糖的小细菌会被较大的细菌吞噬，使较大的细菌更具效率。我们每个细胞中都有线粒体，这些微小的细菌就是它们的前身，使得我们从食物中提取能量的效率远高于酵母和细菌的发酵过程。正是因为线粒体，这些古老的细菌才能够进化成多细胞生物！

◎华尔斯语

超过 12 个碳原子的脂肪酸被称为长链脂肪酸，6~12 个碳原子是中链，少于 6 个碳原子则是短链。椰子油中的中链脂肪和酥油中的短链脂肪可以直接从小肠进入血液，而长链脂肪则需要更长、更复杂的过程才能吸收。之所以在华尔斯－古老饮食法加强版中鼓励食用椰子油和酥油，这种差异正是背后的原因之一。

随着农业的出现，淀粉类食物开始变多，并且随着工业化和现代化的发展进一步丰富，人类不再像以前那样常进入酮症状态。现代工业化社会的饮食中全年都含有碳水化合物。我们用糖作为燃料，但这并不理想，特别是在大脑存在问题的情况下。含糖、含淀粉的饮食会促进炎症。我们已经失去了酮症代谢状态的好处，并为此付出了代价。

然而，生酮饮食并没有消失。1911 年，一项临床研究表明，水食谱（也叫禁食）有利于治疗癫痫[1]，虽然当时的科学家还不完全理解原因——其实是因为在禁食状态下没有摄入单糖，所以身体会进入营养性酮症状态，开始燃烧储备的脂肪。1921 年，梅奥医学中心（Mayo clinic）的 R.M. 怀尔德医生（R. M. Wilder）开发了一种饮食方案，可以让病人吃一些食物，但获得的好处与禁食一样。这种饮食法含有很高的脂肪和一些蛋白质，几乎不含碳水化合物。他报告说这对癫痫病人有很大益处。[2] 同样供职于梅奥的 M.G. 彼得曼医生（Dr. M. G. Peterman）提出了第一种用于治疗癫痫儿童的生酮饮食法。[3]

1938 年，第一种有效的抗惊厥药物地仑丁上市，这项研究中的一部分就不受欢迎了。（抗惊厥药现在仍然是治疗癫痫的常用药物，尽管这些药物对 30% 的癫痫患者无效。）然而，科学家们仍在探索，有助于燃烧脂肪而不是糖的饮食法可以改善癫痫。1971 年，人们发现，食用从椰子油和棕榈仁油中提取的中链甘油三酯（MCT）油，每卡路里产生的酮比其他油脂更多。[4] 因为生酮饮食依赖于一定水平的酮，这意味着以 MCT 油为唯一脂肪来源的饮食可以包括比 20 世纪 20 年代的饮食略高的碳水化合物，并且仍然会产生酮。这一发现使人们有可能将初始的生酮饮食改为 MCT 生酮饮食，因为它允许食用更多种类的食物。华尔斯 – 古老饮食法加强版实际上是一种改良版的 MCT 生酮饮食，对椰子油和全脂椰子奶的依赖程度很高。

1994 年，好莱坞导演兼作家吉姆·亚伯拉罕斯之子、两岁的查理·亚伯拉罕斯患上难以控制的癫痫，使用生酮饮食之后，癫痫再也没有发作过。公众对生酮饮食的兴趣有所增加，这促进了查理基金会的发展，从而推动了饮食和基金研究。2011 年，已有超过 75 个医疗中心使用生酮饮食治疗难治性癫痫。此外，医生们还在研究生酮饮食是否能治疗更广泛的健康问题，包括帕金森病、阿尔茨海默病、葛雷克氏症、慢性头痛、自闭症、中风和精神障碍。[5] 还有一些令人兴奋的研究表明，生酮饮食有助于对抗活跃的癌症，甚至是晚期癌症。[6]

我的个人研究，以及在自己身上做的实验，都在集中探索高 MCT 脂肪、低碳水化合物的饮食如何影响多发性硬化症和其他神经系统疾病。这就是华尔斯 – 古老饮食法加强版的探索过程。严格遵守这一饮食方案，能使你进入轻度营养性酮症状态，由于它含有丰富的非淀粉蔬菜，所以碳水化合物含量比传统的生酮饮食更多。蔬菜含有碳水化合物，它和少量浆果（低碳水化合物的水果）构成了这一等级中唯一的碳水化合物来源。对我来说，这可以算是两全其美：生酮和高脂肪有益于大脑健康，低碳水化合物则可以减少炎症、稳定血糖，与此同时，它的营养密集程度还高于其他生酮饮食。对某些人来说，华尔斯－古老饮食法加强版看起来很极端，但我想让你明白，它远没有标准的生酮饮食那么极端，因为后者会造成营养不足，需要额外添加补充剂。华尔斯－古老饮食法加强版是为现实世界而设计的，它很有挑战性，但绝非不可能的任务。我做到了，还有许多其他华尔斯勇士都取得了巨大成就。

◎华尔斯语

升糖指数是衡量某种食物引起血糖升高程度的指标。升糖指数的最高值是100，用来标示纯葡萄糖在两小时内使血糖升高的指数。每一种食物都可以与这个数字相比较（可在悉尼大学的网站上查到食品的升糖指数）。升糖指数因许多不同的因素而存在差异，如糖和淀粉的数量和类型、脂肪、蛋白质、纤维含量、物理结构、食品加工程度，以及烹饪的类型和数量。其他因素（如食物咀嚼的程度和饭前吃的食物）也会影响血糖水平。含有碳水化合物（淀粉和糖）的食品就具有升糖指数，而仅含有蛋白质和／或脂肪的食品（如肉类和植物油）则可以假定为零。不同的蔬果差异很大，取决于品种和其他因素，比如是熟的还是生的，成熟的还是未成熟的。你也可以将食物与纤维、脂肪和蛋白质结合来降低升糖指数，这会减慢碳水化合物的吸收速度。

血糖负荷能预测特定食物摄入特定量时的血糖反应。它既考虑了食物的升糖指数，又考虑了所吃部分的可利用碳水化合物量。如果食物中的碳水化合物含量低和／或食用量小，高升糖指数的食物也可能具有低血糖负荷，这同样会受到食物成熟度和烹饪时间的影响。

你处于酮症状态吗？

当你开始华尔斯－古老饮食法加强版时，需要增加脂肪、减少碳水化合物，你可能想知道自己是否处于营养性酮症状态。当我研制出华尔斯－古老饮食法加强版时，就开始选择低升糖指数的食物，并以一种能降低血糖负荷的方式食用它们，减少煮熟的含淀粉蔬菜（如红薯），将水果减少到每天只吃一杯浆果，每天喝一整罐全脂椰奶。

为了了解饮食方案的效果，我开始自己检验尿液中是否含酮。如果你想知道自己是否处于酮症状态，也可以这样做。在药店购买尿酮试纸，并按照说明测量尿酮。我建议你每天都在同一时间检查尿酮，比如早上起床或者睡前检查，以便得到最准确的检查结果。另一个更精确也更昂贵的方法是购买测量血糖和血酮的仪表。

如果你的细胞还在燃烧糖（碳水化合物），尿液中就不会有酮。我的目标是让尿液中出现一些酮——但不能太高，只是一小部分。任何酮类的指征都意味着你患有酮症，多并不意味着好。我不需要太高的酮症水平，但想看看是否可以诱导出稳定的低水平酮症，同时继续吃我的 9 杯蔬果。

◎华尔斯警示

一些研究发现，中链甘油三酯饮食（正是华尔斯－古老饮食法加强版的基础）与腹泻、呕吐、腹胀和抽筋等副作用有关。其他研究发现，在饮食中缓慢增加中链甘油三酯（如椰子油），这些副作用可以逐步减少。这意味着你可以尝试慢慢地进入华尔斯－古老饮食法加强版，而不是直接一头扎进去。这一方案也存在胆固醇值较高的理论风险。我们会提醒研究参与者，大量椰子油和低碳水化合物的饮食可能会增加总胆固醇、高密度脂蛋白（HDL）或“好胆固醇”的量，但同时也可能减少所有胆固醇颗粒中最具破坏性的氧化胆固醇的数量。（氧化胆固醇与低密度脂蛋白不同。请参阅本书的附录 C。）对我的病人而言，因为他们的脑需要治疗，我不太担心胆固醇的增加。随着典型的营养性酮症炎症的减轻，血管应该能保持健康。对于儿童和 20 岁出头的年轻人来说，真正的风险在于：处于这一年龄段且正在服用丙戊酸镁（valproate）的人，既不应该使用中链甘油三酯饮食，也不应该使用华尔斯－古老饮食法加强版，因为有一些研究认为，这种药物和饮食的组合会导致肝功能衰竭。

我自己尝试时，发现在进行华尔斯－古老饮食法加强版的 48 小时内，尿液中出现了微量的酮（5~40 毫克 / 分升）。进一步限制水果食用量之后，酮的水平会在中等到大量（80~160 毫克 / 分升）之间波动。我每天吃 3 杯绿叶蔬菜，1~2 杯富硫蔬菜和 1~2 杯彩色蔬菜。我认为我做得很好，但为了确保测试的准确性，我决定测量自己的血酮，结果发现血酮水平处于 0.4~3 微摩尔 / 升。高于 0.5 微摩尔 / 升的水平就属于营养性酮症，我时常处于这个范围内，但并非一直身处其中。我为此十分欣喜。我仍然可以坚持这种营养密集的饮食方案，它将给我的脑细胞提供足够的营养，同时保持营养性酮症状态！有了更多的时间和经验之后，现在的我可以一直保持在酮症状态中。

因为我已经通过椰子油或全脂椰奶摄入了 500~700 卡路里热量，所以每天吃肉的分量从 9~12 盎司降到了约 6 盎司。但我仍然坚持每天吃 6~9 杯蔬菜和浆果，从中获得大量抗氧化剂。分析我的饮食方案中的微量营养素含量时，每日摄入的维生素和大多数矿物质仍然很高，只是钙含量略微偏低。因此，我必须特别注意吃高钙食物，确保获得足够的钙和维生素 D。

请追踪尿液中的酮含量，确定自己是否处于营养性酮症状态。如果尿液中没有酮，就需要进一步减少碳水化合物，增加椰奶、椰子油和 / 或酥油，直到试纸显示酮含量达到小到中等程度。你可能需要完全拒绝含淀粉的蔬菜，甚至是生的也不能吃，或者偶尔吃那么一丁点。追踪自己的尿酮含量有助于指导饮食走向。

另外，请记住，富含中链甘油三酯的椰子油可以让你在保持酮症状态的同时，稍微多容纳一些碳水化合物，所以一定要吃椰子油！

在目前的研究中，我们探索了华尔斯－古老饮食法加强版对患者生活质量、疲劳程度和步行能力的影响。为了更有效地隔离饮食影响，我们没有同时应用华尔斯方案的其他措施，如冥想、按摩和神经肌肉刺激。（本书的最后一章会具体谈到这方面的问题。）我们对比了华尔斯饮食方案第一级、第三级和“普通饮食”（也就是无干预）的差异性，为参与者提供食物日志指导食物选择，同时每天测试尿酮，每周测试血酮。我们还不知道参与者能否和我一样成功地维持营养性酮症状态，尽管我希望他们能做到！我也不知道饮食方案第一级是否跟第三级一样好，尽管我们希望第三级能表现出更大的优势。（当然，这就是我们进行研究的目的——找到充分的证据。）

华尔斯勇士说

我的牙医将华尔斯医生介绍给我，他说身边有人正在通过饮食扭转多发性硬化症，并取得了显著的效果。我患有原发进展型多发性硬化症、强直性脊柱炎伴髋关节炎、强直性脊柱炎、二尖瓣脱垂、情境性抑郁症、癫痫和神经系统疾病。当原发进展型多发性硬化症扩散到我的语言中枢时，它给我造成了极大的冲击，比身体上的限制更严重。

坚持了这种饮食方案3个月，并且有针对性地加入了补充剂，我的言语技能逐渐恢复，震颤有所减轻，从说话令人难以理解、不断喘气，恢复到可以连贯演讲的程度。我虽然仍然需要轮椅，但又能做许多中断十几年的事情了，比如每周做一两次饭。我又能打扫、切菜了，这些事情曾让我精疲力竭。我不会在工作中睡着了。我的丈夫和女儿说他们曾经讲过一些事情，而我毫无印象。这样的日子终于结束了。从前的我时不时就犯困，稍微活动一下就需要睡好几个小时。现在我有了更多的精力，能够更多地参与生活，很少打盹。我和家人都为这种改变感动不已！感谢华尔斯医生给我带来了希望和勇气！

——约兰达

于美国加利福尼亚州赫拉克勒斯

我们要求研究被试每月来诊所做一次血液检查，监测血糖、胰岛素和酮水平。三个月后，我们会测试他们的思维、行走、生活质量指标和更广泛的维生素标记物。本书出版后不久，我将获得更客观的华尔斯－古老饮食法加强版的影响分析，找到想要改善的功能的潜在机制。

虽然最终结果还没出来，但我建议你现在就开始享受这种饮食方案的好处。如果你选择尝试华尔斯－古老饮食法加强版，请与自己的医生联系合作，监测血液对新的饮食方案的反应。

华尔斯－古老饮食法加强版适合你吗？

你可能会相信，华尔斯方案是适合你的方式，但究竟应该选择哪个等级？我的临床试验参与者必须遵循特定的参数，严格遵守饮食规则，但在诊所里，患者可以有所选择。他们是想尝试第一级，还是直接跳到第二级甚至第三级？我会告诉我的患者，关于这几个不同的饮食等级，哪些是已知的，哪些是未知的，让他们自己选择饮食计划。我会提出建议，但最终的选择权仍在他们自己手里。

但是，一般来说，我会根据患者的健康状态、本人和家人的意愿程度提供建议。一个人病得越重，我就越强烈鼓励他尝试较高等级，采用饮食方案且适应了变化之后，我会鼓励他多进行自我反省。你对现在的健康状态满意吗，还能做到更好吗？我们会一起讨论下一步想达到的方案变化。一旦他们成功地完全做到了第二级方案，却未达到健康目标，而是仍存在问题，那就可以进一步讨论第三级。其中一些问题可能包括：

- 持续性脑雾
- 脑外伤后持续存在的神经反应
- 神经退行性疾病（如帕金森病、葛雷克氏症和亨廷顿病）
- 神经系统疾病（如慢性头痛、癫痫和运动障碍）
- 精神障碍，在第二级方案下未表现出足够多的改善
- 癌症家族史（或个人史）
- 持续的疲劳感
- 自身免疫性脑炎，在第二级方案下未表现出改善
- 肥胖症，尤其是在第二级方案执行过程中没能减肥的情况下

华尔斯勇士说

对我来说，确诊多发性硬化症是一场真正的警醒。就在生命中的黄金时代，突如其来的衰落改变了我。2006 年 11 月，我确诊了多发性硬化症，当时的体重已经超过了 280 磅。2006 年年底，我不得不使用助行器。就在那时，我开始研究多发性硬化症，以及营养、运动等各种因素如何影响多发性硬化症。我开始将各种发现慢慢融入日常生活，并逐渐发展到只用拐杖帮助行走。2011 年春天，我不再需要拐杖，体重减轻了 130 多磅，从此变得强壮起来！我决心在 50 岁的时候不进养老院，所以做了一个决定，每天都要坚持和多发性硬化症战斗。一定要不断前行！我必须学会挑战一些全新的事物，但那没关系。多发性硬化症不是给你判了死刑，只是意味着你需要面对

一些斗争和挑战，但如果你允许它们进入自己的生活，也可以从中获得美妙的回报。

——帕姆

于美国伊利诺伊州佩卡托尼卡

你可能会惊讶地发现，肥胖也在这个名单上。对我来说，这也是一个全新的领域。在我初次研究的前三个月，我发现曾经超重或肥胖的参与者体重迅速下降，而且没有觉得饥饿。

关于第三级方案对肥胖的影响，现在正处于临床试验的初步阶段。我们正在进行研究设计，打算向艾奥瓦大学机构审查委员会提出初步研究方案，再收集初步的试点数据。我们计划使用第三级方案，监测人们所经历的饥饿和饱足程度、生活质量变化、医疗症状、血液指标（血脂、葡萄糖、胰岛素和糖化血红蛋白等）以及炎症指标（如高度敏感的 C 反应蛋白、同型半胱氨酸和细胞因子等）。我们计划将华尔斯－古老饮食法加强版与美国农业部的“我的健康饮食”进行比较，后者是大多数减肥计划的典型内容。请继续关注这方面的更多新闻！

同时，如果你真的决定尝试第三级方案，可以放松地循序渐进。事实上，我更建议你放慢脚步，不要急于求成。在临床试验中，我们建议参与者用超过 3 周的时间逐渐适应方案。我发现，如果人们能够逐步上调（增加）脂肪燃烧酶，身体就会更容易适应，线粒体更容易燃烧大量脂肪。我建议你也这样做，如果你以前遵从的是标准的美国饮食习惯，你可以用 1~3 个星期（或更长时间）慢慢贯彻要求。如果你之前在坚持第二级方案，过渡时间可能会比较短。

在过去的 11 年里，我都在不断探索大脑的需求，持续学习营养学的原理，同时调整自己的饮食模式。我建议你和家人共同努力，以家人能接受的速度开始改变。如果不能坚持，再好的饮食方案也不管用。如果你能逐步实施巨大的改变，并且让整个家庭都加入其中，坚持就会相对容易得多。

具体规则

了解了什么是华尔斯－古老饮食法加强版之后，接下来更仔细地看看具体规则。

第三级的饮食方案需要绝对遵守规则。你需要将第一级和第二级的各个方面结合起来，除非它们与第三级的规则相抵触，那就以后者为准。你需要最大限度地摄入对脑部至关重要的维生素、矿物质、抗氧化剂和脂肪酸，同时尽量减少可能导致肠道问题的糖分。你仍然需要吃大量绿色、富硫和色彩鲜艳的蔬果，数量大约 6 杯（如果你是身材娇小的女性则可以降到 4 杯），而不是在前两个等级中推荐的 9 杯。你仍然需要吃有机和 / 或野捕的肉（包括内脏）、海藻和发酵食品。不同的是比例，在这一等级内，你需要增加脂肪，减少碳水化合物。当你进入营养性酮症状态，你的身体将开始高效燃烧脂肪。我预计你不会像以前那样容易饥饿，会发现一天只吃两顿并不困难。以下是具体做法：

第一步：加入更多油脂，尤其是椰子油和全脂椰奶

现在，是时候增加你的脂肪摄入量了，主要通过椰子油或全脂椰奶（如前所述，它能帮助你在食用一部分蔬果的情况下保持酮症状态）。我建议你从脂肪中摄入大部分热量。为了满足身体需求，你需要吃足够多的蛋白质，但不要过多。碳水化合物极少的脂肪会转化为酮，而酮是线粒体、脑细胞和肌肉细胞极好的能量来源。你的目标是确保每次进食中都含有中链脂肪。与其他种类的脂肪相比，椰子油能给出的酮含量最高。假设一个人每天摄入 2 000 卡路里的食物，其中 1 300 卡路里应来自脂肪，这部分脂肪约 144 克。对于平均每日摄入 1 790 卡的女性来说，来自脂肪的热量应为 1 160 卡路里，相当于 129 克——也就是说，女性每天要吃 129 克脂肪。记住，如果你严格执行第二级方案，一周后，尿液中仍未显示出少量到中等程度的酮，就需要增加椰子油、椰子酱或全脂椰奶等脂肪摄入量，并进一步减少碳水化合物。

你可能认为在饮食中加入这么多椰子油很难，其实，它可以加进蔬果昔和沙拉酱，也能用来烹饪肉类和蔬菜。椰奶可以添加到蔬果昔、汤、其他饭菜、咖啡和茶中，也可以直接食用。1 汤匙椰子油的中链脂肪量相当于 3~5 汤匙（约 1 杯）椰奶。注意不要把椰子水和椰奶混为一谈。椰子水是天然椰子内部的透明液体，不含脂肪。还要确保你喝的是全脂椰奶，而不是“脱脂”的种类。每 1/3 杯全脂椰奶能提供 11 克总脂肪，而脱脂椰奶则只有 4.5 克。还可以食用其他椰子产品，包括椰子奶油和椰子酱。椰子奶油比椰奶含有更多的中链脂肪，而且更浓稠。椰子酱，有时被称为浓缩椰子奶油，是经过精细研磨的干椰肉。不要吃加了糖的椰子奶油。

脂肪的真相

脂肪在这一等级非常重要，我们可以进一步探索它的本质。

脂肪是碳形成的链，一端有氢和两个氧原子。在三维空间中，碳主链形成了一个柔和的锯齿形图案。在图7.2中，你可以看到C构成的主线，即每张图中间带有锯齿状白线的黑线，这些是碳原子。氢原子是写着H的白球。深灰色的球是氧原子，浅灰色的球代表双键。双键是指只有一个氢原子附着的碳原子，它们非常脆弱，更容易被氧化并转化为有毒脂肪，对血管非常有害。这些双键能改变脂肪的形状，从而影响人体细胞的生物机制。记住，脂肪可以是长链、中链或短链的，这取决于有多少碳原子串在一起。

◇**饱和脂肪**。饱和脂肪在每个可用部位都有一个氢原子，加热时非常稳定，不会转化成危险的、具有极大破坏性的氧化脂肪。动物脂肪和椰子油主要是饱和脂肪，这种稳定性使它们成为烹饪用油的最佳选择。

◇**反式脂肪**。通常，在单元不饱和脂肪和多元不饱和脂肪中，双键的单氢原子都在链的同一侧。当这些氢原子位于碳链的对侧时，它们的位置就是“反”的，因此被称为反式饱和脂肪，通常简称为反式脂肪。反的位置会使脂肪扭结，改变脂肪的形状，增加它被氧化的可能性，从而对血管造成极大的损害。

◇**单元不饱和脂肪（monounsaturated fat，MUFA）**。单元不饱和脂肪有一个双键，氢原子都在碳链的同一侧，改变了脂肪的形状，对人体细胞是有

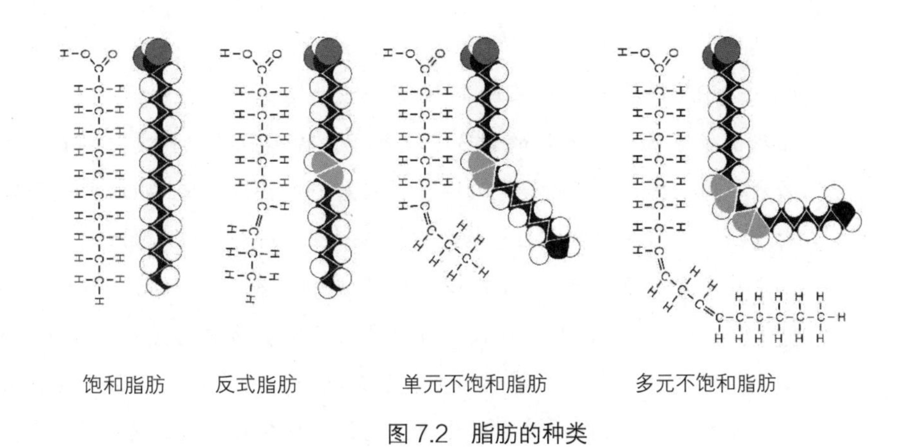

图7.2 脂肪的种类

用的。然而，这种双键更容易因加热氧化，成为有害的反式脂肪。富含单元不饱和脂肪的食物包括橄榄油和核桃，但两者也同时含有多元不饱和脂肪。

◇**多元不饱和脂肪（polyunsaturated fat，PUFA）**。多元不饱和脂肪不止一个双键，形状会有更多的扭结和弯曲。随着双键数量的增加，脂肪更容易受到热量的破坏，热量会破坏双键，产生氧化脂肪，包括具有破坏性的反式脂肪。这就是我建议你不要用任何植物油加热或烹饪的原因。（甚至号称最健康的橄榄油也是单元不饱和脂肪和多元不饱和脂肪的混合物。）加热这些油会增加双键断裂和氧化破坏的可能性。因此，我们可以在沙拉上使用冷橄榄油，对于那些主要含有 ω-6 多元不饱和脂肪（玉米油、大豆油、葵花籽油及大多数商业"植物调和油"等）的油类，则应完全避免食用，这样可以改善 ω-6 脂肪酸与 ω-3 脂肪酸的比例。

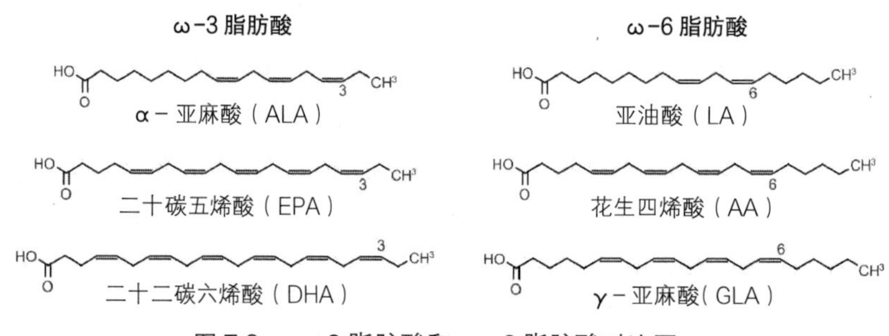

图 7.3　ω-3 脂肪酸和 ω-6 脂肪酸对比图

◇ **ω-3 脂肪酸**。在上一章中，我介绍了必需脂肪酸的概念，但你可能还想稍微了解一下它们的外观。如图 7.3 所示，ω-3 脂肪酸有三种类型：ALA、EPA 和 DHA。所有的 ω-3 脂肪酸在右边的链上都有一个 3，这是指双键位于从末端开始的第 3 个碳原子。你可能还记得前文讲过，ALA 必须在体内转化为 EPA 和 DHA，所以是一种获取 ω-3 脂肪酸效率较低的途径。（ALA 通常来自植物之中，例如亚麻籽和核桃。）

如果你有自身免疫病、心脏病和 / 或脑病，可能很难将 ALA 转化为足够的 EPA 和 DHA。因此，你最好直接从动物类食物中获得 EPA 和 DHA，如草饲野生动物和其他草饲肉类、草饲鸡蛋（但请确认自己对蛋类不敏感）和野生鱼，尤其是冷水野生鱼。这就是我在上一章中提到不推荐素食主义的原因之一。

◇ **ω-6 脂肪酸。**你当然需要 ω-6 脂肪酸，但大多数人吃得太多了。理想情况下，ω-6 脂肪酸与 ω-3 脂肪酸的比例应该在 1：1~3：1，但大多数人的 ω-6 脂肪酸比 ω-3 脂肪酸多得多。ω-6 脂肪酸这一术语中的 6 是指双键位于从末端开始的第 6 个碳原子。

亚油酸（LA）是一种必需的 ω-6 脂肪酸，你的身体不能制造它，它是花生四烯酸（AA）的重要前体，花生四烯酸则能被用来制造许多信号分子。亚油酸的食物来源是坚果和籽油。人体很容易将 LA 转化为 AA，尽管动物脂肪就是 AA 的直接优质来源。当 AA 与 DHA 的比例过度偏重于 AA 时，身体会产生过多的炎症分子，导致过度炎症。因为 75 年前引入了植物籽油，如今典型的美国饮食极度偏重于 LA。

γ-亚麻酸（GLA）是一种不常见的 ω-6 脂肪酸，它可以减少不适当的炎症。GLA 的食物来源包括琉璃苣油、樱草油、黑醋栗油和大麻油。

第二步：将 9 杯蔬果减到 6 杯（甚至 4 杯）

由于第三级方案限制了高碳水化合物的植物，就不能像之前那样吃 9 杯蔬果了。有些人觉得这更具挑战性，因为他们最喜欢的植物类食物都含淀粉。我在第二级时，每天吃 9~12 杯蔬果。现在执行第三级方案，则改为每天吃 6~9 杯（其中仍有 3 杯绿叶蔬菜，因为要多吃非淀粉类蔬菜）。如果你是个娇小的女性，可能只需要吃 4 杯蔬果即可——比例应为 2 杯绿叶蔬菜、1 杯富硫蔬菜和 1 杯彩色蔬果。

第三步：拒绝所有谷物、豆类和土豆

第二级方案要求将无麸质谷物、豆类和土豆的食用量减少到每周两份。现在是时候完全清除它们了。人们经常说这些含淀粉的植物类食物有多健康，本条规则听起来有些反直觉。虽然糙米和藜麦等无麸质谷物、扁豆和黑豆等豆类和土豆（包括红薯）确实含有许多有价值的维生素和矿物质，但它们不适用于华尔斯－古老饮食法加强版。这也意味着永远放弃豆浆和米浆（现在只能喝全脂椰奶），以及所有大豆产品，甚至包括有机或发酵的豆制品。多吃动物蛋白和非淀粉类蔬菜。

如果你的症状很严重，想为脑细胞和线粒体创造最有治愈力的环境，大幅度减少碳水化合物的摄入量非常重要，而上述食物却含有过多的碳水化合物。在这一等级中，还有许多其他营养密集的植物食品可供选择。你可能不得不放弃过去常吃的食物，但这也是拓展和探索新食谱的机会。请参阅本书末的食物列表和本章末的菜单建议。

第四步：限制含淀粉蔬菜，每周两份

虽然没有谷物、豆类和土豆那么富含碳水化合物，含淀粉蔬菜中的碳水化合物也不算少。现在，是时候限制这些食物了（包括熟的印度南瓜、胡萝卜和根甜菜），食用频率是每周不能超过两次。如果你选用了含淀粉的蔬菜，就需要以特殊的方式来吃它们：加入更多脂肪和蛋白质。在煮熟的含淀粉的蔬菜中加入大量的脂肪，如椰子油或酥油（不含牛奶固体的无水黄油），有助于保持身体处于轻度酮症状态。幸运的是，煮熟的蔬菜加上脂肪味道很好，而脂肪又能帮助身体吸收更多的营养。别忘了在煮熟的蔬菜里加些蛋白质。

另一种我更推荐的方式是生吃含淀粉的蔬菜。可以尝试用冷榨橄榄油和鲜榨柠檬汁做一份生的根甜菜沙拉；或者把生印度南瓜或胡萝卜切成薄的“意大利面”，然后用生的意大利红酱（混合新鲜的番茄、香草和橄榄油）拌着吃。吃生沙拉或生的“面”时，一定要加入油脂。好消息：如果你生吃含淀粉的蔬菜，可以想吃多少就吃多少！这种碳水化合物不容易被吸收，所以还是可以保持营养性酮症状态。然而，如果一到两周后尿液试纸上没有显示酮，你就可能需要增加全脂椰奶的摄入量。如果还是没有显示出酮，那就可能需要完全去掉煮熟的含淀粉的蔬菜。如果还是不行，你可能需要减少甚至不吃生的含淀粉的蔬菜，以进入营养性酮症状态。

第五步：减少蛋白质

根据自己的体型和性别，你还需要把蛋白质摄入量减少到每天 6~12 盎司。人体细胞可以从蛋白质中提取氨基酸，将其转化为糖，当作线粒体的燃料。（用科学术语来说是糖异生作用。）因此，摄入了过多的蛋白质，就无法进入营养性酮症状态。你需要足够的蛋白质来维持生命，却不能多到将它转化成糖！

第六步：每天只吃一份水果，最好是浆果

水果含有大量碳水化合物，其中碳水化合物含量最低的品种营养含量最高。是时

候去掉苹果、香蕉和梨了，它们的碳水化合物含量实在很高。（尽管它们营养丰富，适合前两个等级，但在前面的方案中也不能算在 9 杯蔬果之内。）同时，要限制其他木本水果、热带水果和瓜类，多吃浆果。你仍然需要吃彩色蔬果，但不要吃太多碳水化合物。一杯浆果中加入几汤匙的全脂椰奶，能减慢糖进入血液的速度，更有助于保持你的营养性酮症状态。（味道也很棒！）

有些人觉得把水果减量到这个水平很难，我承认，我偶尔也会吃橘橙类水果，但只要食用了足够健康的脂肪，就能一直保持酮症状态。我建议你不要吃干果、罐装水果和果汁，因为它们的升糖指数和碳水化合物含量都很高。

减重过度怎么办

有些人在坚持华尔斯方案的时候获得了极大好处，减去了过多的体重。饮食中的食欲抑制效应，加上低碳水化合物摄入，会导致这种情况发生，特别是在那些本来就比较瘦的人身上。如果你或医生认为你减掉了太多体重，那可以增加水果和含淀粉的蔬菜，补充碳水化合物（即使是在第三级方案中），以便延缓减重甚至增加一些体重。逐渐增加水果或含淀粉的蔬菜，直到你的体重稳定下来。为了达到健康的体重，可以暂时中止营养性酮症状态。我强烈建议你自制华尔斯软糖（见本书末尾的食谱）食用，并且尽可能多吃，直到恢复健康的体重。然后继续按照能保持体重的程度进食——如果这会让你脱离酮症状态，那也不要紧。我们不建议你体重过轻，但一旦体重稳定下来，就可以减少软糖食用量。我们的研究中，体重下降超过预期的患者都发现，吃软糖是一种保持理想体重非常有效的方法。这种软糖味道鲜美，能量密集，但仍然符合华尔斯方案的要求。这也是一个非常好的餐后甜点，可以用来招待客人。吃软糖！（这个方子怎么样？）

第七步：一天两餐，每晚至少禁食 12 个小时

如果你一天只吃两次，每天晚上禁食 12~16 个小时，线粒体就会茁壮成长。每天禁食就像古代人在冬季的长时间禁食一样，会提高线粒体效率，促使每个细胞产生更多的线粒体。事实上，人体每年冬天都会进入长时间的营养性酮症状态！虽然禁食存在一定的争议，我也不建议长时间禁食（毕竟你不是冬眠的熊），但有一些动物实

验表明，限制热量或间歇禁食可以逆转一些与年龄相关的衰退，也可能逆转进行性脑病。这种逆转的出现，可能是因为提高了线粒体的效率，增加了每个细胞中线粒体的数量，以及禁食产生的额外神经生长激素，这些激素能刺激脑细胞生长，增加额外的脑细胞联结。[7] 每隔一天禁食一整天可以达到这个效果，但这个做法难度太大，我建议你只需在每天夜间禁食 12~16 个小时就可以了。

一旦你适应了第三级方案，一天两餐并不难，因为营养性酮症饮食往往能抑制食欲（而高碳水化合物饮食会刺激食欲）。当血糖保持稳定时，你可能会发现，只有在身体真正需要食物时，你才会感到饥饿，而对于大多数严格遵守第三级方案的人来说，这种感觉很可能每天只会出现两次。

在这一等级的饮食中，延长两餐之间的禁食时间很有帮助，因为当你的身体不再消耗能量去消化食物时，就能将能量集中在治愈、排毒方面，并根据新营养水平重新调整你的生物化学。在晚餐和早餐之间保持空腹至少 12 个小时非常重要，这样你的身体就能完成这项重要的工作。如果你觉得一天只吃两次不舒服，那就继续吃三顿饭，直到做好改变的准备。如果你需要吃三顿饭，试着在其中一顿只吃蔬果昔，加快消化速度。这也是消灭蔬果份额很好的方法。（别忘了加全脂椰奶！）

注意：在这个阶段，我建议完全戒掉酒精，或者只在非喝不可的特殊场合喝酒。如果你一定要喝，请选择低碳水化合物的酒，如伏特加或超干葡萄酒。限制酒精的主要原因是，你的身体会先代谢酒精中的热量，然后再代谢包括脂肪在内的其他能源。此外，你的肝脏必须努力分解酒精，当身体需要自我治愈时，不应该给肝脏增加额外的负担。

你坚持华尔斯－古老饮食法加强版的时间越久，继续下去就越容易。我现在的感觉是毫无难度。在饮食达到平衡状态后，我建议你至少坚持监测尿酮水平。它会给你提供饮食选择的反馈，帮助你保持正轨。看到结果也能给你继续坚持的动力，所以当你在这一级上取得进步时，注意自己的感受，并在华尔斯日记中写下饮食的生理反应和心理反应。如果你感觉很好，症状也有所改善，请继续前进！如果因为家庭或个人原因，在人生的这个阶段坚持这一方案对你来说太困难了，那么现在就回到第二级吧。比起完全放弃，这是一个更好的选择。无论你选择哪一级的华尔斯方案，只要能坚持下来，都会起到作用。

下文将继续讲解华尔斯－古老饮食法加强版的规则及一周饮食计划。

第三级：华尔斯－古老饮食法加强版

在这一等级中，除了要继续遵守第二级的全部原则外，还有额外的要求。一定要吃饱，但记住，我们的目标是少吃碳水化合物、吃一定量的蛋白质和大量脂肪。保持中链脂肪（如椰子油和全脂椰奶）占食用脂肪的 65% 左右，有助于保持营养性酮症状态。

每天至少要吃 68 克椰子脂肪，相当于 4~6 汤匙椰子油，或是 3/4~1 罐（大约 1.75 杯）甚至更多全脂椰奶。每顿饭或零食中都要加入椰子油和全脂椰奶，或是不加热的橄榄油、酥油。如果你体重超过 150 磅，你可能需要 700 卡路里或更多的椰子油 / 椰奶。如果一两周后，你还没有进入营养性酮症状态，可能就需要增加椰子油和全脂椰奶。注意：你可以在商店里买到纸盒装的“椰奶”，但这和罐装的椰奶不同。纸盒装的脂肪含量低得多，含有填充物和添加剂，通常还有糖。这不是我推荐的那种椰奶。应该选择罐装的全脂椰奶。印度或亚洲的杂货店也有一些品牌的盒装食品，但请记得看包装标签，添加剂不应超过 3 种。纸盒装的未加糖椰奶在前两个等级上可以作为乳制品替代品，但不适用于第三级方案。

- 每天 9 杯蔬菜和水果可以减少到 6 杯（娇小的女性甚至可以只吃 4 杯）。不得食用白土豆、豆类（包括豆浆等任何豆制品）或任何谷物（包括无麸质谷物和米浆）。如果你仍然需要一些奶类饮品，可以喝不加糖的全脂椰奶。
- 限制淀粉类蔬菜的摄入频率（如熟甜菜和印度南瓜）到每周不超过两次，同时至少要添加 1 汤匙脂肪和一些蛋白质。如果两周后你还没有进入营养性酮症状态，可能需要进一步限制含淀粉的蔬菜。
- 限制食用水果，每天 1 杯，最好是浆果。食用时请添加含脂食品，如椰奶。不要食用含糖量较高的干果、罐装水果或果汁。
- 根据个人的体型和性别，将蛋白质减少到 6~12 盎司。
- 每天只吃两顿饭，保持晚餐到第二天早餐之间空腹 12~16 个小时。如果你必须吃三顿饭，也一定要保持 12~16 个小时的空腹禁食。
- 尽量不摄入酒精，除非是极个别的特殊场合。

表 7.2　华尔斯 – 古老饮食法加强版周计划

<table>
<tr><th></th><th>早餐</th><th>晚餐</th></tr>
<tr><td rowspan="7">第 1 天</td><td>蔬果昔：
· 1 杯菠菜
· 1 杯蓝莓
· 1 杯全脂椰奶
· 1 茶匙肉桂粉
· 1 汤匙营养酵母
· 半杯冰块</td><td>沙拉：
· 2 杯长叶生菜
· 2 杯白菜
· 半杯番茄
· 半杯青椒
· 2 瓣大蒜
· 1 汤匙特级初榨橄榄油
· 香醋调味
· 干罗勒调味
· 1 汤匙葵花籽</td></tr>
<tr><td>1 份三文鱼沙拉 * 用羽衣甘蓝叶包裹（1 杯）</td><td>1 份肝脏、洋葱配蘑菇 *</td></tr>
<tr><td>1 份根甜菜和蔓越莓 *</td><td>半杯煮西兰花</td></tr>
<tr><td rowspan="4">1/4 杯发酵泡菜</td><td>1 茶匙特级初榨橄榄油</td></tr>
<tr><td>1/4 杯韩国泡菜</td></tr>
<tr><td>花草茶</td></tr>
<tr><td>半杯全脂椰奶（喜欢的话也可以加入花草茶中）</td></tr>
<tr><td rowspan="6">第 2 天</td><td>蔬果昔：
· 1 杯甘蓝
· 1 茶匙绿茶粉
· 1 茶匙碎豆蔻
· 3/4 杯全脂椰奶
· 半杯冰块</td><td>沙拉：
· 3 杯菠菜
· 2 杯甘蓝
· 5 个中号萝卜
· 1/4 杯胡萝卜片
· 1/4 杯带皮黄瓜片
· 干罗勒调味
· 1.5 汤匙碎核桃
· 2 汤匙特级初榨橄榄油
· 香醋调味</td></tr>
<tr><td>1 份肝酱 *</td><td>1 份基本煎锅食谱 *（羊排和西兰花）</td></tr>
<tr><td>半杯生萝卜片</td><td>1 汤匙山葵</td></tr>
<tr><td>1 根中号芹菜茎</td><td>1/4 杯德国泡菜</td></tr>
<tr><td rowspan="2">半杯康普茶 *</td><td>3/4 杯草莓
· 1 汤匙全脂椰奶</td></tr>
<tr><td>2 杯花草茶
· 半杯椰奶</td></tr>
</table>

续表

	早餐	晚餐
第 3 天	1.5 份姜黄茶 *	沙拉： · 4 杯长叶生菜 · 2 瓣大蒜 · 1 汤匙生姜 · 干牛至调味 · 1 汤匙特级初榨橄榄油 · 香醋调味 · 1 汤匙葵花籽
	3.75 盎司番茄沙丁鱼	1 份基本煎锅食谱 *（动物心脏配芥菜叶）
	半杯生萝卜片	1 份球芽甘蓝、培根配蔓越莓 *
	半杯西芹	1/4 杯乳酸发酵秋葵泡菜
	半杯日本萝卜	1 杯樱桃洋甘菊花草茶
	1 份根甜菜和红卷心菜 * 加 2 汤匙椰子油	半杯全脂椰奶
	半杯康普茶 *	
第 4 天	1 份胡萝卜骨头汤 *	沙拉： · 4 杯白菜 · 1/4 杯芹菜 · 1 汤匙葵花籽 · 5 个中号黑橄榄 · 1 汤匙生姜 · 干牛至调味 · 1 汤匙特级初榨橄榄油 · 香醋调味
	1 份迷迭香鸡 *	1 份海鲜炖菜 *（古老饮食法加强版）
	1 份根甜菜配培根 *	1 杯熟的白胡桃泥
	1.5 盎司生杏仁（浸泡）	1 汤匙特级初榨橄榄油
	半杯甜菜格瓦斯 * 加半杯水	1 杯覆盆子
		花草茶
		半杯全脂椰奶

续表

	早餐	晚餐
第 5 天	1 份胡椒骨头汤 *	**沙拉：** · 4.5 杯白菜 · 半杯香菜 · 半杯鲜橙片 · 1/4 杯带皮黄瓜片 · 4 茶匙特级初榨橄榄油 · 酸橙汁调味
	1 份基本煎锅食谱 *（羽衣甘蓝配火腿）	1 份阿尔及利亚鸡配芦笋 *
	1 份水果布丁 *	1 杯花椰菜饭 *
	半杯康普茶 *	1 汤匙特级初榨橄榄油
		1 杯德国酸菜
		花草茶
		半杯全脂椰奶
第 6 天	**沙拉：** · 3 杯甘蓝 · 半杯萝卜 · 半杯甜黄椒 · 半杯番茄 · 1/4 杯碎洋葱 · 1 汤匙特级初榨橄榄油 · 1.5 汤匙碎杏仁（浸泡） · 香醋调味	**沙拉：** · 2 杯菠菜 · 半杯甜红椒 · 半杯黄瓜片 · 半杯蘑菇片 · 1 汤匙特级初榨橄榄油 · 柠檬汁调味
	1.5 份花菜姜黄骨头汤 *	1 份基本煎锅食谱 *（猪排配红卷心菜）
	3.5 盎司罐头三文鱼	1/4 杯韩国泡菜
	半杯甜菜格瓦斯 * 加半杯水	6 根中号芦笋
		1 杯香瓜
		1 份热可可 *

续表

	早餐	晚餐
第 7 天	1 份牛油果骨头汤	**沙拉：** · 3.5 杯长叶生菜 · 干罗勒调味 · 1/4 杯胡萝卜片 · 1 茶匙芝麻（生的、浸泡） · 1 茶匙特级初榨橄榄油 · 酸橙汁调味
	3/4 份基本煎锅食谱 *（牛排配芥菜叶）	**混合浆果：** · 1/4 杯草莓 · 1/4 杯黑莓 · 1/4 杯覆盆子 · 1/4 杯全脂椰奶
	1 份根甜菜和蔓越莓 *	1/4 杯韩国泡菜
	1 汤匙特级初榨橄榄油	1 份椰奶鱼汤 *
	半杯康普茶 *	1 汤匙墨西哥辣椒
		1 杯甘菊茶
		2.5 盎司全脂椰奶（如有必要可以加入茶中）

第三部分
超越食物

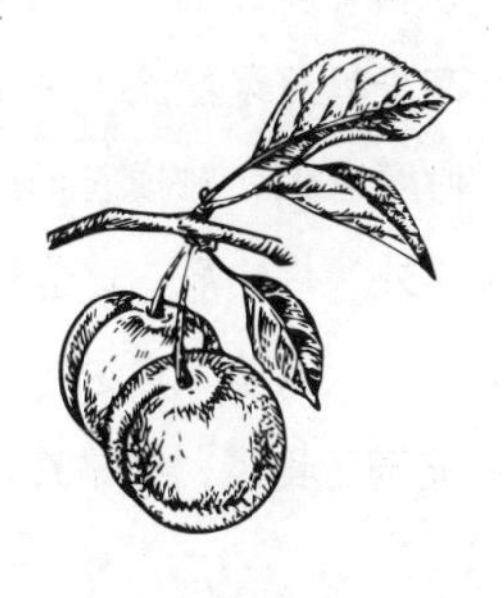

BEYOND FOOD

第八章
降低毒素负荷

走到这里，你已经付出了极大努力，可能成功实施了华尔斯饮食法，也可能走到了第二级甚至第三级。如果你坚持执行了这套饮食方案，应该已经注意到了一些改善，但这不是终点，你还可以做得更多，走得更远。本书的第三部分将给你提供一些与食物无关的建议，这也是华尔斯方案的组成部分。首先，我们来谈谈毒素。

我们生活的世界与祖父母时代的世界有了极大差别。第二次世界大战以来，为了减少劳动、丰富生活，我们极度依赖化学品。不幸的是，空气和水的污染，农药和其他用于农产品的化学物质，用于饮料和食品加工的化学防腐剂和染色剂，以及经过化学处理的食品本身（如氢化油和高果糖玉米糖浆）……这些化学物质最终进入我们体内，因为我们吃它们，喝它们，呼吸它们，触摸它们。

进入身体的非自然物质被称为外源性物质，这些外来的毒素会混淆细胞内和细胞间的信号传递。一个长达数十年的伟大实验正在进行，毫无戒心的对象就是小白鼠。我们的生活、工作和娱乐环境中充满了毒素，光是在环境保护局（EPA）登记的种类就超过了 9 万种。

在前面的章节中，我已经讨论过食物中的化学毒素，但食物并非摄入化学物质的唯一来源。看看饭碗之外的巨大污染来源吧，它来自我们生活的方方面面，例如游乐设施的砷化处理木材；家里的油漆、地毯和家具污染；塑料的残留物；供水中的重金属；来自工厂、汽车、发电厂的空气污染；电磁波、微波和 Wi-Fi 辐射（对我们的细胞有生物效应）。补牙将水银填入我们的口腔；我们用含有内分泌干扰物的产品洗衣服，将它们厚厚地涂在皮肤上，这些产品都会影响我们体内的激素调节；更重要的是，我们摄入的营养物不够，难以有效地处理摄入、呼吸、吸收的毒素。在这样的破坏之下，我们的线粒体竟然还能工作，简直是个奇迹！

蕾切尔·卡逊在1962年出版的《寂静的春天》中写道：

> 每个人从受孕到死亡都会接触到危险的化学物质，这还是史无前例的第一次。在出现不到20年的时间里，合成杀虫剂已经在有生命的和无生命的世界中蔓延，几乎无处不在。[1]

许多研究将外界化学物质与各种各样的健康问题联系起来，包括神经退行性疾病、情绪障碍、糖尿病、心脏病和癌症。[2]（你可以在我的网站上看到功能医学研究所排毒课程的图表，其中包括更多细节。）

除了这些外界化学物质之外，人体本身也会产生毒素，这就将问题搞得更复杂了。这些毒素被称为内毒素，因为它们来自人体内部的化学过程，可能是化学反应产生的细菌或废物。正常情况下，我们可以有效地消除这些物质，但是如果人体缺少某些必要的营养元素来保持排毒机制的平稳运行，可能就会遇到更多问题。有些人似乎可以毫无压力地处理来自内部和外部的有毒物质，但是，根据遗传易感性，有些人可能对某种毒素特别敏感。结果就导致生命交响乐出现微妙的变化，偏离了原有的和谐状态。

◎华尔斯日记提要

在华尔斯日记中回答以下问题：

◇你担心毒素吗？

◇你认为你接触过什么毒素？有什么超过发达国家普通人的特殊成分吗？你的工作与化学制品有关吗？你在农场工作或住在农场附近吗？你家附近有工厂吗？

◇读完这一章之后，列出一些你认为能减少体内有毒物质的方法。

如果你患有多发性硬化症或其他自身免疫病，可能会对有毒物质特别敏感。好消息是，虽然无法在生活中杜绝，但有一些方法可以大大减少毒素。最重要的是，你必须做两件事：

◇最大化身体的自然排毒过程。

◇尽量减少毒性暴露的机会。

促进自然排毒过程

许多病人重金属检测呈阳性，我自己也不例外。通过实验室检测，我发现自己体内有许多毒性金属物质，所以开始通过饮食方案和温和的解毒方法尝试自然排毒，包括做桑拿、黏土面膜，食用藻类、海带和有针对性的补充剂（我将在本章后面讨论所有措施），直到消除了有毒金属，健康得到显著改善。两年后的检查显示我已经清除了过量的重金属。

许多人将促进排毒的过程称为净化。尽管净化这个概念看起来很时髦，其实却是一种古老的做法，而且是许多文化传统的一部分。通常，净化仪式都与精神净化或疗愈有关，包括泡冷泉和温泉、汗蒸、泥浴、禁食等。所有这些措施都是为了帮助身体净化杂质，从而更好地工作。

现在我们对人体的了解比祖先要多得多，已经知道了哪些器官负责处理和排除毒素，主要包括：

◇肝脏

◇肾脏

◇汗腺

在探索如何促进肝脏、肾脏和汗腺的重要工作之前，了解身体的解毒过程是很重要的，如图 8.1 所示。

大多数毒素是脂溶性的，因此必须将其转化为水溶性物质，才能在胆汁（通过肝脏）、尿液（通过肾脏）或汗液（通过汗腺）中排出。这个过程分为两个阶段。第一阶段，将毒素通过氧化、还原、水解和脱卤等化学过程转化为活性代谢物。换句话说，就是将它们从脂肪中释放出来，使其在体内处于自由状态。这种状态的毒素会更活跃，实际上对我们的损害更大，因为它不再被困在脂肪细胞中。但这不是最终的结局。第二阶段，人体细胞将侧链连接到新的活性毒素上，形成另一种化学结构，如硫基、甲基或特定的氨基酸。这会使毒素变成水溶性的，使其能从体内排出。然而，这个过程的每一个部分都必须运转正常，才能顺利释放身体中的毒素。如果毒素能转化为活性代谢物（第一阶段），但无法转化为水溶性物质（第二阶段），对身体造成的损害更大。这就是为什么人们在排毒过程中有时会有负面体验。一旦毒素成了水溶性物质，我们需要促使它尽快离开身体，不要继续在体内循环了。

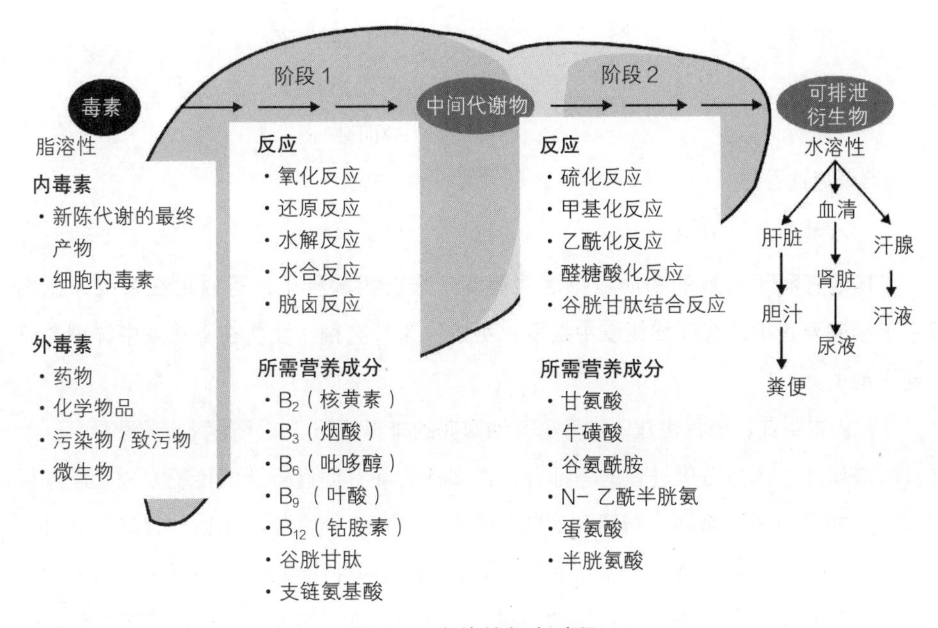

图 8.1 身体的解毒过程

幸运的是，很多排毒良方不仅简单，而且你可能已经开始做了。最好的方法是每天吃 9 杯蔬果加足够的海藻和内脏，这样能为你的身体提供有效处理毒素所需的全部物质，使其达到可以释放的状态。具体来说，一定要获得足够的：

◇硒和碘（来自海藻）

◇锌和辅酶 Q（来自内脏）

◇硫醇（来自富硫蔬菜和绿叶蔬菜）

◇类黄酮（来自彩色蔬果）

◇矿物质（来自加碘海盐和海藻）

◇完全氨基酸（来自动物蛋白或结合所有必需氨基酸的素食蛋白，如我在第六章中提到的那样）

添加有助于排毒的香料，可以进一步提高肝脏、肾脏和汗腺解毒酶的效率（部分是通过影响打开或关闭某些基因来实现的）。香料有助于保证现有解毒酶的平衡，处理和消除每天遇到的毒素。请在食物中大量添加以下香草和香料：

◇芦荟　　◇牛蒡

◇山葵
◇西芹
◇薄荷
◇迷迭香
◇藏红花
◇卡宴辣椒粉
◇蒲公英根
◇莳萝
◇姜
◇姜黄

其他有利于排毒的物质包括水飞蓟宾（来自奶蓟种子，可以用在茶或补充剂中）和碧萝芷（从海岸松树皮中提取，可以作为补充剂，我将在下一章中详细介绍补充剂）。

营养很重要，但我也建议你考虑其他重要的排毒策略。以下是我的最爱：

◇**出汗**。作为净化过程的一部分，许多社会都有促进排汗的传统方式。汗腺很擅长排除重金属、塑料和溶剂等毒素。桑拿会使血管扩张以达到降温效果，并增加心脏输血量。这实际上是有氧运动的一种代替品！（我将在第九章“运动与电疗”中进一步讨论这一点。）然而，许多多发性硬化症患者对体温的升高极度不耐受。如果你能忍受桑拿的高温就去尝试，如果不能则不要做。我坚持恢复了6个月，才能承受桑拿的高温，于是买了一个红外桑拿房，就放在家里的无边际泳池旁边。现在，我每周蒸4次桑拿，作为排毒计划的一部分。

◇**泥浆/黏土**。几千年来，黏土一直被用来护肤和保持健康。身体或面部的黏土浴可以排出储存在皮肤脂肪组织中的重金属、溶剂和其他毒素。比起出汗排毒，泥浆（黏土）面膜能更有效地从皮肤中吸附毒素。蒸桑拿的时候，我会在脸上和身体上抹一层泥浆面膜，然后再冲个冷水澡。你可以在当地药房购买泥浆面膜。

在保健食品店或网店能买到各种各样的黏土，你可以把它们和海藻、海盐混合做成糊状，涂在皮肤上，等它变干，停留30分钟后冲洗干净。另一种使用黏土的方法是加入镁盐做黏土浴泡脚，能让人放松。（泡完之后，记得把泥水倒在院子里，以免堵塞水管！）或者调制非常稀的黏土/水混合物，在浴缸中泡澡30~60分钟。如果有机会，也可以去提供泥浴的水疗中心，效果也会很好。

◎ 华尔斯语

像参加临床试验的人一样，如果大家一步到位地采用了我的饮食方案，通常都会感受到“排毒”过程。即使是逐步引入华尔斯方案的任一等级，也会出现排毒过程，特别是对于那些毒素负担特别大的人而言——尽管它不会像突然饮食改变那样带来那么多不舒服的感觉。排毒是身体释放毒素的自然过程。在大多数情况下，这句古老的格言是适用的：出胜于入！如果你准备好应对排毒，就不会把它们误认为病情爆发，以下症状都可能在排毒过程中出现：

· 皮肤上的痤疮样反应（可能是由皮肤排出的溴引起的）
· 头痛
· 身体疼痛
· 萎靡不振
· 暂时恶化的疲劳
· 对糖和碳水化合物的强烈渴望（这是垂死挣扎的喜糖酵母和细菌的副产品，它们正在努力让你多吃碳水化合物）

好消息是，临床试验参与者的排毒症状通常在几周内开始逐渐减弱。在临床实践中，我告诉人们在一周左右的时间里慢慢减少不好的食物，增加好的食物。这样做后，排毒症状一般就没有那么烦人了。记住，当你感觉到这些症状的时候，就意味着毒物从体内排出来了！

◇**藻类**。海藻和海带能吸收释放的毒素，不让它们被重新吸收回血液。它们不仅可以食用，也可以用在皮肤上，与黏土（如上所述）一起或单独做面膜。

◇**干刷**。这是一种帮助皮肤排毒的方式。做法很简单。用一把轻柔的刷子或一块干净、干燥的毛巾，从双脚开始，以轻柔画圈的方式朝着心脏方向擦拭你的皮肤。先刷两条腿，然后是腹部，接下来是手臂。这样可以温和地去除老旧的皮肤细胞，使皮肤恢复活力，增强排毒能力。整个过程通常只需要 5~10 分钟。如果你愿意的话，可以每天做一次。

尽量减少毒性暴露

我们总会在环境中接触到毒素，但最有效也最容易控制的是皮肤接触到的毒素。皮肤是最大的人体器官，在排毒方面很重要，但人们未必能意识到它也能从环境中吸收毒素。想想你涂抹在皮肤上的所有肥皂、乳液、防晒霜和药物，这些东西会被吸收进入你的身体。看看它们的标签吧，成分表中列出的所有化学物质都需要经过肝脏和肾脏的处理和清除。“有机”不仅适用于食物，也适用于皮肤上的产品，所以请尽量选择有机食品、有机护肤品以及尽可能天然的产品。另外，还需要思考的问题是你真正需要使用的产品究竟有多少，如果你每天洗澡，用肥皂洗腋窝和腹股沟，饮食也很干净，可能就不需要很多其他个人护理产品，也能让外貌和气息保持清新自然。举个例子，如果你让自己保持干净，就可以不用止汗剂了，这种产品通常含有铝，而铝可能导致患阿尔茨海默病、帕金森病和神经退行性疾病的风险增加。如果你还是想使用除臭剂，那就找一个不含铝的天然品牌，或者也可以用食用小苏打粉代替。

▣ 华尔斯警示

请注意，黏土、海带和藻类不仅会吸附毒素，还会从血液或口服药物中吸附药物。如果您正在服药，请将排毒计划告知医生，遵循医生指导，以免干扰用药。

◎ 华尔斯语

我们的食品和个人护理产品中有过多塑料、香水、溶剂和激素，会产生低度雌激素效应，与女孩早熟（甚至 7 岁就来月经）、世界范围内精子数量下降、20 多岁男性勃起功能障碍问题增多（初级保健诊所常见疾病）和女性多囊卵巢综合征等不育症相关，也与肥胖症、代谢综合征和糖尿病有关。它们会扰乱和混淆人体内分泌腺的激素信号，因此被称为“内分泌干扰物”。

家是毒素的另一大来源。家里的清洁产品和家具每天都会让你接触到上百种合成化合物，这些化合物会干扰细胞的化学成分，逐渐将激素系统推向不平衡的状态。如果好好清理了室内环境，就可以尽量减少有毒暴露，从而对体内毒素负荷产生很大的影响。以下是一些策略：

◇逐步用天然织物代替合成的地毯、窗帘和床上用品。这些合成材料会持续多年释放化学物质，让你吸入体内。适合家庭使用的面料包括羊毛、有机棉、麻和竹纤维。

◇逐步更换家具、橱柜、墙壁和地板中的所有刨花板、胶合板、玻璃纤维、纤维板和嵌板，这些材料会将有毒化合物排放到室内空气中。用天然硬木和竹子代替它们。

◇室内装修只能使用低 VOC（挥发性有机化合物）的涂料。

◇尽可能打开窗户通风，在家里多放一些绿色植物，它们有助于净化空气。如果你有过敏症，可以考虑在卧室里安装一个高质量的空气净化器。

◇改用天然或“绿色”家用清洁剂。醋、小苏打和过氧化氢可以解决大部分清洁工作，你也可以购买专门的天然清洁剂。至少每周打扫一次房子，以防细菌和霉菌进入。

◇用玻璃容器替换家中所有的塑料食品储存容器。较为经济的方法是吃完泡菜和萨尔萨辣酱等食物后，留下玻璃罐，并用它们来储存剩菜。

◇用不锈钢或搪瓷铸铁锅替换特氟隆涂层不粘锅。

◇过滤饮用水。有许多过滤方式可供选择；即使是装有过滤器的水罐也能减少自来水中的毒素。安装反渗透系统则更好，因为它是唯一消除各种进入饮水系统的药物的办法，也是我自己的选择。

◇华尔斯勇士问答

问：华尔斯方案对多囊卵巢综合征、子宫内膜异位症、不孕症或其他激素问题（如经前期综合征和潮热）有帮助吗?

答：一旦内分泌失调，细胞的生物化学机制就会开始紊乱。这些变化会使成年女性的荷尔蒙更像男性，而成年男性的荷尔蒙更像女性（多囊卵巢综合征、不孕症、勃起功能障碍、肥胖症、情绪障碍和胰岛素抵抗随之而来）。卵巢和睾丸是性激素的主要来源，能在青春期激活，让女孩变成女人、男孩成为男人。肾上腺也能制造少量性激素，而脂肪也能制造微量性激素。此外，仍然有证据表明，许多合成化合物（例如塑料、溶剂、香料等）

可以与性激素受体结合，混淆我们的生物化学机制。[3]

激素问题可能看起来很严重，但在许多情况下，答案相对简单。饮食对患有多囊卵巢综合征、不孕症以及其他激素问题（如经前期综合征和更年期症状）的女性有很大的作用，此外，塑料、溶剂、香料和杀虫剂可能造成激素失衡。没被识别的麸质过敏也可能导致子宫内膜异位症、多囊卵巢综合征和不孕症问题。这些疾病常与胰岛素抵抗有关。我们可以通过减少碳水化合物和体内毒素负荷来稳定血糖，降低胰岛素水平。你坚持华尔斯－古老饮食法或华尔斯－古老饮食法加强版的程度越高，胰岛素就越容易迅速恢复正常，性激素也是如此。此外，还需要尽可能谨慎地执行有机标准，改善排毒途径，减少对激素的破坏。

还有装在你嘴里的东西！如果你的牙里有大量含汞的填充物，就会每天释放出少量的汞蒸气，并且直接进入体内。口腔中汞填充物的数量与大脑中的汞含量有关。许多人决定去掉牙齿里的汞填充物，但由于目前还没有适当的研究，我不打算给出此类建议。如果操作不当，去除汞填充物可能释放更多的汞到你的身体里。当牙医去除填充物时，钻孔会使一些汞蒸发，然后这些汞会被人体重新吸收。如果你打算取出含汞填充物，应该找受过专门培训的牙医，最大限度地降低在处理过程中增加汞负荷的风险。我建议选择受过口腔医学和毒理学国际学会（IAOMT）专门培训的牙医。

华尔斯勇士说

我发现自己口腔中有大量“水银”填充物和一个“银”齿冠，需要口腔手术才能去除，还有一个“汞文身”（文身墨水中有汞），于是接受了华尔斯医生的建议，开始研究我体内的汞含量。我对自己的尿液、血液和头发进行了汞测试，毫无疑问，我体内的汞含量很高。短暂地遵循了华尔斯饮食法之后，我的多发性硬化症症状有了明显的改善，于是立即开始了汞排毒过程。我从口中取出了所有的汞，并定期用其他方法排毒。我继续干刷身体，使用膨润土，补充 B 族维生素。我吃大量的藻类和香菜；每周都做一次黏土（阿兹特克膨润土）足浴和面部护理。我从华尔斯医生那里了解了草药、香料和茶的所有好处，每天都会在茶里放点小豆蔻，往骨头汤里加入姜黄。

——德布拉

于美国纽约

值得注意的是，现在的牙医不再使用汞/水银填充物了，所以时常自称整体、无汞或生物牙科医生。然而，许多牙医还没有接受过安全去除汞的高级培训。去汞之前自己查一查牙医的资质！

另一个牙齿问题是用氟化物来减少龋齿，但氟化物对骨骼和脑细胞有毒性，与儿童智商的降低有关。[4] 最好不要使用氟化物来预防蛀牙；取而代之的是从饮食中去除白面粉和糖，坚持华尔斯方案，这将给你足够多的营养，有助于防止蛀牙。

总而言之，排毒并不特别难，但它确实需要警惕：尽可能享用纯净的食物，打造干净的家，多在身上和家居中使用天然材料，以及系统地巩固身体机能，让它以自然的方式消除毒素。这是华尔斯饮食计划的完美补充，也是华尔斯方案的重要组成部分。

第九章
运动与电疗

如果你现在不能移动，而且完全没有采取什么改善措施，将来可能就再也无法动弹了。这听起来很理所当然，但很多人并不这样认为。他们相信多休息会让自己的运动能力持续更久，但事实是，随着时间的推移，肌肉会开始退化，整个身体系统也会退化。如果你长年累月不启动汽车，发动机会发生什么问题？它很可能会卡住，怎么转动钥匙也发动不了。

由于多发性硬化症患者在病情发展过程中会感到疲劳，许多医生都会建议患者不要运动。人们认为这样可以缓解疲劳，为维持正常生活保留更多的能量——现在我们知道这错得有多离谱了。许多研究表明，各种各样的锻炼项目（如瑜伽[1]、力量训练[2]和有氧运动[3]）都对缓解疲劳、提高多发性硬化症患者的生活质量很有帮助。我不会建议你必须每天跑 5 公里，或是必须绕着街区散步。每个人的身体素质都有所差异，你可能做到别人做不到的事情，而其他多发性硬化症患者也可能做到你无法完成的事情。你应该去做自己现在能做到的事情，但也不能放弃其他可能性。不断螺旋式下降，最终走向静止，不一定是你的宿命。只要方式正确，运动可以促进运动，能量消耗后会产生更多的能量，静止不动则只会导致动弹不得。

运动是人类的天赋

从一开始，运动对我们这个物种就至关重要。在人类存在的长达 250 万年的时间里，我们的祖先平均每天走 6~12 英里。为了捕捉猎物、躲避掠食者和敌人，他们不得不断断续续地快速奔跑。我们的脑天生就期望得到这种程度的活动。

不仅如此，人脑还需要运动来生长和维持。你可能认为只有肌肉、心脏和肺能从运动中受益，但事实上，运动能直接影响人的大脑和脊髓。大脑在成长过程中需要的生长因子就依赖于运动。运动能刺激大脑中营养脑细胞的特定激素（即神经生长因子 NGF）、脑源性神经营养因子（BDNF）和其他生长因子的释放，这些生长因子都能刺激脑细胞和更多突触的生长，也能增加脑细胞之间的连接。[4]如果不运动，大脑就不会得到这种重要的生长激素，身体会修剪未使用的神经连接、减缓增加新的连接。同时，人体也不会用大量时间修复这些部位，从而导致衰退和脑萎缩。你越来越容易出现早期记忆丧失、社交能力下降、易怒和其他情绪问题。

缺乏锻炼带来的损害会累积在体内，一生的运动量会最终影响你患阿尔茨海默病的风险。累计运动量较少的人患阿尔茨海默病的风险更高，因为不运动会减少大脑生长激素，最终可能导致老年阿尔茨海默病。在治疗情绪障碍方面，有氧运动或力量训练都有效果，可能与服用百忧解等抗抑郁药效果一样，甚至可能更有效。[5]运动也会降低导致过度炎症的细胞因子数量。[6]简而言之，很少或没有体育运动，对你的健康非常不利。

如果你还没有开始运动，那就立刻开始吧！这是华尔斯方案的重要组成部分。你的锻炼计划应该包括拉伸运动、平衡运动、加强肌肉的力量训练和提高耐力的有氧运动。力量训练对神经生长因子的影响最大[7]，所以不要忽视这一重要因素！哪怕健康状况再差，我也建议你立即开始做拉伸运动，它有助于保护大脑，改善情绪，降低患心脏病、阿尔茨海默病、糖尿病、肥胖症和其他慢性病的风险。

◙ 华尔斯警示

在开始新的运动计划之前，请与你的医生交谈并获得许可（特别是那些以前根本不运动的人）。你可以要求进行物理治疗评估，并确定个人风险因素带来的运动限制。

◎ 华尔斯日记提要

在日记里记录下运动频率、时间和具体内容，以及不运动的时间和理由。华尔斯日记有助于督促你努力运动。记住，不管运动量有多小，运动时间有多短，只要动起来，就比不动要好得多。运动得越多，继续坚持就越容易。将这一切都写下来可以追踪自己的进步，感受逐渐变强的身体状况。

现在就开始吧

大多数人在有责任感的情况下，锻炼的效果更好。有很多方法可以加强责任感。作为一个一直都很热爱运动的人，多年以来，我一直坚持记录自己的锻炼日程表。我会把每天做的事情写下来——在每周的计划表上用几行字简单总结自己的运动情况。你可以用华尔斯日记来记录，这是一种对自己负责的方式。你也可以考虑和朋友一起锻炼，或者向朋友汇报你的锻炼情况，如果你停止了汇报，对方就能帮忙督促你。

当然，你也可以更进一步要求自己。如果你愿意找专业私教或理疗师，也许能加强运动的动力。与专业人士合作的好处是，有人评估你的进步，并随时帮你调整训练计划。如果你的步态或平衡方面存在问题，我建议去找理疗师进行临床评估。你可以请医生转诊，找到靠谱的理疗师。理疗师可以精确地评估你的肌肉强壮程度、灵活度、平衡能力和耐力，判断是否有办法调整步态。如果你没有明显的问题，也可以找运动治疗师或运动教练，先进行评估，然后制订个性化的运动计划和后续指导。优秀的理疗师和 / 或运动教练可以为你设计特定的运动计划，帮助你设定目标，并敦促实行。你可以在理疗师或教练的督促下，在诊所或健身房进行运动，也可能被布置“家庭作业”——你可以并且应该回家做的运动。

如果你找不到专业人士，也可以为自己设计运动计划。有许多针对多发性硬化症问题的简单运动，都可以尝试自己去做。主要分为四类：

◇拉伸运动

◇平衡运动

◇力量训练

◇有氧运动

在可能的情况下，我建议每天都囊括以上 4 类运动。如果做不到，也可以每天选择一类，例如，第一天做伸展运动，第二天做平衡运动，第三天做力量训练，第四天做有氧运动。根据你的自身情况，尽可能平衡地进行这四类运动。下面让我们具体看看每一类包括哪些运动。

拉伸运动

舞者和武术家都很重视保持良好的身体柔韧性。作为跆拳道的练习者，我早就知道花在拉伸运动上的时间应该和力量强化训练一样多，但我却没有做到。结果是我的小腿肌肉和腿筋都缩短了。我已经耗费了很多年的时间，试图将它们重新拉长。

几乎所有多发性硬化症患者都会出现肌肉缩短的问题，尤其是小腿肌肉、腿筋和臀肌。肌肉痉挛和肌肉僵硬也是多发性硬化症患者的常见问题，通常是因为活动减少。定期做拉伸运动有助于大大减少痉挛和僵硬，但即使你没有这方面的问题，拉伸运动也很有好处。对于多发性硬化症患者而言，定期做拉伸运动可以减少痉挛和肌肉僵硬，提高人体活动能力。拉伸运动也是恢复或保持正常运动范围的关键，对人体活动性至关重要，还能减少夜间腿部抽筋和痉挛的问题。

如果你的医生给你开了巴氯芬，它可以增加神经递质 γ－氨基丁酸（GABA）的生成，有助于减少与多发性硬化症相关的肌肉痉挛和僵硬。这对很多人都有帮助，但应该与拉伸运动结合起来。在坚持运动的前提下，药物治疗最终或许可以取消。研究表明，巴氯芬与拉伸运动相结合是治疗和预防肌肉缩短、痉挛和僵硬最有效的策略。[8]

以下是我自己坚持并推荐的拉伸运动。下面有关拉伸运动的图像和总结（以及本章后面的神经肌肉再教育运动）改编自功能医学研究所工具箱中提供的运动教育材料。你的理疗师可能会针对你的个人情况提出不同或补充建议：

1. 比目鱼肌 / 跟腱拉伸

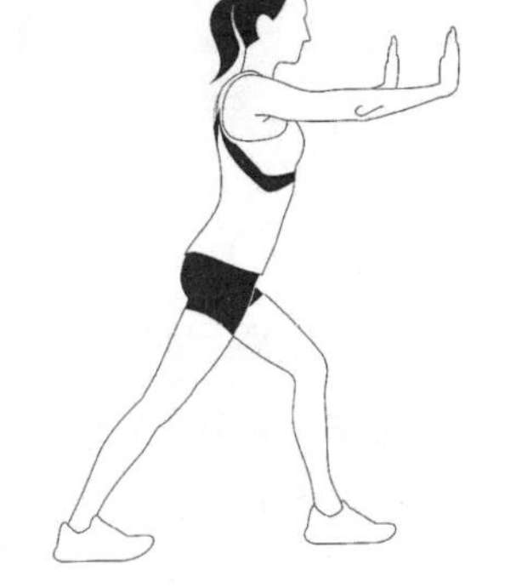

站在离墙三英尺（约 90 厘米）的地方，双脚着地，伸出双手去推墙面。右脚向前踏，保持双脚脚跟接触地板。左腿膝盖伸直，拉伸小腿。保持 10 秒。另一条腿重复上述动作。每条腿做 10 次。

2. 腿筋拉伸

坐着，双腿伸直，两脚抵住墙面。如果可以的话，把手放在背后。（如果做不到，把手放在臀部旁边的地板上。）从髋关节开始向前折叠，身体前倾，直至感觉到大腿后部腿筋的拉伸感。保持 10 秒后返回坐直状态。重复拉伸 10 次。

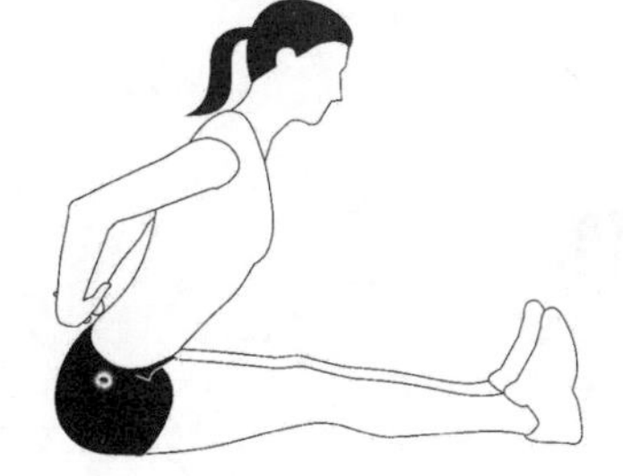

3. 臀部拉伸

仰卧在地板上，抱住双膝向上拉到胸部。如果要达到更强烈的拉伸效果，可以尝试一次只拉一条腿，另一条腿伸直放在地面。保持10秒。每条腿做10次。

4. 腰肌拉伸

如果你经常坐着，腰肌很容易沿着髋部往前跑，变得紧绷。下面介绍如何将其向后拉伸：将右膝放在椅子上，保持左腿伸直，左脚踩在椅子旁边的地板上。慢慢弯曲左膝，直至感觉到右边髋部前侧的拉伸感。不要拱背。保持10秒钟，另一侧重复上述动作。每边做10次。

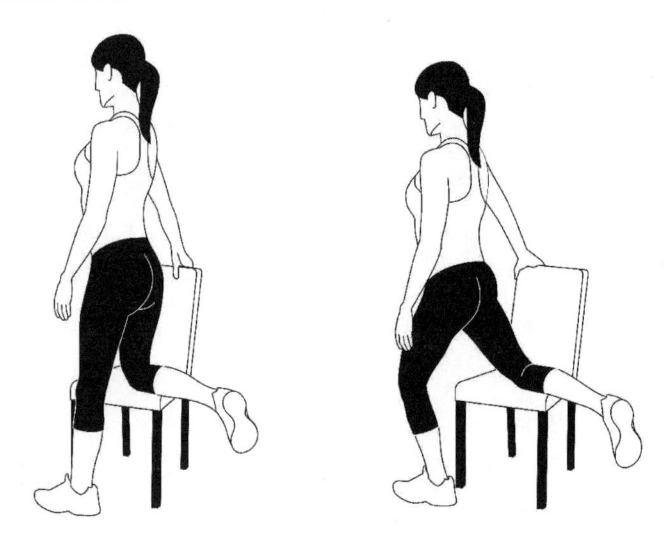

5. 四头肌伸展

四头肌就是大腿前部的四块肌肉。要拉伸它们，需要俯卧在地板上，右膝弯曲。右臂向后伸展，抓住右脚趾或脚踝，将脚往背后拉，直至感觉到大腿前侧的伸展感。如果你够不着自己的脚，可以用围巾或毛巾勾住脚，然后再拉伸。保持10秒钟。另一条腿重复上述动作。每边做10次。

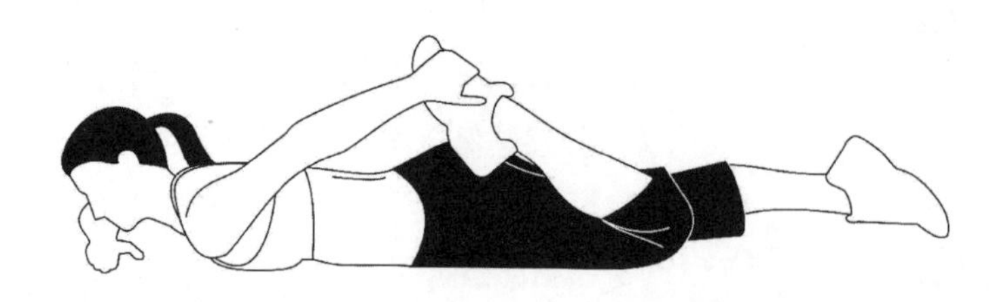

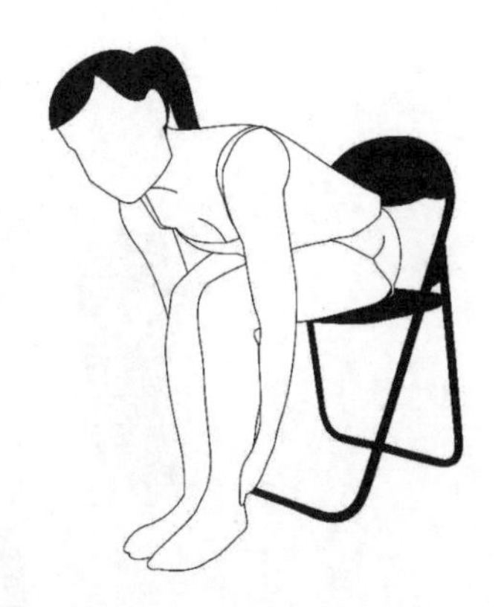

6. 竖脊肌拉伸第 1 式

接下来的两个伸展动作针对竖脊肌，它是分布在背部脊椎周围的肌肉。坐在椅子上向前弯腰，双手向下抓住小腿，将身体拉向地板。保持 10 秒钟。放松。重复 10 次。

7. 竖脊肌拉伸第 2 式

双手和膝盖着地，如果感觉很痛，可以在有衬垫的运动垫上做，或者在床上做也可以。保持手臂与肩膀垂直，大腿与身体垂直。慢慢向下塌腰，抬头，不要在背上施加太大的力量。保持 10 秒钟。然后低头，收起肚子，尽量拱背。保持 10 秒钟，然后回到平背位置。重复 10 次。

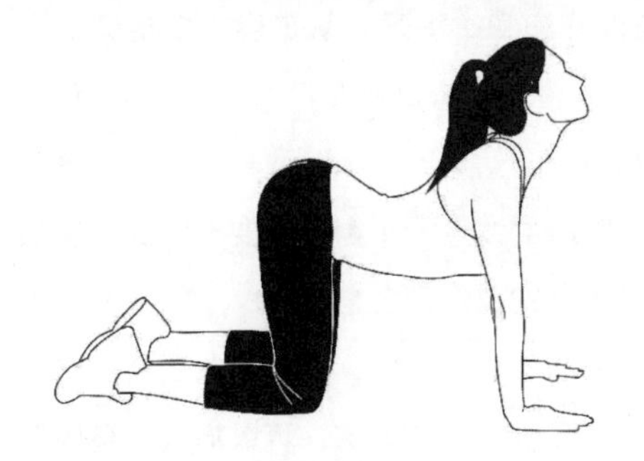

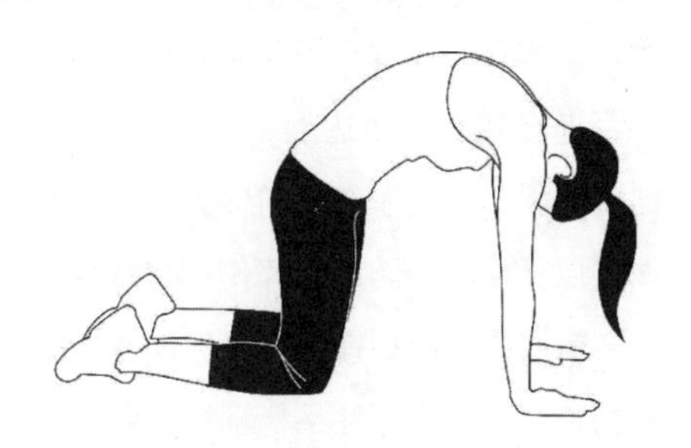

平衡运动

对于存在运动问题的人来说，保持身体的平衡往往也有一定的困难。多发性硬化症和其他自身免疫病患者的四肢可能失去知觉，和 / 或出现头晕和本体感觉受损的问题（不知道身体部位的空间位置，例如不知道自己的脚在哪里）。随着年龄的增长，即使在最好的环境中，我们感知空间位置的能力也会减弱。多发性硬化症或任何影响脑和肌肉的疾病都会加速这种特殊感觉的衰退。

你可以通过平衡训练来预防或减缓这种衰退。理疗师可能会建议你进行一些特定的锻炼，最简单的方法是尽可能久地保持单脚站立。我的第一次平衡训练是在走廊里进行的，这样在站不稳的时候就可以靠轻松扶墙来恢复平衡。我会在抬起一条腿后开始计时，目标是尽可能延长单腿站立的时间。我现在两条腿都能坚持 30 秒了，于是开始做其他普拉提和瑜伽姿势。

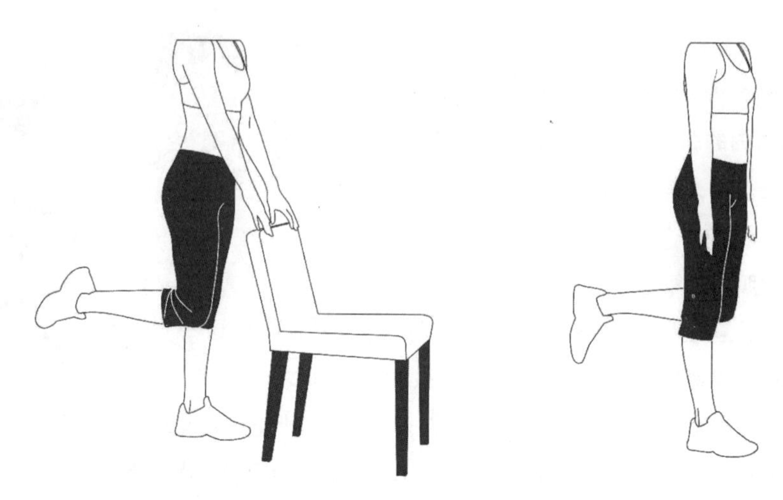

对于任何有平衡问题的人来说，这都是很好的初始练习。从走廊或橱柜旁边开始，这样在站不稳时就可以迅速扶到东西了。我建议你将目标制订为单腿直立 30 秒甚至 1 分钟。一旦达到了这个目标，就可以尝试下一步努力，单腿直立的同时身体向前倾斜，并将手臂向前伸直。你也可以闭上眼睛尝试保持平衡，但要确保身边有东西可以抓住，以防不慎摔倒！练习平衡的同时，一定要保证安全。

定期的平衡训练可以让你恢复空间感，也有助于防止摔倒，从而避免受到更严重的伤害。如果你想在平衡训练中获得更多的指导和进行功能训练，可以加入初级瑜伽班，或是参加为有健康问题的人专门开设的瑜伽课程，包括“坐在椅子上的瑜伽”。瑜伽有许多姿势，是非常好的平衡训练。

◇华尔斯勇士问答

问：为什么多发性硬化症会让脚变紫发胀，这感觉好恶心，我该怎么办?

答：血液需要通过静脉回流心脏，腿部和手臂的血液流动取决于手臂和腿部肌肉的收缩。如果四肢越来越虚弱，静脉就很难将血液泵回心脏，导致肢体肿胀、变紫。血液中的炎症分子过多会使情况进一步恶化。要减少变紫和肿胀，可以采取两种措施：第一，增加手臂或腿部肌肉的收缩，多做运动和 / 或电刺激小腿、手臂肌肉，或者多花时间将手臂或腿抬到高于心脏的部位，从而让多余的血液流回心脏；第二，多吃富硫蔬菜能减少炎症分子，改善血液流动性。彩色蔬果和绿叶蔬菜也有帮助。我在临床试验和临床实践中都观察到了这些措施带来的改善。

力量训练

当有了一定的平衡感后，就要进行力量训练了。肌肉力量减弱是导致摔倒和受伤的主要因素，更会加速损害人的移动能力。力量训练能利用身体的自然能力，适应需要做的任何事情，从而对抗消极后果。

如果你已经在定期运动，也可能发现力量随着时间的推移而缓慢减弱（但华尔斯方案应该能帮你扭转这种趋势）。在确诊多发性硬化症之前，我已经坚持了几十年的日常锻炼。诊断后，我知道力量训练和游泳会让我保持活动能力，但尽管每天都在锻炼，我的力量还是慢慢地变弱了。我不得不把 10 磅重的哑铃换成 8 磅，最后不得不减到 6 磅。但这没能阻止我，我仍在坚持进行力量训练，对抗身体机能减退。

每个患者都存在差异，但一些力量问题似乎会困扰所有多发性硬化症患者。最常见的问题就是负责在走路时抬起脚趾的腿部肌肉无力。我的伴侣杰基发现我拖着脚走了很长一段路，这是我清晰表现出来的第一个症状。这常常会导致人们走路时绊到脚趾，也是摔倒和受伤的常见原因。增强弯曲脚踝和脚趾的肌肉力量有助于大大增加身体的稳定性，以下是一些简单的方法：

◇翘起脚趾，把脚趾尽可能地指向天花板。数到 10，放松。重复 10 次。这是一个最简单的开始。

◇脚后跟着地站立，翘起脚趾，手扶在墙上保持平衡。保持 10 秒钟。重复 10 次，也可以每天想起来的时候就做一做。

◇当连续两天可以毫无难度地做到的时候，可以尝试翘起脚趾在走廊里走动，为了保持平衡，仍然可以扶着墙壁走路。

你可能还有其他的肌肉问题需要训练——大多数人都有。让理疗师或教练给你制订专门的强化计划很重要，因为计划可以根据个人需要量身定做。如果你的活动能力还不错，我建议你找一个自己喜欢且日程安排合理的运动课程，多与教练交谈，解释你的健康问题，然后讨论具体的上课方式。太极、瑜伽和普拉提都很适合当作力量和平衡训练方法。

如果从不进行力量训练，你的身体会认为肌肉细胞并不重要，也不会为它们投入资源。力量训练其实就是在使肌肉细胞疲劳，对它们造成轻微的损伤。擅长细胞修复的身体会在未来 24 个小时内修复并重建它们，促使它们容忍更进一步的工作强度，以回应你的锻炼。这就是我们需要每隔一天做一次力量训练的原因：用一天的时间来恢复，让你的身体在不断努力下变得更强壮。

一开始运动时可能不需要恢复时间。如果你非常虚弱，应该从有氧运动开始，而非力量运动。如果你没有努力到损伤肌肉细胞的地步，就不需要 24 个小时来修复。但是，当你逐渐变得强壮时，就可以做更多的力量训练了。治疗师或教练会告诉你，当你真的在努力锻炼肌肉时，需要做一次力量训练休息一天。

除了上面列出的有助于防止拖脚走路的运动之外，还有许多可以在家里做的力量运动，比如用哑铃或阻力带的运动。我强烈建议你听从合格的理疗师或教练的指导，他们可以根据你的需要定制运动计划。

神经肌肉再教育训练

在有氧运动之前，我想先介绍一种结合平衡训练和力量训练的运动，它叫神经肌肉再教育，有助于协调脑和身体，很适合有运动问题和本体感觉问题的人。

通过这些运动，你的耐力会慢慢提高，有助于心脏健康，也能帮助你锻炼到可以做有氧运动的程度。它包括在健身球上保持平衡，同时平稳小心地做某些动作。如果你没有健身球，可以去附近健身房里做，或是去运动商店、超市或网上购买。

在接下来的每一个练习中，做任何动作之前，保持骨盆略微倾斜以稳定下背部。

1. 屈曲

跪在球后面，手臂环抱健身球，手指在球的前方交握。在球上慢慢向前滚动身体，轻轻前后摇动。在顺利完成这个动作的同时，一定要保持平衡。（如果你感到疼痛就停下来。在保持平衡的同时，尽可能保持舒适。）

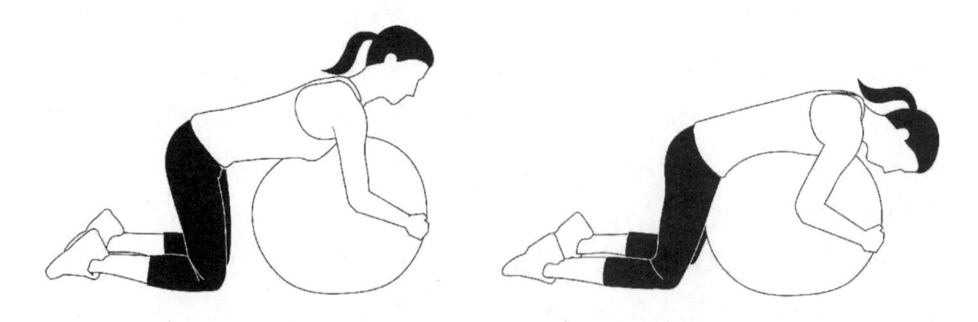

2. 延展

深蹲，球放在身后，后仰将背部靠在球上。双手高举过头，在球上慢慢向后滚动身体，然后轻轻前后摆动。如果可以的话，尽量向后，完全靠在球上。（如果你感到疼痛就停下来。在保持平衡的同时，尽可能保持舒适。）

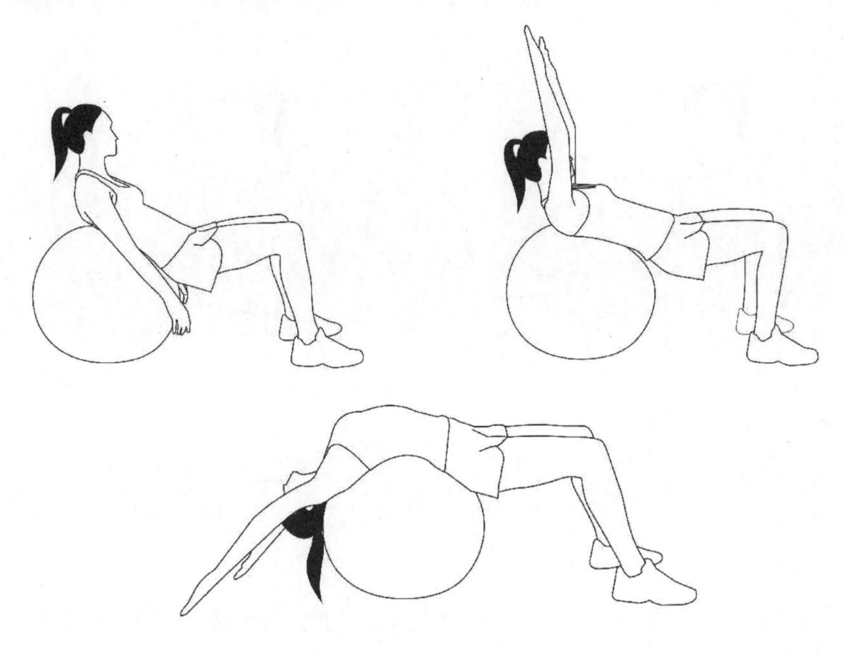

3. 侧向弯曲

右膝跪下，球放在身体右侧，右臂放在球上保持平衡。左腿向左伸展，左臂伸直过头顶，慢慢地将身体滚到球的顶部。另一边重复动作。（如果你感到疼痛就停下来。在保持平衡的同时，尽可能保持舒适。）

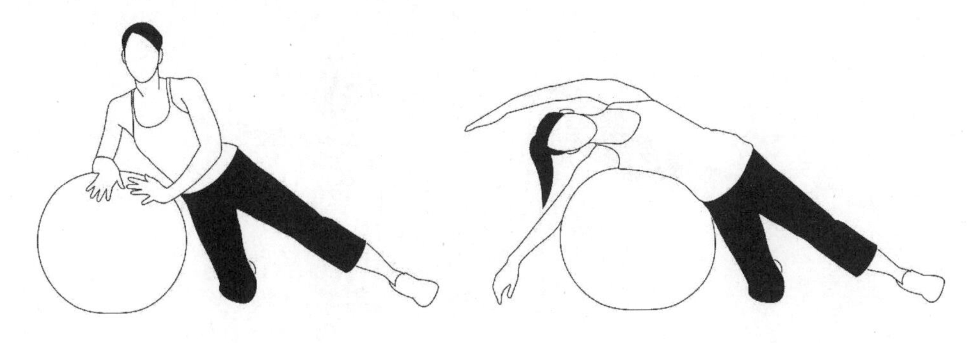

4. 坐姿抬腿

坐在球上，保持小腿垂直地面，大腿与地面平行。一开始很容易上下晃动，注意保持平衡，有助于增强你躯干肌肉的力量。然后抬起一只脚，小心保持平衡。当单脚离地变得很容易时，抬起整条腿，保持腿部伸直并与地面平行。保持平衡。不要垂下腿！

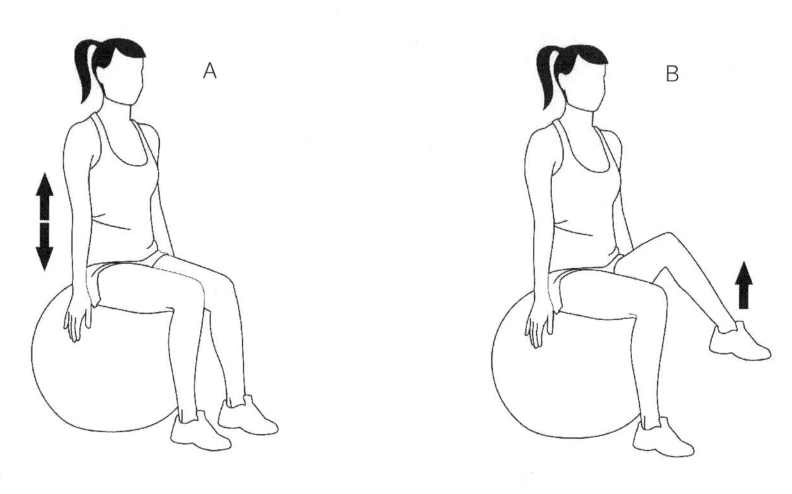

5. 下桥式

跪在地板上，把球滚过来，让它保持在胃部下面。双手撑在球前方的地板上，保持跪姿，脚趾撑在地板上，两脚相距约两英尺（约 60 厘米）。左手伸直与地面平行，右手撑住地面，保持。放下左手，换右手伸直与地板平行。接下来，伸出一条腿，与地面平行，然后收回并伸出另一条腿，与地面平行。一旦做这些动作变得相对容易，就尝试同时伸出左手和右腿平行于地板，保持平衡，再换一边。每个姿势保持 10 秒。

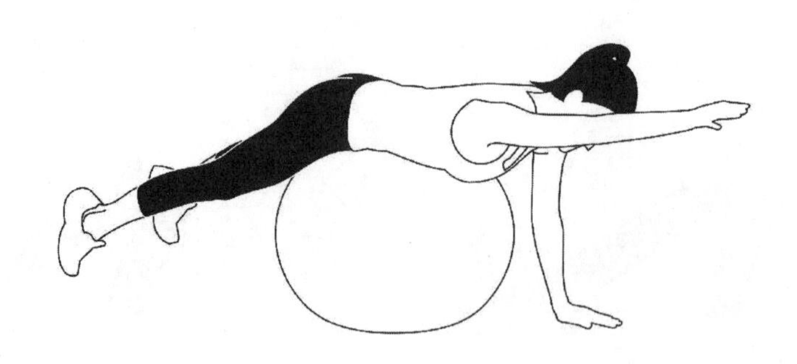

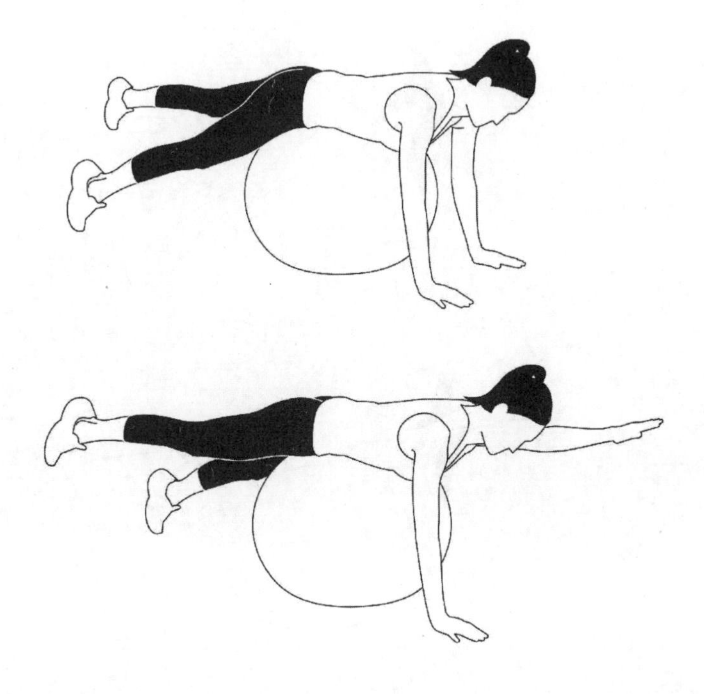

6. 上桥式

坐在球上，滚动球，将其置于肩胛骨下方，保持身体与地面平行。一次抬起一只脚，稍微推动身体前行。然后抬起并伸出一只手臂，让手臂越过头顶，与地面保持平行，同时继续前进。当这样做比较容易时，试着同时伸展一条腿和对侧手臂，并保持10秒钟。换另一侧重复。

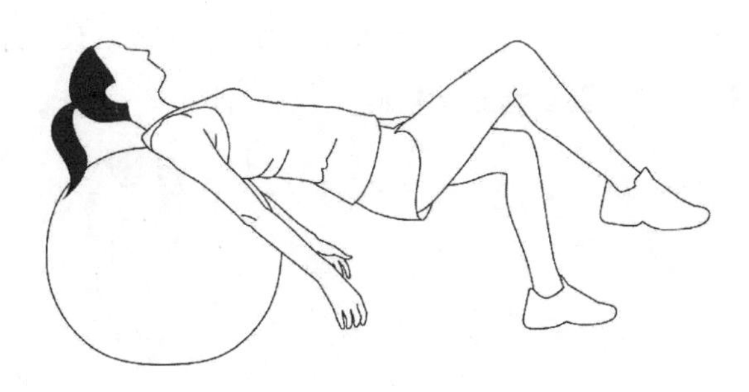

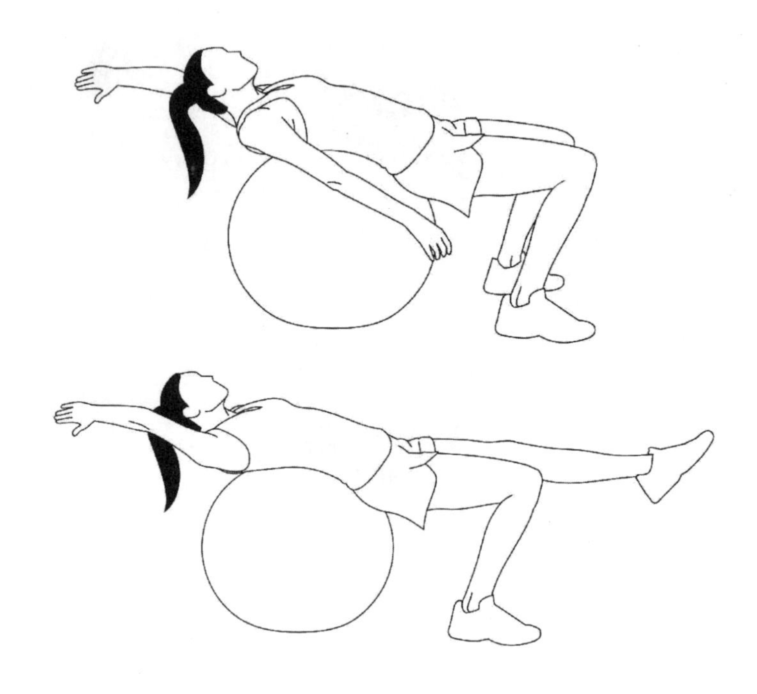

7. 卷腹

卷腹能锻炼腹肌，巩固核心力量。坐在球上，向前滚动，让你的胸腔后部靠在球上。卷曲身体，向膝盖方向伸展，手臂向前伸展。如果感觉难以做到，就往上走一点，让背部的更大面积与球相接触。当你能做到这一点时，尝试双臂交叉放在胸前再做卷腹。最难的方式是如下图所示，双手交叉放在脑后再做卷腹。练习过程中注意不要扭伤脖子。试着放松脖子，让所有力量都发自腹部肌肉。如果你仍然感到背部有压力，再向后滚，让背部更多地接触球面。

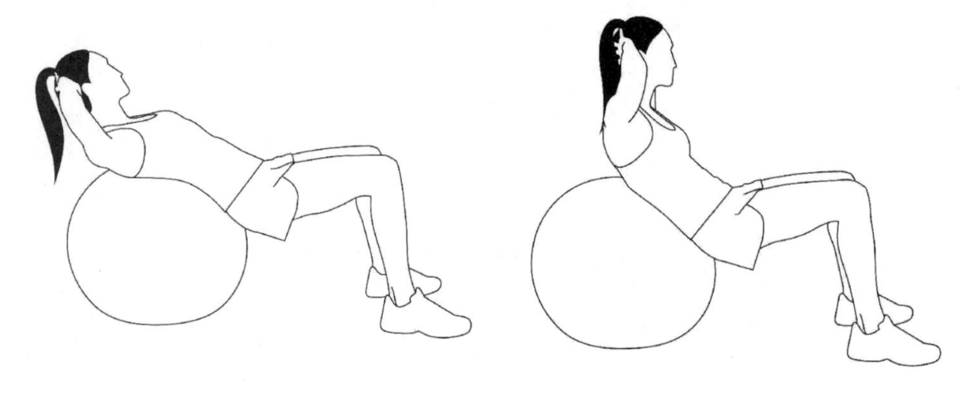

8. 超人式

脚底抵住墙，膝盖跪在地上（或垫子上）。腹部压住健身球，收紧下巴。慢慢蹬墙，让躯干和腿成为一条直线。保持 10 秒钟再后退。再试试，像超人一样把手臂前伸，从脚到手形成一条直线。保持 10 秒钟，然后向后滚动。如果可以的话尝试最难的水平，增加一个游泳动作，就像在爬泳一样，在手臂到达头顶的时候两手交替挥动。

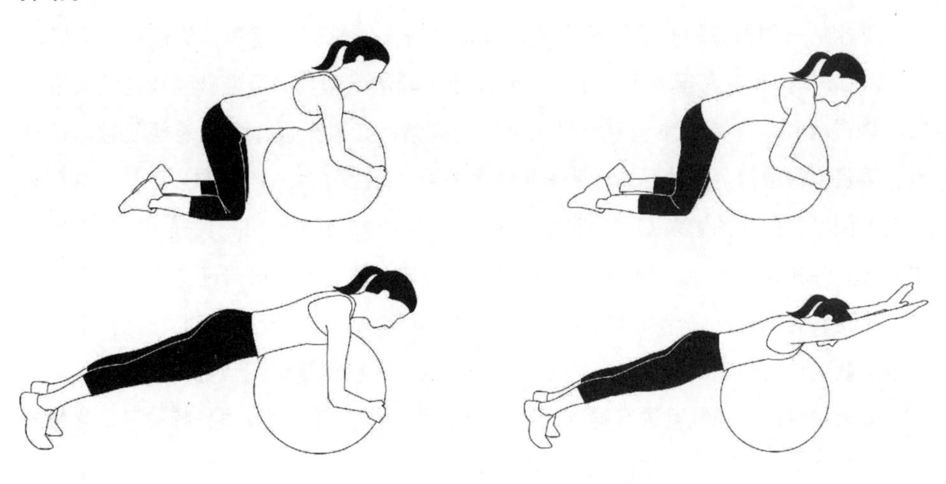

有氧运动

许多人一想到运动时，最先想到的都是有氧运动。有氧运动确实很重要，但我想强调的是拉伸、平衡和力量运动以及一些有针对性的神经肌肉再教育运动，对于有运动性问题的人来说同样重要。

由于有氧运动对心脏和肺有所裨益，因此它调节健康的方式也不同于其他运动。然而，每个人适宜的有氧运动都不一样，所以很难确切地说究竟哪项运动最适合你，既不会受伤，又能提高心率，能让你呼吸加快，大汗淋漓。

对我来说，有氧运动一直是我生活的一部分。我以前一直坚持跑步，直到莫名其妙的髋关节疼痛出现。然后，我开始骑自行车和越野滑雪。我拿起滚轴滑板，开始在柏油路上滑行。我经常带着孩子们一起运动，带着他们玩滑板或滑雪。我和杰基会带着他们在树林里骑车，在孩子们足够大的时候教他们越野滑雪。

然而，很快我发现自己不能加速越野滑雪了。我对自己很恼火，以为自己变老了，身体不好了，尽管我从大学起，每天都在工作前锻炼，多年以来从未中断过。当我最终被诊断出多发性硬化症时，心里有一部分松了口气，这说明我不是一个废物，我的运动能力下降是有原因的。

但我仍在继续坚持，因为我知道，只要我还想走路，就必须坚持每天锻炼。有一阵子，我每天在跑步机上缓慢爬坡走 20 分钟，但后来就做不到了。之后，我发现可以用游泳代替跑步。

游泳是一种很好的有氧锻炼形式，很适合有多发性硬化症和其他运动性问题的人。2002 年，我在家里放了一个无边际泳池，非常感谢我的母亲鼓励我花钱买下了它。她提醒我，保持健康和耐力是最重要的事情，如果无边际泳池能帮我做到这一点，再贵也很值得。无边际泳池带有电流发生器，相当于游泳版的跑步机。（更多信息请参阅本书后面的附录 C。）我每天游泳，用哑铃做举重练习。我开始喜欢在冷水中游泳，特别是在晚上。我会在 18℃的水中游泳，慢慢地放松自己，让身体适应寒冷。（这种方式未必适合所有人：大多数人需要温水，或者至少超过 18℃！）冷水降低了我的核心体温，有助于——至少对我来说——获得更深沉、更安逸的睡眠。我会先戴上护目镜和通气管进行爬泳，这样就不用担心换气问题或伸长脖子了。我每天晚上会游 15~30 分钟，然后再进行伸展运动。

如果你没法在家里放一个游泳池也不要紧，很多小区或健身房都有。即使你不会游泳，也可以试着在水里走路。水会提供阻力，也可以起到缓冲作用，以减少潜在的关节伤害。我认识很多患者都在坚持“水中行走”，这也是很好的有氧运动。

其他选择还包括水上有氧运动课程，通常比一般有氧运动课程更容易。如果你确实不喜欢水，也可以做其他运动：如果你有平衡问题，可以扶着栏杆在跑步机上行走，或者尝试椭圆机、动感单车等。划船机和倾斜自行车也是不错的选择。我的许多病人都会上温和的瑜伽课程和普拉提课程，这些课程不仅可以提供拉伸、力量和有氧训练，也能进行平衡训练，在患病的不同阶段都能找到适宜的运动方式。武术和交叉配合类课程也可以大大提高力量、耐力和平衡，但进行这些课程需要的力量和耐力，可能超过了大多数多发性硬化症患者能承受的范围。

根据个人状况选择运动的起点。如果你只能沿着车道来回走，那就从散步开始；如果你能骑 5 分钟的自行车，那就从骑车开始。什么运动都比不动好。我要再强调一遍，如果可能的话，与理疗师一起评估你的肌肉力量、柔韧性、平衡能力和步态，创建涵盖所有运动类型的个性化锻炼计划。尽管需要周密计划，你还是可以从今天开始尝试，现在就可以重新开始锻炼肌肉了，为什么还要浪费时间?

如果你能在大多数日子里坚持做有氧运动，或者每周至少坚持 3 天，一定会取得很好的效果。

振动

另一项我喜欢的锻炼方式是全身振动运动，它结合了力量训练、平衡运动和有氧运动。在回顾理查德·谢尔兹对全身振动机的另一项研究后，我发现了这种奇妙的运动方式。

全身振动运动的原理是，站在震动平台上，你的肌肉每分钟都会根据变化的位置做出数百个微小的修正。你的身体也需要感知自己的空间位置，所以它每分钟都会向你的大脑发送数百条信息，这很有益于你的本体感觉。所有进出大脑的信息都会刺激大脑中的激素释放（刺激修复和建立联结的神经生长激素因子，我在本章开头曾经提过）。你的身体也会受到刺激，释放肌肉中的激素，进而促进肌肉、肌腱和骨骼的生长和修复。

华尔斯勇士说

我坐轮椅已经 7 年了。1995 年，我被诊断出患有复发缓解型多发性硬化症，2002—2003 年，我的病情发生了变化，变成了继发进展型多发性硬化症。在治疗多发性硬化症的过程中，我做了 3 次三叉神经痛手术。大约在 13 个月前，我开始吃华尔斯饮食，但直到近半年才保持绝对的严格。

我的右手从 2001 年开始就一直紧握成拳无法打开，自从我开始实施华尔斯饮食方案以来，手部肌肉终于能够放松了，止痛药也减少到从前药量的一半。在实施华尔斯饮食方案之前，我只能站立约 1 分钟，还得扶着某种东西，用助行器也只能走大约 6 米。现在我可以站 7 分钟，走 48 米。我以前做过电刺激，现在则每天使用全身振动机两次，这对全身按摩和血液循环都很好。我仍会心怀希望、每天祈祷，终有一日我还能再度行走和驾驶。我每天都会感谢上帝让我遇到了这套饮食法。

——帕特丽夏

于美国佛罗里达州盖恩斯维尔

谢尔兹医生正在研究全身振动对瘫痪患者维持肌肉和骨骼力量的影响。研究报告提出，全身振动能帮助身体极度失健或骨骼变薄的人提高骨骼和肌肉的强度。俄罗斯和美国宇航员用它来刺激产生更多的骨骼和肌肉力量，以提高太空旅行的耐受性。[9] 运动员同样会做全身振动运动。临床研究表明，对于骨密度低或极度失健的患者，全身振动能在一定程度上改善骨密度和强度。[10]

我听说这种方式时，感到非常好奇，于是决定试一试。我买了 Vibra Pro 5500 全身振动机，和理疗师合作，每周三天使用全身振动机进行力量训练。一开始，我选择了很低的振荡频率，将身体承受的重力降到最低。然后，逐渐增加每次练习的时间长度，提高每秒的振荡次数。理想情况下，你可以找到备有全身振动机的诊所或健身房，这样你就可以自己尝试，让理疗师或教练帮忙设计专门针对全身振动的运动模式，用以满足你的身体需要。我不建议你独自尝试，至少在完全学会使用机器且获得专属计划之前。此外，全身振动机的价格也不便宜：价格从 1 400 美元到 15 000 美元不等，甚至可能更贵。有关详细信息，请参阅附录 C。

电刺激

你可能还记得，我在本书导言中就介绍了电刺激，并对这种疗法在无行动能力人的身上的应用很感兴趣。我说服了理疗师，让我试用一个疗程，发现它对恢复力量和灵活性有很大的帮助。我将它纳入了华尔斯方案，相信它是一个有用的工具，可以逆转肌肉萎缩，恢复活动能力。

电刺激绝不能算是舒适的疗法，有些人会很敏感，还有些人认为它相当痛苦。电刺激是运动之外的补充方法，不能代替运动。尽管有许多不便之处，但是，用电刺激作为运动的补充方案，可以长出更多肌肉。

电刺激的官方名称是神经肌肉电刺激（NMES），也就是在神经上施加微小电流脉冲让肌肉收缩。为了传导电流，理疗师会将电极放在皮肤的特定区域，并用能传递

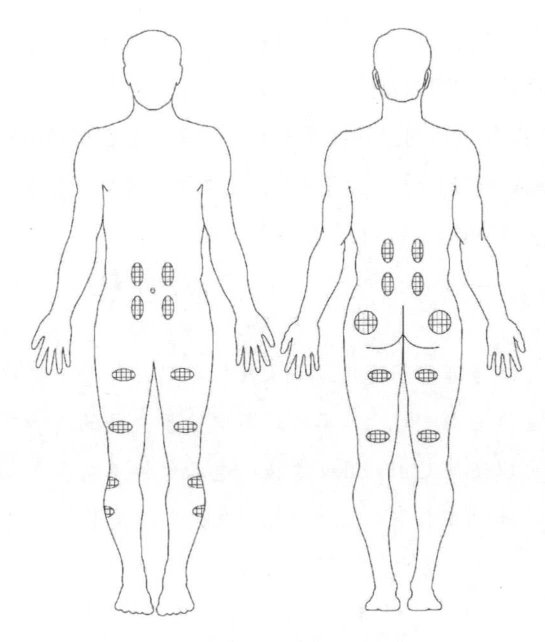

图 9.1　电刺激放置电极的位置

图中所示是理疗师建议我放置电极、刺激虚弱的肌肉的位置。请注意，理疗师会帮我放置电极，测试肌肉刺激状况，以确认是否正确刺激了预期肌肉群。因为我们每个人都是独一无二的，所以不要完全复制我的方法，请针对自己的肌肉状况，调整电极的位置。

电脉冲的电线将电极与机器相连接（见图 9.1）。你可以网购电疗机在家里使用，但最好是和理疗师一起尝试。（一开始，必须和理疗师或运动教练合作，测试自己需要在哪里使用电极，并设计一个专门满足个人需求的程序。然后再自己操作。）

电刺激最初用在运动员身上，帮助他们更快地从受伤和手术中恢复，但它实际上不仅有益于多发性硬化症患者，而且对因任何疾病而极度失健的人都有好处。研究发现，电刺激可以改善重度心力衰竭[11]、慢性肺病[12]、骨质疏松症[13]和类风湿性关节炎[14]患者的生活质量和身体功能。它最近被用于帮助中风患者更快地恢复功能（甚至在中风五年后）[15]，改善脑性瘫痪患者的生理功能（包括受影响的腿、臂和手的使用）。[16]用神经肌肉电刺激增强多发性硬化症患者的运动功能，我们是最先发表相关成果的人。[17]

电刺激对多发性硬化症的许多方面都很有用。它可以用于改善整体的身体健康，同时，对特定的身体机能薄弱性尤其有用。例如，电刺激设备（如，Walkaiden & Bioness 研发的）能向肌肉内的神经输送电流，使脚能在脚踝处向上抬起，让行走更容易，而不会拖着脚趾走路。研究表明，这些装置有助于提高步行速度和耐力。[18]Bioness 也有刺激大腿肌肉和改善手功能的装置。

华尔斯工具

电疗的电极可以与可重复使用或一次性的黏性垫相连。可重复使用的电极是自黏性的，能重复使用 10~30 次，具体次数取决于皮肤的清洁度，以及对电极的保养程度。你也可以使用 Carbonflex 电极，这款电极不需要黏合剂凝胶，而是用弹性压缩带或弹力布固定位置。Carbonflex 电极可以重复使用一年以上。使用时需要用水湿润电极，使其导电时不产生过度阻力（疼痛）。我用 Carbonflex 电极已经很多年了，感觉很好。电极面积越大，电流会越舒适。为了提高舒适度，我一般会用直径 3 英寸和 4 英寸的电极。根据每天做的疗程数目，每月成本为 25~100 美元。

另一种被批准的电刺激用途是治疗失禁问题。[19] 多发性硬化症以及许多其他自身免疫病和神经系统疾病，乃至纯粹的衰老，都可能导致膀胱和肠道控制不良。凯格尔运动（就是像中止排尿那样尝试挤压肌肉）可以有所帮助，也可以使用阴道或直肠探针增加适当肌肉的电刺激。如果你的问题是因意外事故引起的，通过电刺激来加强凯格尔运动可能更有帮助。好消息是，跟其他电刺激不同，这种治疗已经得到了美国食品药品监督管理局（FDA）批准，并且被许多保险公司纳入理赔范围内。（请参阅下面的“如何获取电刺激”。）本书末尾的附录 C 包含我自己使用的设备的更多信息。你的理疗师可能更有经验，可以推荐其他设备。

如何获取电刺激

接受电刺激对你来说可能没那么容易。原因如下：FDA 批准电刺激并非针对特定疾病。这是因为设备制造商必须对他们希望获得 FDA 批准的每种疾病都进行临床试验，每种试验都要花费数百万美元，成本高得令人望而却步。

相反，医疗器械制造商寻求并获得了美国食品药品监督管理局对肌肉电刺激的批准，用来解决更普遍的肌肉相关问题如肌肉痉挛（见下文）。美国食品药品监督管理局已经批准将电刺激设备分为非处方（OTC）或处方设备，其中非处方设备的功率较小，只能用于调理肌肉；处方设备则功率较大，只能在授权医生（如理疗师）的监督下使用，可以用于以下适应证：

1. 肌肉痉挛
2. 预防失用性萎缩
3. 缓解肌肉痉挛
4. 肌肉再学习
5. 对小腿肌肉的术后刺激，以防止血栓形成
6. 提高运动范围

如果你的病症不属于电刺激的治疗范围内，在找医生或理疗师申请治疗时可能会遇到麻烦。许多医生和理疗师没有意识到，越来越多的研究证明电刺激可以帮助人们提高肌肉力量和耐受力。

打印出以下两篇论文，带着它们去预约治疗吧，它们是：《神经肌肉电刺激和饮食干预减少继发进展型多发性硬化症患者的氧化应激并显著改善功能：一例病例报告》（*Neuromuscular electrical stimulation and dietary interventions to reduce oxidative stress in a secondary progressive multiple sclerosis patient leads to marked gains in function: a case report*）和《神经肌肉电刺激对继发进展型和原发进展型多发性硬化症患者的运动能力修复：一例病例报告》（*Neuromuscular electrical stimulation and dietary interventions to reduce oxidative stress in a secondary progressive multiple sclerosis patient leads to marked gains in function: a case report*）。向你的理疗师展示同行评审的论文，有助于证明给你做一次测试疗程是合理的。你可以从我的网站上获得相关文章的副本，在“社区资源”下可以找到这些文章（需要注册）。你也可以提醒你的治疗师，NMES 已经被批准用于治疗肌肉萎缩了。而如果你极度失健、肌肉痉挛和/或肌肉疼痛，肌肉很可能萎缩了。但是，你可能仍然需要自费使用 NMES，因为它可能不会涵盖在医疗保险保障范围内。

使用电刺激

如果你想尝试用电刺激辅助进行运动训练，以下是注意事项：

◇**你仍然需要锻炼。**电刺激不能代替运动。它能给肌肉增压，让你有机会长出更多的肌肉组织。如果你的力量和平衡状态恢复良好，可能会被建议减少使用电刺激，继续坚持运动，这是运动员的惯常做法。我们现在只做了针对多发性硬化症患者的研究，所以还没有发表过长期使用电刺激或功能性电刺激（FES）的研究成果。功能性电刺激是电刺激的一种替代方法，它的电流会定时产生功能性运动，例如模拟骑自行车时的肌肉反应。然而，正如一些运动员所做的那样，如果你喜欢，你也可以选择继续使用电刺激辅助运动。这两种方法都没有问题。

◇**你需要专业的意见。**你需要在诊所跟随理疗师上几次培训课程，学习如何操作设备。有许多不同的品牌和型号可以使用。你的理疗师或教练可能使用 EMPI 设备，例如，我使用的 Continuum（请参阅附录 C），也可能有其他不同的设备。理疗师或教练应该为你提供一组特定的锻炼方式来增强肌肉，你可以咨询刺激特定肌肉群时应该做哪些锻炼。当你变得强壮后，理疗师很可能会让你加大锻炼强度，延长电刺激的持续时间和增加强度。这一过程高度个性化，所以我建议你找一个理疗师进行评估，让他为你专门设计一套程序。在临床试验中，每个参与者的运动和电刺激程序都是个性化的。我们不会让所有人使用相同的方案，因为每个人都有独特的需求，专业人士可以帮你确定最适合你的方案。

◇**你可能无法忍受这种治疗方式。**接受电刺激之前，你可能需要接受一个测试环节，理疗师据此判断你是否能忍受这种治疗。不是每个人都能忍受电刺激，在我们的临床试验中，有一小部分人认为电击感过于痛苦，但 80% 以上的人可以忍受电流造成的强烈刺激。

一旦理疗师确信你可以安全地使用电刺激设备，就可以在家里自己做了，但一定要和理疗师保持联系。如果电刺激对你有效，也可以选择自己购买设备。最好是购买便携式、使用电池的设备。电刺激设备通常能分为 2~4 个频道，可以同时刺激 2~4 组肌肉。只有电力足够大，才能促进肌肉生长，而不能只把它当作调节肌肉的设备，购买时需要出示处方。价格从 100 美元到 1 300 美元不等，甚至更贵。

◎华尔斯工具

电刺激设备也可以算运动器材。恢复疗法公司（Restorative Therapies）是一家制作功能性电刺激设备的公司。他们使用电极刺激腿部和/或手臂肌肉推动踏板，以维持肌肉力量和耐力。最初的尝试是使用FES脚踏车帮助瘫痪患者维持肌肉力量、骨骼力量和生活质量。该公司针对的第一批患者是脊髓损伤患者。在一项针对5名原发进展型或继发进展型多发性硬化症患者的小规模试点研究中，研究人员发现，患者能够承受FES脚踏车的强度，通过治疗，能加快25英尺距离内的步行速度，提高生活质量。他们报告说，共有580名患者使用了FES。现在，已经有一部分医生开始使用FES来帮助多发性硬化症患者。[20]

我们在艾奥瓦大学进行了一项小型FES临床试验，正在向美国国家卫生研究院（NIH）提交申请，希望能够进行一项更大的研究。在我们的研究中，比较了不同训练方案的有效性。到目前为止，我们观察到FES脚踏车的容忍度相对较高，观察到的满意度也比较高。FES脚踏车可能有助于提高强度和耐力，但它并没有得到FDA的批准，成为多发性硬化症的治疗方法。你可以联系恢复疗法公司，查看附近是否有诊所在使用FES，或者咨询是否能尝试一个周期的试验。（获得FDA批准是一个昂贵的过程，需要至少两个不同地点的两轮临床试验，必须得出具有统计意义的结果。这种类型的研究需要花费数百万美元。）

◎华尔斯警示

如果你可能怀孕，请务必小心！如果可能怀孕，千万不要刺激腹部或臀部肌肉，因为靠近子宫的电流可能影响胎儿发育并导致出生缺陷！此外，任何人都不能在胸、脑或颈部使用电刺激设备。如果你有植入式电子设备（如心脏起搏器）或药物泵（如治疗痉挛的巴氯芬泵），请不要使用电刺激设备。

设定目标，开始时尽可能地保持简单，然后逐渐加强。这种疗法的一般原则是：如果想防止肌肉萎缩，每天刺激虚弱的肌肉15分钟；如果想增强肌肉力量，每天刺激弱肌肉群45~60分钟。因此，我的个人目标是逐渐增加时间，最后保持在每天花

60 分钟，刺激每一个弱肌肉群。请注意，对有严重残障的参与者，我们需要将每块肌肉的电刺激时间减少到 5 分钟，再根据每个人的耐受性缓慢加强。

你需要移动自己的身体，只有这样才能好好生活，不受疾病的限制。当你不复从前那般行动自由，尤其是不能和家人一起做他们想做的事情时，一定会十分失望和沮丧。然而，要记住，爱你的人会想和你并肩战斗。这很重要。与其退缩，不如站起来，尽可能多地活动身体。每一项运动都有助于提高你的身体健康水平和生活质量，而且只要你认真遵循华尔斯方案，进步一定会很稳定。

第十章
药物、补充剂和替代医学

除了饮食和运动外，华尔斯方案中还有许多有趣的治疗方法。我的许多患者很想知道自己应该服用什么补充剂，对此我也有很多话要说。还有替代医学，你是否也想过尝试一些另类的治疗方法？如果你这样做了，受过常规训练的医生会怎么说呢？关于这一点，我也有很多话要说，但在这一章中，我首先要谈的是你正在服用的药物。你可能已经开始考虑——如果华尔斯方案能让你变好，就能停止服药了，对吗？

没有那么快。

关于药物

我的很多患者为华尔斯方案兴奋不已，这很好。兴奋能激发人们的积极性，有助于你坚持饮食方案，即使是在感觉困难的时候。然而，这些人中很大一部分对自己正在服用的药物非常不耐烦，希望华尔斯方案能改善他们的健康状况（这是对的），但他们有时会突然停止服药，指望华尔斯方案在几周内“解决所有问题”。这不符合华尔斯方案的工作原理。

你可能会很快就感觉有所好转，但如果你正在服用处方药，一定不能擅自停药！这很重要。不要因为华尔斯方案而停止任何药物治疗或干预，否则可能带来灾难性的后果。

华尔斯方案需要几个月的时间来重置并重建你的生物化学机制，然后你的身体才能开始修复已经造成的伤害。如果现在就停止治疗，可能还没来得及走向好转，病情就又复发或恶化了。这可能会让你气馁、沮丧，甚至放弃。你的朋友和家人会说，“看到了吗？它根本没用。你在浪费时间、精力和金钱，回到以前的治疗方案吧”。

我担心自己强调得还不够，所以专程换个字体再次强调：

> **目前，针对生理和心理状况的药物治疗都必须继续保持！**
> **不要擅自停药！**

在我的临床试验中，没有让任何患者停止药物治疗，你也不例外。请在坚持治疗的前提下加入华尔斯方案，然后深呼吸，保持耐心。

在接下来的三年里，你将一个分子一个分子逐渐地重建自己的身体，精力和心情都会有所改善，血压、体重、胆固醇和血糖（如果你有糖尿病）状态也很可能走向康复。当你发现自己能走得更远、做到更多、精力更充沛时，也就是感到身体状况有所好转，这时才应该在医生的监督下，讨论是否应该减少或调整药物。严格遵守华尔斯方案后，可以讨论逐渐减少用药的标志还包括：

◇你在服用莫达非尼，晚上睡不着，因为药物让你保持清醒。

◇你在服用降血压药物，结果现在血压过低。

◇你在服用降胆固醇药物，结果现在胆固醇太低（低于 200 mg/dl）。

如果这些事情发生了，不要隐瞒问题，而应向开处方的医生反映。举个例子，将胆固醇和血压改善的现象告诉为你开药的初级保健医生，对方可能会建议你慢慢减少药量，最终停药。关于服用莫达非尼治疗疲劳的问题，请咨询你的神经内科医生。

那么免疫抑制药呢？这个问题更复杂。神经内科医生可能同意你的病情趋向于稳定了，核磁共振检查也没有发现新的损伤。（但已经存在的病变很可能会永远存在。）然而，医生可能将疗效归因于药物，而不是华尔斯方案。

现在问题来了，究竟该不该继续服用免疫抑制药？不幸的是，我也没有研究过这个问题，无法给予指导。你必须和初级保健医生、神经内科医生交流后做出决定。在此，我只能分享自己的经验。莫达非尼是我曾服用的抗疲劳药物之一。新的饮食方式刚开始一个月，我的疲劳就大大减轻了。到了第三个月，我每晚睡不到四个小时——因为莫达非尼是一种兴奋剂，这就是它能治疗疲劳的原因——我的大脑已经有了很大改善，这种兴奋剂使我一直保持清醒，我不再疲劳，也睡不着觉了。显然，是时候停服这种药物了，我的神经内科医生也同意了这个判断。

到了第六个月，我已经开始骑自行车了，于是告诉神经内科医生，我不想再吃正在服用的药物（骁悉）了，但是如果多发性硬化症症状再次恶化，我会继续服用。他让我尝试在一周内减掉一半剂量，下周再减掉一半剂量，两周后我完全停药了。现在我已经五年多没有服用任何药物了，状态依然很好。

看到你的进步，许多医生都愿意与你合作，但不幸的是，并非每个医生都相信健康生活方式对治愈身体疾病的力量。如果你没有得到真正想要的支持，我建议去找一个功能医学医生来帮你决定免疫抑制药物问题。功能医学医生更可能将你的病情改善归因于生活方式的改变。在临床实践中，我已经成功地使许多患者摆脱了免疫抑制药物，但这是在我的直接监督下进行的。

我在临床实践中看到，完全遵循华尔斯饮食方案的患者每次来诊所都感觉更健康、更年轻了，也经常有人出现血压下降、血糖下降、情绪改善、记忆力改善等很好的变化。随着你的细胞变得更健康，器官也可能会变得更健康，然后整个人拥有更多能量，充满活力，过上更美满的生活。

随着健康状况越来越好，你可以和医生讨论减少一些药物。看到你的变化后，大多数医生可能会更愿意帮你走向健康的新生活。我建议你自己先想想需要先停哪些药物，从副作用最多、好处最少的药物开始。停用了越多不再有好处却有副作用的药物，生活质量就会变得越好。请记住，身体的大部分伤害是在你的前半生累积形成的，要修复它也同样需要漫长的时间。

如果你正在服用药物，并且想减少使用量，那就可以向医生索要说明书（或者在网上搜索），阅读药物所有的副作用，然后告诉医生你目前的健康问题中有多少是由处方药造成的。先看懂说明书，再与医生商量，提出自己想减少哪些药物（渐进式地减少），看看当你的健康状况好转时，是否可以停止服用这些药物。

关于补充剂

华尔斯方案的重要组成部分是为身体、细胞和线粒体输入关键的营养素，促使它们获得最佳功能。这主要是通过改善饮食习惯来完成的，包括9杯蔬果，有机、草饲或野捕的肉和鱼、海藻和内脏、发酵食品和椰子油，以及我推荐过的其他食物。

你或许会想，要补充营养，吃维生素片不是容易得多吗?

维生素和矿物质共同促进细胞化学机制，但二者必须保持平衡，正如我在前几章中所写，通过食物达到这种平衡虽然难度略高，但质量却好得多。（我在第五章中有更详细的解释。）也就是说，我认为，无论你执行的是华尔斯方案的哪个等级，在缺乏营养的情况下，补充剂都可能对一些人有帮助。如果你决定服用补充剂，在开始之前一定要和你的医生谈谈。在特定情况下，某些补充剂可能是有禁忌的，而某些药物可能会与某些补充剂发生反应。补充剂和药物的说明书不一定会提到这个问题。

另外，我强烈建议你一次只服用一种补充剂，将感受记录在华尔斯日记中，写下你观察到的任何症状变化，特别注意头部、腹部症状或皮疹。如果你同时吃几种补充剂，一旦出现问题，就无法判断究竟是哪种补充剂造成的结果，也无法判断哪种补充剂真正有效。保持耐心很有必要。一次只吃一种补充剂，如果一周后没有出现问题，就可以再加一种。你可以将自己当作侦探对象，仔细留意自己对每一种补充剂的反应。

重要的是，你得明白，每个人都是独一无二的，有一套独特的酶来运行身体中的生物化学机制。同一种补充剂，对一些多发性硬化症患者可能很有效果，对另一些人却未必有效。每个人的需求和耐受度都大不相同，所以我无法给出一套放诸四海而皆准的补充剂添加方案，饮食方案或运动计划也一样，总会有一些人在服用某些食物和补充剂时遇到困境，还有一些人可能需要比平均水平更高的剂量。

除了药物，还有一些补充剂可能对你很有好处，其中包括维生素 D、必需脂肪酸（包括 γ－亚油酸）、维生素 E 和 B 族维生素（甲基维生素 B_{12}、甲基叶酸和 B 族复合维生素，包括硫胺素、核黄素、烟酸、泛硫乙胺和吡哆素）。此外，我建议你也考虑多吃海带、藻类和膳食酶。我将在本章后面详细介绍。

是否服用补充剂一定要和医生商量。我建议从维生素 D 测试开始。有些人会服用多种维生素 / 多种矿物质补充剂，然而，这更可能导致恶心和胃肠道不适。我一般不建议病人长期服用它们。

首先要确保你吃的补充剂有效，不会给你带来更多问题。

每年体检

如果你正在服用补充剂，就需要每年进行一两次血常规、肝脏和肾脏检查，确保不会因为这些补充剂或补充剂中的污染物而出现损害肝脏、肾脏或骨髓（血液工厂）的毒性反应。如果你有脑、心脏或其他复杂问题的个人史或家族史，我还建议你每年做几次实验室检查，以监测这些器官是否出现不好的迹象。以下都属于初级保健医生能够开出的检查建议。我已经提供了我自己使用的目标范围，以及通常推荐给患者的干预措施，但你的医生给出的建议也可能稍有不同。每个人都是独一无二的个体，具体操作必须根据你的个人健康状况进行。要做以下检查（见表 10.1），只需向你的医生申请。

表 10.1　每年体检项目

检查项目	理想范围	干预措施
血常规、钙、肌氨酸酐和谷氨酸氨基转移酶	达到正常值的理想范围（测试实验室根据 97% 的人的数值定义为正常值的范围）	安全的结果说明你的消化系统能正确处理补充剂。如果数值异常，你需要停服所有非关键药物，并立即重新评估，以确保数值再度变回正常
25- 羟基维生素 D 检测	50~100 ng/ml 或 150~250 nmol/l	根据检查结果调整维生素 D 的服用剂量。如果你的结果高于理想范围，则需要检查钙水平。当钙水平也升高后，如果不立即处理，你很可能会被送去紧急治疗
叶酸和维生素 B_{12}	在实验室参考范围的上四分之一处	根据同型半胱胺酸水平进行解释（见下文）
同型半胱胺酸	4~6.5 μmol/l	如果数值过低，需要多吃蛋白质；如果过高，改吃甲基叶酸和甲基 B_{12}。（请注意，较便宜的叶酸和 B_{12} 中没有添加甲基。）增加食用维生素 B 复合物，如 B-100。如果优化了叶酸和 B_{12} 后，数值仍然很高，请咨询功能医学从业者以获取专业指导
高敏 C 反应蛋白（hs-CRP）	低于 1 mg/l 为理想数值，低风险 1~3 mg/l= 中等风险 高于 3 mg/l= 高风险	如果数值过高，请多吃蔬菜和浆果；如果每天吃 9~12 杯蔬果后仍然很高，请咨询功能医学从业者以获取指导
空腹血脂	甘油三酸酯 / 高密度脂蛋白胆固醇比例小于 3	大于 3 表明可能存在胰岛素抵抗，需要减少碳水化合物的摄入，开始进入华尔斯饮食方案第二级或第三级。也可能表明需要更多的鱼油
高密度脂蛋白胆固醇（好胆固醇）	高于 60 mg/dl	如果低于 60 mg/dl，则需要减少碳水化合物的摄入量，增加蔬菜、浆果和鱼油的摄入量，加强运动

续表

检查项目	理想范围	干预措施
总胆固醇	高于 160 mg/dl（为了保证脑功能的理想状态，最好保持在 200 mg/dl 以上，但我们还不确知其上限；300 mg/dl 可能过高，也可能不高。）注：如果你患有冠心病或脑血管疾病，医生通常建议将胆固醇控制在 200 mg/dl 以下	如果胆固醇低于 200 mg/dl，减少或停止服用降胆固醇的药物。如果你没有吃降胆固醇药物，数值仍然过低，请增加胆固醇的摄入量，如吃酥油
促甲状腺激素（TSH）和游离甲状腺素（T_4）	TSH 0.30~5.00 微国际单位 / 毫升（IU/ml）；T_4 根据医院的检测标准	TSH 检查适用于疲劳患者。关于 TSH 的上限应该是 3.0 还是 5.0 存在一些争议。如果 TSH 超出理想范围，则检查 T_4；如果 T_4 也超出目标范围，则表明需要治疗甲亢或甲减问题
糖化血红蛋白	低于 5.2%	糖化血红蛋白用来检查是否存在糖尿病。这与你的低密度脂蛋白胆固醇的糖氧化水平密切相关。如果糖化血红蛋白大于 5.2%，请降低饮食中的碳水化合物含量

维生素 D

维生素 D 水平过低与较高的复发率和更严重的残障有关，高维生素 D 水平与较高的功能水平有关[1]，低维生素 D 水平与较高的自身免疫病、精神健康问题、心血管疾病和癌症发病率有关[2]。因此，我强烈建议你持续监测维生素 D，优先将其保持在最佳范围。

获取维生素 D 最自然和最有效的方法就是晒太阳。维生素 D 是一种有趣的维生素，有点类似于人体激素。通过照射在皮肤上的紫外线辐射，我们可以用胆固醇制造维生素 D。当这种情况发生时，肝脏和肾脏会将维生素 D 转化为一种更活跃的形式，使人体细胞能更有效地读取 DNA 指令。

我们的祖先经常持续暴露在阳光下，随着季节交替，阳光照射量逐渐增加的夏天，我们的维生素 D 水平和皮肤色素沉着也会随之增长，不幸的是，我们的生活方式已经改变了，如今，大多数现代人长期待在室内。想想旧石器时代的人吧，他们尽管也会选择有遮蔽的地方睡觉，但大部分时间都在户外度过，整个白天几乎都沐浴在阳光之下——而且当时还没有防晒霜。

现代人的生活方式与古人大不相同，大部分时间都待在室内。夏天的湿热让我们感到很不舒服，因为我们已经不习惯没有空调的户外。即使在天朗气清的时候，大多数人也不爱出门，用电子娱乐取代了户外游戏。即便要去户外，医生（特别是皮肤科医生）也会警告我们先涂上防晒霜。当然，你也不想晒伤皮肤，但是防晒霜加上漫长的室内活动时间，带来了一个问题——哪怕是夏末，许多儿童和大多数成年人仍然缺乏维生素 D。本来，我们的维生素 D 水平应该在此时达到高点，这样才能支撑缺乏阳光的漫长冬天。

防晒霜可以阻挡一部分紫外线 B 范围内的光，这正好是皮肤制造维生素 D 所需的光频。其结果是维生素 D 水平长期偏低，增加了遭遇感染、肺癌、乳腺癌、结肠癌、前列腺癌、心脏病、自身免疫病、早产、妊娠毒血症、精神分裂症、学习障碍和其他精神问题的风险。

实验室检测中，维生素 D 的理想范围通常是 20~70 ng/ml，也有人认为是 30~70 ng/ml。基于这个理想范围，许多医生会认为 31 ng/ml 已经足够了，但实际上这个数值仍然偏低，他们出现自身免疫问题和癌症的风险是维生素 D 水平更高的人的 4 倍。狩猎 – 采集社会和整天晒太阳的人，维生素 D 的值一般在 80~120 ng/ml。这可能是最健康的水平。

检测维生素 D 水平

你可以去医院检查维生素 D 水平，注意，要拿到实际的数字，而不只是一个显示为“正常”的结果。或者，你可以从维生素 D 理事会网站买一个家庭测试包，其中包括了维生素 D 的健康信息。订购的工具中包括刺血针和收集血样的卡。你可以自己采集血样，把卡片寄回实验室。实验室检测后会给你回信，给出结果，以及对维生素 D 理想范围的一般建议。

在我的诊所中，我们设定的理想范围是 55 ng/ml 以上，也就是哺乳的母亲需要达到的数值。我们的总 25- 羟基维生素 D 理想范围是 50~100 ng/ml，我建议患者将 80 ng/ml 作为理想的目标。然而，在临床实践中，我发现绝大多数人（90% 以上）的维生素 D 都低于 30 ng/ml，除非他们服用维生素 D 补充剂，在户外工作，手臂和腿（或躯干）整天暴露在阳光下，或定期美黑。肤色较深的人（即非裔美国人、太平洋岛民和拉美裔人）比他们的祖先生活的地方离赤道更远，更容易严重缺乏维生素 D。

那该怎么办呢？你可以定期日光浴或美黑，通过皮肤补充维生素 D；也可以吃补充剂，通过肠道增加维生素 D——二者都有好处也有缺点。但我的建议是遵循大自然的规则，利用皮肤制造更多的维生素 D。

来自太阳的维生素 D

晒太阳是我们祖先获得充足维生素 D 最自然的方式，当然也适用于你。维生素 D 补充剂可能导致你过量服用维生素 D（我将在下文讨论这个问题），而皮肤却永远不会过度生产。没有因晒太阳导致维生素 D 中毒（过量）的报告，而且有研究表明，同样是达到 50 ng/ml 以上的维生素 D 水平，通过皮肤渠道的人会比服用补充剂获得更好的免疫功能。阳光会赠予你最合适也最有益的维生素 D。

然而，这意味着你必须花一些时间将皮肤暴露在阳光下和 / 或晒日光浴。这存在不少争议！是的，我提倡用光来制造维生素 D，即使它来自美黑设备。重点是要循序渐进，逐渐增加时间，这样便不会一开始就被晒伤。在获得了足够多的阳光照射，且脸、胳膊和腿都没有晒伤的情况下，你的皮肤会产生 20 000 国际单位（IU）的维生素 D。也有证据表明，太阳光照射在皮肤上，除了能提高维生素 D 水平，还对免疫功能有积极作用。[3]

冬天，我每周会去美黑一次，选用 280~313 nm 波长范围内的紫外线 B 光（UVB），这是最适合制造维生素 D 的光频。我知道你在想什么——美黑会导致患上皮肤癌和黑色素瘤等疾病吗？鳞状细胞和基底细胞皮肤癌很少转移或扩散，通常切掉就可以了。黑色素瘤是黑色素细胞的一种癌症，可以转移，更具攻击性和危险性，甚至可以致命，但它最常发生在人体不会暴露在阳光下的部位。想想看，狩猎－采集社会的人一天到晚暴露在阳光下，皮肤癌或黑色素瘤发病率却并不特别高。为什么他们的癌症风险比我们低得多？其中一部分原因可能是他们持续日晒、极少晒伤，饮食营养密度也很高。

当然，你必须权衡所有因素，如果你有皮肤癌或黑色素瘤家族史，就最好服用补充剂。如果你想让维生素 D 来得更自然，我强烈建议你多晒太阳，但千万别晒伤。

◇华尔斯勇士问答

问：华尔斯方案对骨质疏松症、骨质缺乏和骨关节炎有什么具体的好处吗?

答：有。骨质疏松症和骨质缺乏与维生素 D 缺乏、高血糖饮食密切相关，这样的生活方式往往会导致人体从骨骼中吸收钙。再加上久坐不动，几乎没有动力把钙再补充回骨骼。减少摄入高血糖食物，多吃骨肉汤，将维生素 D 水平优化到 50~100 ng/ml。最重要的是，多做负重运动有助于恢复骨骼中的钙水平。每天喝一两杯骨头汤能让关节周围的软骨和韧带得到维持和修复，有助于治疗关节炎。每天吃 3 杯富硫蔬菜和定期运动也有助于支撑关节。华尔斯饮食方案能减少损伤关节的炎症，提供修复关节所需的营养。

维生素 D 补充剂

低维生素 D 水平与多发性硬化症症状恶化和复发的风险相关。因此，我建议你每年检查，尽量优化维生素 D 水平。[4]服用维生素 D 补充剂代替晒太阳，或是既晒太阳又吃补充剂，这些方式各有利弊。如果你服用补充剂，维生素 D 水平可能过高（超过 150 ng/ml），导致血液中的钙含量过高、肾脏损伤，甚至精神病。这是因为维生素 D 是脂溶性维生素。与水溶性维生素相比，脂溶性维生素更容易因过量而产生伤害。水溶性维生素（维生素 B 和 C）能由肾脏排出，而脂溶性维生素则储存在脂肪中，很可能在脂肪中积累，达到过高水平。

维生素 D 过量并不常见，但也存在这种可能性。这就是你必须定期检查，追踪维生素 D 水平的原因。必须保证维生素 D 处于理想范围内，不能变得过高。如果你服用的是超过 2 000 IU 维生素 D，我建议你每 3 个月进行一次维生素 D 测试，当维生素 D 水平达到理想范围后，每年检查一两次，确认将其保持在理想范围内。

补充剂的分量取决于你生活的纬度、皮肤的色素沉着程度，以及在户外度过的时间长短（无防晒霜的前提下）。许多在室内生活和工作的人在冬天需要每天服用

4 000~8 000 IU 维生素 D，在夏季则需要补充 2 000~4 000 IU，因为夏天他们可以在户外晒太阳，产生一定的维生素 D，从而保持健康水平。

请注意，这是一个较宽的剂量范围，因此，如果你严格按照这个剂量服用，还是存在摄入维生素 D 过量的毒性风险。另一个问题是，当我们通过补充剂来增加维生素 D 时，如果维生素 A、K 和 E 没有相应地增加，可能会导致细胞中这些维生素的相对缺乏。多吃肝脏、绿叶蔬菜、坚果和发酵的鱼肝油对获得这些脂溶性维生素组合非常有益。

此外，你需要口服的维生素 D 剂量在一定程度上取决于处理细胞中维生素 D 的酶的效率。这些被称为管理维生素 D 的单核苷酸多态性（SNPs）。如果你有几个与维生素 D 相关的 SNPs，就可能无法有效利用维生素 D，与没有这个问题的人相比，你需要的摄入量会比较高。这是定期监测血液水平的另一个重要原因，你需要确定自己是否已经达到了目标维生素 D 水平。无论你的情况具体如何，都需要追踪检查血液水平，以获得准确的剂量指导。就我个人而言，我不仅会晒日光浴美黑，还会通过维生素 D 补充剂、发酵的鱼肝油等方式补充额外的维生素 D_3，而且定期检查维生素 D 水平。

帮助维生素 D 发挥更好的作用

为了让维生素 D 补充剂更好地发挥作用，你还需要维生素 K_2，特别是维生素 K_2MK-7。你的肠道细菌会用绿叶蔬菜中的维生素 K_1 制造维生素 MK-7，它也存在于内脏、发酵的鱼肝油和草饲牛所产的高维生素黄油中。（请买这些油脂的无酪蛋白版本。）如果你正在服用维生素 D 补充剂，一定要多吃这些食物。不过，如果你已经在遵循华尔斯饮食方案，就不需要特别注意了。

钙

由于华尔斯－古老饮食法（约 950 mg）和华尔斯－古老饮食法加强版（750 mg）的钙摄入量低于华尔斯饮食法（1 450 mg），我建议根据自己的性别、年龄和饮食方案，每天补充一到两次 250 mg 柠檬酸钙。50 岁以下的人，钙的每日摄取推荐量是 1 000 mg；对于 50 岁以上的女性和 71 岁以上的男性，钙的每日摄取推荐量为

1 200 mg。持续有意地补充富含钙的食物很重要，比如罐装鲑鱼的骨头，以及杏仁、白菜和羽衣甘蓝叶——但服用补充剂更保险。

补充剂中钙的两种主要形式是碳酸钙和柠檬酸钙。我更喜欢柠檬酸钙，因为在空腹与否的情况下都可以服用，而且比碳酸钙的腹胀、胀气或便秘风险小。碳酸钙价格较低，但需要大量胃酸才能吸收（50 岁后胃酸会下降）。此外，重要的是，要提高肠道吸收钙的效率，就需要足够的维生素 D，因此如前所述，监测维生素 D 水平非常重要。你吸收钙的百分比还与单次的钙摄入量有关；单次钙量过高，吸收钙的百分比会有所降低。500 mg 或以下的剂量吸收率最高，500 mg 以上的剂量则可能不利于吸收。

镁

镁对减少肌肉痉挛、改善多动腿综合征（restless legs syndrome）和改善睡眠很有帮助。（我将在下一章中进一步解释。）绿叶蔬菜是补充镁的极好来源。如果你肾功能正常，决定额外补充镁，可以每天口服 350~400 mg，但是，在咨询医生之前，不要擅自补充更多剂量的镁，否则可能有过量服用的风险。氧化镁是最便宜的形式，但甘氨酸镁更容易吸收。

必需脂肪酸（ω-3 脂肪酸和 γ - 亚油酸）

下一个可以考虑的补充剂就是 ω-3 脂肪酸。在草饲肉类和野生鱼部分，我已经谈到了必需脂肪酸和素食主义的问题，然而，尽管你正在吃这些食物，脂肪酸的含量可能仍然不够。

有两种非常重要的 ω-3 脂肪酸：DHA 和 EPA。你的脑需要二十二碳六烯酸（DHA）来制造髓鞘，二十碳五烯酸（EPA）则有助于降低炎症。这就是它们对多发性硬化症或其他自身免疫病患者特别重要的原因！

在我们的研究中，会让被试服用分子级精制鱼油来增加 EPA 和 DHA 的摄入量，这是一个简单控制标准化摄入量的临床试验。然而，研究表明，食用富含 DHA/EPA 的食物比补充剂能更有效地提高血液中的 DHA/EPA 水平，其中最好的方式是食用野生冷水鱼，但如果你实在吃不到足够的量，补充剂也是不错的选择。还有一种有趣的方法来自遥远的北方社会千百年来的传统：发酵鱼肝油，使其产生更多营养素和脂溶性维生素 A、D，以及较少量的维生素 K 和 E。这种方式能保存鱼中的精油，甚至比冷冻或罐装的鱼还要好。你可以在绿色牧场公司买到几种传统的发酵鳕鱼和鳐鱼肝油制剂。

◎ 华尔斯语

鱼油可能延长出血时间。因此，我们的研究不招收服用药物（如香豆素、波立维或阿司匹林）稀释血液的被试。如果你正在服用任何药物来稀释血液，那就必须与医生一起研究 ω-3 脂肪酸的安全摄入量和种类。如果你正在服用鱼油，请不要在没有咨询医生的情况下额外服用亚麻油或大麻籽油，否则可能会增加瘀伤和出血的风险。（请注意，如果你有便秘问题，可以服用磨碎的亚麻或奇亚籽作为纤维来源，这不会增加出血风险。）在我的诊所里，如果患者使用血液稀释剂，我会和开血液稀释剂处方的医生一起讨论，看看是否能用高剂量鱼油代替血液稀释剂，因为它也能起到同样的作用。有时医生会同意，有时则不会。

但是，如果你不能或不想服用发酵鱼肝油，还是可以服用纯化鱼肝油补充剂。出于对汞污染的担心，我建议你寻找高浓度的分子蒸馏鱼油，如挪帝克或索尔佳的深海鱼油：每粒胶囊都含有大约 950 mg 的 DHA 和 EPA。如果你选择食用分子蒸馏鱼油（而不是发酵的鳕鱼肝油），还应该通过混合生育酚或生育三烯酚的方式，每天服用 200~400 mg 维生素 E。（注意，1 mg 约相当于 1.5 IU；有些补充剂会使用国际单位制而不是毫克。）如果没有补充维生素 E，ω-3 脂肪酸在血液中氧化速度会加快，好处也会大大降低。

最好是去医院做一个包含必需脂肪酸分析的血脂检查，确定血液中的 ω-6 和 ω-3 脂肪酸比例，这一比值可以通过 AA 与 EPA（花生四烯酸与二十碳五烯酸）的比值确定，理想值是 1.5~3。如果你达不到理想水平，也不要担心。我自己也达不到。我会做空腹血脂检查，努力优化高密度脂蛋白水平，将其作为 AA-EPA 比的间接指标。你还需要通过糖化血红蛋白数据来判断低密度脂蛋白胆固醇（HDL）的氧化程度，以及高度敏感的C反应蛋白（CRP）来测量炎症水平。目标是使HDL超过60，CRP低于1，糖化血红蛋白低于5.2%。

以下是一些数值及其含义：

◇当甘油三酸酯（triglycerides）高于100或甘油三酸酯与高密度脂蛋白之比大于3时，说明胰岛素水平过高。再次强调，在这种情况下，你得进一步减少碳水化合物/糖的摄入量，增加ω-3脂肪酸的摄入量，需要更严格地执行华尔斯-古老饮食法，或改用华尔斯-古老饮食法加强版。注：这一比率对非裔人群来说不太可靠。如果你是非裔，最好通过测量胰岛素和葡萄糖水平来评估胰岛素的敏感性。

◇如果患者的高密度脂蛋白低于60，我会建议增加鱼油补充剂。

◇如果糖化血红蛋白大于5.2%，我会敦促患者减少碳水化合物的摄入量，同时增加健康脂肪的摄入量，并考虑进行华尔斯饮食法的升级，进入第二或第三级。

◇如果患者出现流鼻血或过度瘀伤的情况，通常是血液稀释效应引起的。我会建议暂停服用鱼油一周，然后剂量减半，继续服用。

◇你会希望C反应蛋白低于1。

维生素B

许多人服用维生素B补充剂是因为维生素B在维持细胞的正常功能中起着许多重要作用，包括维生素B_1（硫胺素）、B_2（核黄素）、B_3（烟酸）、B_5（泛酸）、B_6（吡哆醇）、B_7（生物素）、B_9（叶酸）和B_{12}（钴胺素）。在临床试验中，我们需要更具体的信息。我会在研究开始时就检查被试血液中叶酸、维生素B_{12}和同型半胱胺酸的含量。在担任多发伤病科的初级保健医生时，我也常为有脑病（神经或心理问题）、心脏问题（冠心病、瓣膜问题或心律问题）个人史或家族史的患者检查。特别值得注意的是叶酸和维生素B_{12}，建议能保持在理想范围的上四分之一（接近上限）。

华尔斯勇士说

2008 年，我被诊断出患有多发性硬化症，一项头发矿物质分析发现我体内的铅含量很高。当时的血液测试显示，我有肺结核、血蛋白水平过低和细胞因子水平过高。由于我的麸质和乳制品不耐受、一定的遗传倾向和压力触发因素，身体无法自我解毒和治愈。

我找到了华尔斯医生，跟随她的饮食方案，放弃了坚持十年的素食，慢慢地接受肉类，每天吃辅酶 Q 和维生素 D 补充剂。在不吃鱼、亚麻籽油的日子里，我每天吃 15 ml 高剂量的 EPA/DHA 鱼油。我会在香蕉 / 猕猴桃 / 蓝莓果昔中添加卵磷脂、槐树粉、大麻蛋白粉、麦斯基特粉、绿茶粉、可可粉 / 咖啡豆、螺旋藻、小球藻、蜂花粉和亚麻籽油。华尔斯饮食满足了我对好脂肪和绿叶蔬菜的渴望，这是其他饮食方案做不到的。它给了我方向和动力，因为我知道这样的饮食可以改善髓鞘，平衡 γ－氨基丁酸（GABA）水平，恢复线粒体功能。我已经有一年没有复发，也没有接受药物治疗了。现在我感觉到能量水平（和）认知能力有所提高、脑雾减轻、平衡感改善、体重减轻、视力变好、偏头痛减少、消化力改善、皮肤清洁，就连头发和指甲也变得越来越光亮了。我又能跑步了！我的神经内科医生最近报告说我没有出现残障迹象。我很高兴自己能恢复健康。华尔斯方案强度很大，但它确实是一种很棒的珍爱自己的方式。

——妮莎

于澳大利亚塔斯马尼亚

华尔斯警示

请注意，你所服用的任何维生素或补充剂都应来自工艺良好的制造商，已通过第三方对产品进行测试，确认产品不含铅或其他重金属。大家可以查阅相关网站，了解对维生素和补充剂进行独立测试的结果及其产品纯度。某些网站可能要成为会员才能了解测试结果。我认为，能让你知道哪些产品是最安全和可靠的，会员费就花得很值。

那应该怎么做呢？先检查叶酸、维生素 B_{12} 和同型半胱胺酸水平。你的目标是让叶酸和维生素 B_{12} 水平接近正常范围的上限。以同型半胱胺酸为例，应将其保持在 4~6.5 μmol/l。如果数值很低，可能需要增加蛋白质摄入量；如果同型半胱胺酸过高，则需要增加维生素 B 族复合物，包括甲基维生素 B_{12} 和甲基叶酸。如果在食用优化叶酸和维生素 B_{12} 之后，同型半胱胺酸水平仍然很高，就需要找一位接受过功能医学培训的医生，请他做进一步的评估和指导，想办法优化同型半胱胺酸水平。

辅酶 Q

辅酶 Q 对线粒体效率很重要，它是线粒体产生三磷酸腺苷的电子传递链的一部分。（见第一章。）随着我们的成熟，尤其超过 50 岁以后，制造足够多辅酶 Q 的难度越来越大，药物也往往会损害制造辅酶 Q 的能力。用于治疗心力衰竭时，辅酶 Q 剂量为每天两次，每次 100~200 mg。[5] 用于治疗帕金森病时，剂量则为每天两次，每次 300~600 mg。[6] 我没有研究过如何用辅酶 Q 治疗多发性硬化症患者。由于心力衰竭和帕金森病的研究对象只使用了一种干预措施，所以作为整个营养支持计划（如华尔斯方案）的一部分，小剂量的治疗可能是有效的。这就是为什么在临床试验中，我们每天只使用 200 mg 辅酶 Q。每周吃三次心脏（辅酶 Q 的最丰富来源）和肝脏（也是一个很好的来源），也会给你更多辅酶 Q、肌酸、脂肪酸和其他重要的线粒体营养。另外，如果你在服用他汀类药物，可以和你的医生谈谈辅酶 Q 的补充问题。

藻类

我已经在第六章中提到过海藻，因为它们实际上是功能性食品，而不是补充剂。然而，藻类虽然与之类似，却更像一种补充剂，所以我会在这里提到它。

像海藻一样，藻类的细胞壁也会吸附重金属、塑料、溶剂和其他毒素，让它们与粪便一起排出体外。但与生长在盐水中的海藻不同，藻类生长在淡水池塘（小球藻或螺旋藻）或太平洋西北部的野外（克拉马斯蓝绿藻）。这三种藻类都是维生素、矿物质和蛋白质的有效来源，并且被传统社会用作食物来源都已有数千年之久。

你也可以服用胶囊或粉末装的藻类。这三种藻类我都会吃，比较好的选择是轮换着服用。我会从缅因州、加拿大或挪威购买有机藻类。（由于辐射问题，我避开了日本的藻类。）

藻类吃起来很像绿叶蔬菜。小球藻和螺旋藻都比蓝绿藻味道好一些。当然，如果你吃的是胶囊，就不会注意到它的味道。一定要在早上吃藻类，因为很多人在吃了藻类后都会精力充沛好几个小时。如果你在下午服用，很可能会出现睡眠问题。将藻类作为饮食补充剂时，注意感受自己的感觉。有些人很适合吃藻类，另一些人则发现它会引起恶心或腹泻。如果你吃了不舒服，就不要再吃了。此外，我会定期停止食用藻类，每个月停一周。我这样做的部分原因是我会持续吃一磅单一类型的藻类，直到将它吃完。如果你每天只吃几粒胶囊，或者每天轮流吃不同的藻类，就没有必要中断了。这也是我希望你更换绿叶蔬菜品种的原因：它们对我们很好，但是每种蔬菜中都有一些毒素。如果你不断调整品种，就会获得更多好处，降低风险。所以，要么就吃不同品种的藻类，要么就吃一阵停一阵。我每次会吃一茶匙螺旋藻或小球藻，或半茶匙蓝绿藻，因为后者的效果更好。夏天时我会吃更多新鲜的、各种各样的绿叶蔬菜，就会停止食用藻类，到了秋天，我花园里的蔬菜没有了，我才会开始食用藻类。

旅行小贴士

在旅行的时候，很难得到我想要的绿叶蔬菜和富硫蔬菜分量。如果我没有吃到平时的蔬菜量，就会加一些藻类添加剂。我会把螺旋藻、小球藻或克拉玛斯蓝绿藻加入一小杯水中，亲热地称之为“绿色威士忌”。它就像一小杯饮料一样，很容易一饮而尽。其他旅行提示：

- 我经常在旅行时随身携带肝干，以确保饮食营养密度在旅行时不会下降。
- 外食时可以点蔬菜、烤肉、沙拉（搭配柠檬或香醋）和浆果。
- 我不喜欢酱汁、调料和汤，因为它们通常含有隐藏的麸质和乳制品。

消化酶

现代人的身体负担很重：一方面爱吃熟食，其中的酶已经被高温破坏了；另一方面又倾向于吃高糖和碳水化合物的食物，增加了对消化酶的需求。长此以往，这样的生活方式会严重消耗胰腺，使其无法产生充足的消化酶。我在第六章中建议添加发酵食品，补充消化酶，也可以帮助身体更好地消化熟食。

有以下几种方法可以补充消化酶。你可以在吃饭的时候吃一两粒胶囊，代替烹饪过程中受到破坏的酶；也可以在吃饭前 30~60 分钟空腹吃 1~3 粒胶囊。后者更为适宜，因为空腹状态更有利于吸收酶，得到更多好处。

我每天早起和睡前空腹各吃两颗酶胶囊（我吃的品牌是 World Nutrition Vitälzym，非常满意，在此强烈推荐），但我不是从一开始就吃到了这个剂量。我建议从一粒胶囊开始，慢慢地往上加，注意自己的感受。在购买消化酶时，观察产品是否包括最低限度的蛋白酶、菠萝蛋白酶、淀粉酶和脂肪酶。消化酶会增加血液稀释药物的效果，如果你服用了任何药物，尤其是任何类型的血液稀释剂（包括鱼油），就请谨慎使用消化酶。这也是需要缓慢调整剂量的另一个原因。

添加膳食纤维

如果有便秘问题，我建议你多摄入纤维。可以用新鲜磨碎的亚麻籽或奇亚籽来做水果布丁，并通过测试确定剂量，直到达到想要的效果。在我看来，最好能服用纤维胶囊。如果这对你没什么用，就可能需要更多的纤维。最终目的是摄入足够的纤维，一天大便两到三次，并且不会腹泻！可以购买由洋车前子壳、菊粉、奇亚籽或亚麻籽制成的可溶性纤维产品。

补充剂概要

表 10.2 是我推荐的补充剂一般剂量，但在开始服用新的维生素或补充剂之前，请务必咨询您的医生 / 保健医生。

表 10.2　补充剂及其每日剂量

补充剂	最大每日剂量（医生另有嘱咐时除外）
维生素 D	根据血液检查结果，按照医生建议的量服用

续表

补充剂	最大每日剂量（医生另有嘱咐时除外）
柠檬酸钙	如果在遵循华尔斯饮食方案第二级或第三级，每天吃一到两次 250 mg 的钙
镁	每日 350~400 mg 甘氨酸镁
二十二碳六烯酸（DHA）/ 二十碳五烯酸（EPA）、鱼油或发酵鱼肝油	2 gDHA/EPA 或 2 g 鱼油或 2 g 发酵鱼肝油
混合维生素 E 生育三烯酚或混合生育酚	如果在食用鱼油或 DHA/EPA，则每天食用 400 mg
复合维生素 B，最好是维生素 B-100（效力更高）	1 颗胶囊
甲基维生素 B_{12}（这种形式比便宜的维生素 B_{12} 更可取）	1 000 μg（舌下含服比吞服吸收效果更好）
L- 甲基叶酸盐（左旋亚叶酸）	1 000 μg
辅酶 Q	200 mg
藻类（胶囊或粉末形态）	2~8 粒胶囊或最多 1 茶匙粉末（如果克拉马斯蓝绿藻则吃 1.5 茶匙）
膳食酶：蛋白酶、菠萝蛋白酶、淀粉酶和脂肪酶	空腹服用 4 颗或更多胶囊；可能与血液稀释剂相互作用
纤维（新鲜磨碎的亚麻籽或奇亚籽；最好浸泡 24 个小时，然后研磨和混合）	达到每天两次软性排便的程度

可选补充剂

还有一些额外的补充剂，经常被推广给自闭症、多发性硬化症、神经系统疾病、帕金森病、记忆丧失和情绪障碍等脑病患者。你可能听说过或者考虑过服用它们，我将在此介绍一二。请注意，这些化合物也常被推荐给心力衰竭和糖尿病患者。这些补充剂不属于华尔斯方案的一部分，但你也可以考虑服用，特别是如果你严格遵循华尔斯方案长达 6 个月，却没有取得什么进展的时候。（如果你要开始服用补充剂，不管它是否属于华尔斯方案的一部分，都要与医生讨论。）

◇**锌、铁和铜**。锌、铁和铜必须保持在最佳范围内，既不太低也不太高。过量的铜、铁，以及缺锌都与神经退行性疾病（如帕金森病和阿尔茨海默病）的风险增加有关。[7] 铜的增加部分可能来自供水管道或补充剂中的铜。过量的铁可能是由于补充剂或用铸铁炊具烹饪。因为铜的摄取会与锌耦合，不要吃含铜的补充剂（通常存在于多种维生素多矿物补充剂中），持续摄入锌（保持低水平，如每天或每周 3 次，每次 30 mg），可能会降低铜摄入过量或锌缺乏的风险。如果你计划定期服用锌，也需要考虑基线锌水平，请确保不要过量服用锌，导致铜不足。因为铁是大脑中许多酶的必要辅因子，所以必须保持最佳铁水平。要补充铁也必须监测铁的水平，以确保不会过高。一周吃三次内脏（富含矿物质）比吃补充剂要好，因为后者比较容易造成过量或不足的问题。也是因此，我认为吃营养密集的食物比随意补充特定维生素或矿物质更安全。

◇**其他适用于脑和心脏的补充剂。**除了我在前文推荐的功能医学实践中常用来支持脑细胞的补充剂之外，还有硫辛酸、肉碱和肌酸。这些补充剂可能对你有帮助，也可能没有。在 300~600 mg/d 的剂量下，硫辛酸被证明有助于治疗疼痛的糖尿病神经损伤。[8]硫辛酸（600 mg）与肉碱（1 000 mg）结合，加上不同水平的辅酶 Q（100~600 mg，每天两次；见上节）被用于治疗帕金森病[9]。许多动物试验表明，硫辛酸、B 族维生素和辅酶 Q 的结合，对与线粒体失效[10]和心力衰竭[11]有关的脑病有保护作用。请注意，肝脏和心脏这两种食材富含维生素 B、硫辛酸、肉碱和辅酶 Q，而且很容易吸收。沙丁鱼、牡蛎、贻贝、蛤和肾脏中同样含有这些元素，比补充剂更容易吸收和利用，也不必担心补充剂的污染问题（因生长在污染土壤中，或在制造过程中被重金属或溶剂污染）。与其买补充剂，还不如把钱花在购买或种植食物上。

◇**禁食促进剂。**如果你在禁食，或是在饮食方案第三级中建议的 12~16 个小时内空腹，白藜芦醇补充剂都能给你带来帮助，可以进一步刺激线粒体出现积极变化。[12]你可以从黑色浆果（如野樱莓、黑莓、紫葡萄汁和红酒）中自然获得白藜芦醇，也可以每天服用 250 mg 的补充剂。

◇ **N- 乙酰半胱氨（N-acetylcysteine，NAC）。**每天服用 500 mg ~ 1 g。经批准，在急性中毒和过量服用扑热息痛的状态下，可以高剂量使用 N- 乙酰半胱氨，减少静脉造影剂 X 光造成肾损伤的风险。针对需要排毒的患者，我可能会推荐每天服用 500 mg ~ 1 g 的 N- 乙酰半胱氨作为排毒补充。

◇**姜黄**。这种橙色的香料有助于平衡肝脏和肾脏中解毒酶的第一阶段和第二阶段。我经常服用姜黄（一天 1/2 ~ 1 茶匙，加水或椰奶融化了喝掉），也会推荐需要额外排毒的患者定期服用姜黄茶。

◇**有机硫化合物**。莱菔硫烷、吲哚 -3- 甲醇和二吲哚基甲烷可以作为补充剂，用来支持解毒酶，降低患癌症的风险，减少过度炎症。[13] 它们都存在于十字花科的蔬菜中，这就是华尔斯饮食方案中需要包括 3 杯富硫蔬菜的原因。

◇**抗氧化剂补充剂**。这类补充剂通常用于促进排毒、减少炎症、优化同型半胱氨酸水平和 / 或改善胆固醇状况。许多功能医学从业者建议在需要时补充一些抗氧化剂，具体方案根据个人情况进行调整。我已经列出了补充剂，并在括号中加上该化合物的食物来源，这样你就可以看到，华尔斯饮食方案尽量让这些重要的营养素达到最大化：白藜芦醇（蔬菜和深色浆果的皮）、鞣花酸（浆果）、槲皮素（绿茶、洋葱和浆果）、表没食子儿茶素没食子酸酯（Epigallocatechin gallate，EGCG；绿茶、玛黛茶）、熟成大蒜萃取物（大蒜科蔬菜）、羟基酪醇（未加热的橄榄油）和花青素（紫色和黑色的蔬菜、浆果）。

◇**熟成大蒜萃取物**。这已被证明可以减少氧化应激，改善内皮功能，通过来自大蒜科蔬菜中的硫成分改善血液流动状况 [14]。当然，你也可以多吃点大蒜。

◇**沸石和黏土毒素阻断剂**。一些综合性的保健公司推出了毒素阻断剂，如膨润土和 / 或沸石。毒素由肝脏从脂溶性转化为水溶性，并排泄到胆汁中，这些阻断剂能像黏苍蝇纸一样黏住毒素，不让它们重新回到血液，从而顺利排出体外。然而，它们也会吸收锌和镁等有益金属。因此，如果你想服用这些药物，必须在医生的指导下进行。

◇**关节补充剂**。这些补充剂包括葡萄糖胺、软骨素和甲基磺酰甲烷（MSM），通常用于帮助退行性骨关节病或类风湿性关节炎患者，最好的食物来源是用关节骨、鸡爪和富硫蔬菜制成的骨汤。

◇华尔斯勇士问答

问：为什么你的补充剂清单比第一本书《注意线粒体：我克服继发进

展型多发性硬化症并脱离轮椅的过程》（*Minding My Mitochondria: How I Overcame Secondary Progressive Multiple Sclerosis and Got out of My Wheelchair*）简化了许多？

答：写完第一本书之后，我又学到了很多东西，做了很多研究。有一件事已经很清楚了：方案需要个性化定制。有些患者会服用一长串补充剂，导致较常出现恶心、腹痛和腹泻等问题。因此，在我的诊所里，我建议患者从本章提供的少量补充剂开始，通过实验检查、仔细记录，定制个性化的方案。这样增加补充剂更有可能产生积极的影响，副作用的风险更低。另外，少吃补充剂也更节省成本。我建议所有华尔斯勇士与医生讨论你想服用的补充剂，确定它们是否适合你的情况，同时，请务必仔细监测你对每种新补充剂的反应。一次只加一种，慢慢改变剂量。另外，不要过于依赖补充剂，请尽可能多地从食物中获取营养！

最后，记住，虽然有针对性地使用补充剂可能带来很多好处，特别是当同型半胱氨酸保持高位时，但请记住，华尔斯饮食旨在自然地增加营养素摄入。

补充和替代疗法

作为一名在医学院接受过传统培训的内科医师，从前的我对替代和补充医学持怀疑态度，这可能并不奇怪。当时的我相信，人们在这些替代性的、未经证实的治疗方法上浪费了大量金钱——自己患上无法治愈的进行性疾病之前，我一直是这样认为的。

通过调查，我发现有许多研究表明，多发性硬化症和其他自身免疫病患者可以将补充剂和替代药物作为常规药物治疗的辅助方式。当时的我几乎别无选择，怎么可能不考虑这个方法？

◎华尔斯日记提醒

如果你决定尝试新疗法，一定要在日记中详细记录，包括治疗开始前的感受，你想要改善的东西，以及计划尝试多长时间——比如三个月——再判断它是否有效。先确定自己要在哪一天重新评估改善状况，在日记里记录下来，最好是在日历上画一个圈来提醒自己。然后每周都记下自己的感受。当你需要重新评估的时候，这些记录能提供许多信息，判断新的疗法是否对你有帮助。有时需要中断这种疗法，才能意识到它对你有多大的好处。

那是我开始研究替代药物的时候。当时的我仍保持着受过传统训练的医生的视角：在每一篇文章中寻找熟悉的常识，有时确实能找到，但并非每次都能成功。当我找到相关迹象时，仍保持着开放的心态。确实存在着许多非科学的替代医学模式，所以必须保持谨慎。当我研究替代疗法时，忍不住要问自己，这种没有得到 FDA 批准的疗法是否真的能平衡潜在的收益和风险？有研究支持吗？有科学意义吗？我建议你在尝试新事物之前，先问自己这些问题：

◇有什么风险？应该将风险控制在最小范围。例如，连续两周不吃麸质，看看你的身体反应如何，这种尝试几乎没有风险。

◇它对你所患的特定疾病有多大益处？有没有证据表明它有益处？有没有其他患者试过这种方法？是否在同行评审的科学期刊上发表了研究成果？

◇它对我的整体健康有多大益处（或潜在的坏处）？有证据表明它在其他人身上也有同样效果吗？

◇这样做要花多少钱？如果我打算尝试一下，需要什么样的监控？如果需要监控，频率多高？有没有办法测试它是否有效？

◇就潜在的行动机制而言，这是否有意义？医生或科学家会说这是不可能、不太可能，还是完全可能的呢？

◇我能独立或在家人的支持下轻松做到吗？

◇如果它能提高我或家人的生活质量，怎么才能继续保持下去？

即使某种疗法没有通过所有测试，你可能仍然想试试看。每个人的风险承受能力各有不同，有些人更愿意等待药物或外科治疗得到 FDA 批准。（不过，用处方药之前请阅读包装说明书，了解其潜在副作用！）如果你不想等待，更愿意寻找新事物来改善生活质量（即使这些疗法还没有最终得到被证实），我建议你用这个标准评估新的治疗方法，并制订一个计划，确定干预是否有用。尝试每一种新的治疗时都要进行评估和计划（不管是否得到了 FDA 批准）。记录每一点进步，不要向医生隐瞒自己正在做的事情。

替代疗法种类极多，但我发现有些疗法风险特别低，对多发性硬化症、自身免疫病、其他慢性病以及脑病都有潜在的帮助。基于篇幅限制，还有一些替代疗法我没有列进来。

低风险的替代疗法

◇**灵气自然疗法 / 治疗性触摸。**这是一种治疗形式，据说可以控制能量，使其在体内流转得更好，促进平衡和疗愈。灵气自然疗法或治疗性触摸疗法会使用光或近距离触摸，与身体的生物场能量相互作用。所谓生物场，就是人体周围的弱电磁能量场。随着量子力学的发展，现在已经有了测量这些磁场的监测仪，而磁共振成像（MRI）扫描仪的量子机制则已经成为大脑成像的关键。灵气和治疗触摸能与患者的生物能量相互作用，利用治疗师的能量为患者提供支持。生物场疗法已被癌症治疗中心采纳，在临床上有助于减轻患者疼痛和改善生活质量，现在则被证明可以改善免疫细胞功能。[15]

◇**运动疗法。**这组练习包括瑜伽、普拉提和太极。这三种运动方式都包括伸展、平衡、力量训练和对空间位置的感知。因此，它们都很有益于改善脑和身体之间的联系。我每天早晨都会做瑜伽和普拉提，也上过太极课。如果你能找到好的、有经验的教练，我强烈推荐这些运动。另一种选择是跟着视频在家里练习。找教练的好处在于可以学到更正确的动作方式，使它们适应你身体的当前位置，并帮助你加强力量，慢慢进步。（有关这些运动及其他信息，请参阅第九章。）

◇**按摩。**包括其他人为你做的身体操作，例如按摩和足疗。我们的皮肤中满是感受器，能将接收到的信息发送回大脑。我们感觉到的触摸有助于减少炎症分子，恢复下丘脑－垂体－肾上腺功能的最佳平衡。[16]换句话说，按摩可以使你的应激激素恢复到空闲状态。很多年来，我都无法忍受按摩疗法，因为即使是最轻的按摩对我来说也很痛苦。然而，现在我发现按摩（哪怕是最用力的深层组织按摩）非常有帮助。按摩后，人会很放松，获得深度的平静和满足感。如果你有条件定期进行按摩治疗，那就一定要这样做。如果你只能自己按摩（或者求助于家人或朋友），也可以享受到很多好处。不过，即使你定期去店里按摩，我也建议你每天都花点时间，自己按一按脸、耳朵、手和脚。

◇**足疗**。这是一门通过按压脚部特定位置来减轻症状和改善功能的艺术。有研究证明，足疗能帮多发性硬化症患者减轻疼痛和疲劳。[17]

下一个治疗列表的风险稍高，但你可能也愿意考虑它们。

中度风险但可能有益的替代疗法

◇**脊椎护理**。许多多发性硬化症患者在颈椎脊髓有病变。如果颈椎骨排列不正确，就会压迫脊髓。脊椎护理如果做得好，可以减少功能失调和压力。发表在《脊椎半脱位研究》（一本脊椎推拿杂志）上的一项针对颈部的脊椎按摩治疗研究中，选用了 44 名多发性硬化症患者和 37 名帕金森病患者，发现 91% 的多发性硬化症患者和 92% 的帕金森病患者病情有所改善。[18] 针对颈部病变，脊椎推拿可能会有好处，但一定要选择有治疗同类疾病经验、声誉良好的按摩师。

◇**针灸**。针灸是一种将极细的针插入身体特定部位的疗法。从业者会研究身体的能量中心位置，刺激某些部位来解决特定问题。针灸可以用针刺或电刺激身体的特定穴位，改善能量或气的流动，从而减轻症状，改善功能。有两项研究发现，针灸有益于治疗多发性硬化症患者的疲劳问题。在一项研究中，20 名有疲劳问题的被试在药物治疗无效之后，接受了 12 次针灸治疗，其中 15 名在临床上显著减轻了疲劳程度。[19] 另一项研究中，31 名复发缓解型多发性硬化症患者分别接受了免疫调节剂药物治疗、针灸和假治疗（安慰剂），针灸组的疼痛和抑郁减轻程度显著高于安慰剂组。[20]

◇**脉冲电磁疗法**。磁场可能会对人体细胞产生生物效应，已有文献证明，进入电磁场后，线粒体中电子传输链的电流会有所改善。几项未经控制的小型研究表明，为多发性硬化症患者使用脉冲电磁场治疗有一定好处。一项随机双盲（意味着患者和研究者都不知道究竟哪些人进行了积极治疗）的安慰剂对照研究，探索了脉冲电磁场对多发性硬化症患者的治疗效果。在这项研究中，117 名被试接受了 4 周的治疗和 2 周的清除期，然后做 2 周其他治疗。在疲劳和整体生活质量方面，真实治疗组（本研究对一些人使用了假装置或“安慰剂装置”）改善程度显著更高。膀胱控制方面没有发现改善。[21] 另一项使用脉冲电磁场的研究中，使用了生物电磁能量调节疗法，将 37 名受试者随机双盲分为两组，分别接受12周的真实治疗和安慰剂治疗，并且在最初的随机交叉对照试验的3年后随访。在短期和长期的随访研究中，脉冲电磁场治疗都与减少疲劳和提高生活质量有关。[22]

◇**排毒/洗肠/螯合。**许多医生的目标是改善肾脏、肝脏和汗腺的排毒途径。有些医生通过静脉注射的药物来排出毒素。静脉排毒的潜在危害是，从体内解离的毒素多于肝脏、肾脏和汗腺所能处理的程度，这将导致毒素又回到体内脂质（脂肪）中，包括大脑。因此，我对静脉排毒持非常谨慎的态度。其他排毒策略（除了我在第八章中提过的）包括洗肠或结肠水疗，也就是用水或其他液体清洗结肠。尽管美国食品药品监督管理局对将液体导入结肠的装置进行了监管，但它并没有对这种疗法进行监管。传统医学认为洗肠没有任何科学价值。我在生物医学文献数据库中找不到任何对结肠冲洗的研究，我也没有任何经验，无论是我个人的还是我的患者的。因此，我不能对其好处和/或潜在危害发表意见。静脉螯合疗法成本高，如果做得不正确，就有潜在的危险。与受过培训和认证的医生合作，这样你就不会轻易受到伤害。如果解离毒素超过肝脏和肾脏的代谢速度，毒素就会从腹部脂肪转移到大脑，这可不是什么好事！

最后，说几种我不推荐的方法。

我不推荐的替代疗法

◇**色彩疗法、水晶疗法和芳香疗法。**这些疗法不是真的有什么害处，如果你将其作为冥想练习的一部分，用以降低压力水平或改善睡眠，那就毫无问题，可以继续。它们当然没有什么危险性。然而，我找不到任何已发表且通过同行评议的文献来证明它们的有效性，也没有任何文献认为它们对自身免疫病有效（当然，这些研究可能存在，只是我没有找到）。

◇**蜂毒、蝎毒及其他生物毒素疗法。**在一些多发性硬化症和其他自身免疫病的非控制性研究中，这些疗法对某些个体非常有用，但随机对照研究的结果不尽相同。[23]我选择不进行这些治疗，因为不良反应的风险十分显著。

◇**干细胞治疗。**这种疗法的风险很显著，成本也很高。认为它很有用的已发表论文数量有限。我认为，如果不解决潜在的环境因素（饮食、毒素、食物敏感性、激素失衡等），即便能从这种疗法中获得效益，持续时间也不会久。

◇**慢性脑脊髓静脉功能不全（CCSVI）释放疗法（血管成形术治疗脑血管堵塞）**。我之前在回顾保罗·赞邦尼医生治疗脑静脉堵塞患者时曾讨论过这个方法。[24] CCSVI 是一种昂贵的外科手术，具有重大风险。我认为，如果根本的环境因素（饮食、毒素、食物敏感性、激素失衡等）没有得到解决，那么收益可能也不会是永久性的。（但是，我也非常理解严重残疾的患者会考虑这种干预手段。）

治疗疾病可能充满困难，令人沮丧，尤其是在察觉不到进展的时候。然而，病急乱投医并不是理智的选择，你需要做的是坚持用合理、明智的方法来喂养细胞，促进其修复和愈合。继续服用药物，请医生为你制订治疗方案。当你为细胞提供了它们所需要的构建基块，能够顺利进行维持生命的化学反应、清除干扰毒素时，你的细胞就会开始自我修复。

第十一章
压力管理

无论是生理上的还是情感上的压力，都是生命的必需品。我在农场长大，由于体力劳动给骨头带来的压力，我的骨头密度非常高。如果人类进入失重环境，没有重力牵拉骨骼和肌肉，身体就会开始失去力量，走向萎缩。同样，我们的脑也需要一定的压力，才能产生激素（神经生长因子）、培育脑细胞并引导它们建立新的联系。在没有学习压力的情况下，我们的脑会减少神经生长因子，开始衰退（萎缩）。

这是从旧石器时代以来的适应结果。为了躲避捕食者或捕获猎物，我们需要从肾上腺释放能量。肾上腺素的刺激以及来自身体或情绪压力的皮质醇激增，会使视力和听力锐化，肌肉力量和耐力提高，从而帮助我们逃脱危险，存活下来。

这也适用于我们现在的生活。能量的快速爆发、压力、活动、学习和放松，是从压力中获益的最健康方式。这可以帮助你跳出超速行驶的汽车，好好锻炼身体，学习新语言或是新乐器，或者记住明天你要做什么——然后“砰！太棒了，都结束了”，进入放松状态。

然而，这种应激指的是急性的压力，而不是慢性的。没有重要恢复期的慢性高压会带来适应不良，损害身体和脑。在压力之后，我们的身体应该迅速代谢（处理并消除）应激激素，回到“空闲”的安全状态。然而，当我们的肾上腺不断地释放压力荷尔蒙时，就不能回到重要的安全状态。我们的化学过程（代谢）因此变得紊乱，导致身体和脑的过度炎症，更有可能出现肥胖症和/或糖尿病、动脉堵塞（动脉粥样硬化）、精神问题、自身免疫病，甚至为癌细胞的生长创造理想条件。慢性压力会消耗身体，消耗所有内部资源，让人体无法重建和自我疗愈。而患有慢性病这一事实会让人长期处于慢性压力状态。

自主神经系统

应激反应非常复杂，观察它的一种方法是通过自主神经系统。所谓自主神经系统，就是一组连接脑和身体的神经在任何特定时刻，它都能帮我们确定是否感到安全。这对健康非常重要，因为自主神经系统也负责控制你的身体自动进行的所有事情，如消化、呼吸和心跳。

当你感到安全、一切运转良好的时候，在身体中起作用的是自主神经系统的一部分——副交感神经系统。当这个系统起作用时，你的细胞就知道自己是安全的，可以专注工作，包括消化食物、制造激素、排出毒素，构建蛋白质来创造新细胞，支持免疫细胞，修复损伤，并且不断生长。

自主神经系统的另一部分叫交感神经系统，当大脑发出信号说你不安全，受到严重威胁时，它就会启动。交感神经系统接管身体时，一切都会改变。消化、正常的激素分泌、排毒和蛋白质的生成，都会突然停止。你的细胞会武装起来，只为两件事启动身体：要么逃跑，要么战斗。

为了做到这一点，两个腺体（肾上腺和甲状腺）都会做出改变。你可以把它们看成乌龟和野兔。肾上腺是兔子，它对威胁反应迅速，会立即加速新陈代谢，分泌肾上腺素、去甲肾上腺素和皮质醇等应激激素。这会使你的心跳加速，视力变得更敏锐，将血液从肠道转移到肌肉，让你跑得更快、坚持得更久。它们还会使血糖和胰岛素水平升高，以便产生更多能量用来奔跑。这非常有效——在短时间内。一旦威胁过去，我们的身体会迅速代谢或分解应激激素，回到安全的状态消化食物，正常地进行生命的化学反应。

甲状腺则像乌龟，作用时间比较慢，也更长，它能根据肾上腺的作用来调节新陈代谢。如果有很多威胁，为了确保发动机处于准备状态，随时都能发动，新陈代谢可能会保持较高的速度。然而，如果肾上腺总是释放出应激激素，脑也没有发出“威胁已消失”的信号，甲状腺就会认为发动机必须一直运作，我们就得不到恢复。随着时间的推移，肾上腺将耗尽资源，失去储备。于是人体开始感到疲劳，这种感觉就像普通的老年慢性疲劳一样。从传统医学的角度来看，肾上腺看起来“正常”，但实际上，肾上腺储备受损了，你的身体会尽力保持新陈代谢。当肾上腺不能让你保持活力时，甲状腺会拿起指挥棒来保持你的能量和新陈代谢，但如果甲状腺也跟不上持续的压力状态时，它也会开始衰竭，到那时，你可能会感到极度疲劳。

这样一来，人体激素就会进入失调状态，给身体和大脑带来大麻烦。此外，慢性压力也会损害全身血管的内壁，包括心脑血管内壁和肠道内壁，导致血管泄漏、脑泄漏和肠道泄漏，使自身免疫系统面临更大风险。人体细胞不能长期沐浴在高水平的应激激素中，这样的状态会使其无法正常运作。

华尔斯勇士说

2008年，一次自行车事故导致我外伤性脑损伤。此后，我出现了癫痫、失语、认知问题、记忆力减退、严重抑郁症、眩晕症状，无法再回到从前的儿科护士工作岗位。事故发生几年后，我渴望多吃深绿叶蔬菜、水果和鲑鱼，医生建议我去见华尔斯医生。自从三年前开始执行华尔斯饮食方案，我的身体状况有所改善，如抑郁症大大减轻，抗抑郁药物的服用剂量也减半了。我真的很喜欢运动，也很需要它，所以几乎每天都做有氧运动或进行力量训练。我每天冥想、午休，每月做一次按摩，每当感到压力时就会深呼吸。对我来说，在大自然中度过安静的时光非常有必要。我也会利用医学知识，与他人分享我的治病故事。我相信，所有经历都对我有帮助，在我有能力的时候进行演讲也是非常美妙的体验。

——布里吉德

于美国艾奥瓦州科拉维尔市

应激/胰岛素抵抗的关系

除了对血管和激素水平的损害，应激还可能带来一种越来越常见和危险的情况——胰岛素抵抗，从而导致全身炎症。正如前文所述，应激激素会急剧增加我们的血压、心率、血糖和胰岛素水平，如果体内应激激素持续升高，就会导致血糖长期处于过高水平，为了控制血糖，胰岛素也会长期处于过高水平。

胰岛素的主要任务之一是将糖从血液中排出，使血糖保持在安全范围内。它将血糖转化为肌肉细胞，更重要的是转化为脂肪细胞，尤其是你身体中段的内脏脂肪细胞。问题是内脏脂肪对激素的反应非常活跃，会产生大量的细胞因子（像激素一样的小蛋白分子），显著增加血液和大脑的炎症。吃高碳水化合物饮食或长期升高皮质醇

（或两者兼有），都会提高血糖水平，压力越大、吃糖越多的人就越可能产生胰岛素抵抗。

一旦出现这种情况，胰腺就会产生越来越多的胰岛素，造成越来越多的内脏脂肪，从而产生更多的炎症细胞因子和激素，这些都会加速血液中的炎症。更糟的是，这些变化又会让人更爱吃碳水化合物，进一步推动恶性循环。一边对抗炎症一边继续吃高碳水化合物，就像是在消防队员（医生）试图用消防栓（传统药物）灭火时，又往火上泼汽油。一旦胰岛素水平过高，就很难消灭炎症。要治疗炎症，必须找到根源，通过本章将要讨论的压力管理技术降低应激激素，并降低碳水化合物的摄入量。（可以通过华尔斯－古老饮食法降低碳水化合物摄入。）

如果肌肉和内脏细胞中的“门”对葡萄糖进入产生了抗力，即使胰岛素努力将其推出血液，它也会继续留在血液中，而且随着时间的推移，门会越来越“卡”。高糖很危险，所以身体会进入警戒状态，分泌出更多的胰岛素。胰岛素抵抗者比健康人需要更多的循环胰岛素，才能将血糖保持在正常范围内。如果这种情况发生在你身上，可能会被诊断为代谢综合征，认为是未来可能罹患糖尿病的前兆或警告信号。如果你继续这样做，胰腺会失去保持血糖在安全范围内的能力，最终导致糖尿病。然后糖会进入尿液中，对血管和脑细胞的损害也会急剧增加。人们在确诊之前，糖尿病往往已经存在了很多年，持续对神经和脑细胞造成损害。

测试胰岛素敏感性

最简单的是空腹测试血液中的甘油三酸酯/HDL胆固醇（好胆固醇）比例。比率大于3说明存在胰岛素抵抗，胰岛素水平过高。请记住，这一比率对非洲后裔的预测性较低。如果你也是非洲后裔，请去医院检查血糖和胰岛素水平，以确定胰岛素抵抗或敏感性。改善胰岛素水平的最佳方法是食用高蛋白、健康脂肪和极低碳水化合物的饮食，从而减少对胰岛素的需求。华尔斯－古老饮食法和华尔斯－古老饮食法加强版完全符合这一要求：它们都有意降低碳水化合物含量，大大减少或完全去除了含淀粉的蔬菜和高淀粉、高糖的水果。

除了糖尿病外，胰岛素抵抗还与脑病的风险相关，包括细胞凋亡（脑细胞死亡）、神经损伤（如痛性糖尿病神经病变）和阿尔茨海默病典型的淀粉样蛋白缠结等问题。这是因为酶通常能清除这些有害的蛋白缠结，但胰岛素会干扰酶的作用。[1]内脏脂肪会产生细胞因子，从而加剧血液和脑的炎症，恶化自身免疫病。胰岛素抵抗也是动脉粥样硬化、多囊卵巢综合征（导致不孕的主要原因）、多毛症（女性面部毛发）、勃起功能障碍和男性低睾酮的主要因素。胰岛素抵抗会以许多深刻的方式破坏你的激素和新陈代谢。[2]

简言之，胰岛素抵抗与脑和神经受损、血管受损、早期阿尔茨海默病的发展以及性激素紊乱有关。你一定不想变成这样！

用华尔斯方式管理压力

你已经知道应激压力很有害了。问题是：怎么才能使应激激素恢复到休息状态或空闲状态，从而让身体好好休息，在几轮健康压力之间促使化学机制恢复正常。

幸运的是，压力管理是华尔斯方案的重要组成部分，这并不困难。事实上，这感觉棒极了。你所要做的就是让自主神经系统从交感神经切换回副交感神经，表明自己是安全的。这能减少对应激激素的需求，让可怜的肾上腺得到休息。

怎么才能做到？

有很多方法可以减轻压力，请选择你自己最喜欢的活动。我建议每天做几次减压的事情，比如早上做一件事，下午或晚上再做一件。这些活动中的每一项都是你不能也不会在紧急情况下做的事情。如果你处于危险之中，会闭着眼睛冥想吗？会在公园里漫步，在花园里劳作，或是写日记吗？当然不会。此类活动会触发大脑，向肾上腺发出信号，让它们放松。你在冥想，外部环境一定都很安全。这有助于身体内压力反应动作的整个级联反向进行。通过这些练习，你一定会恢复正常状态。

这里有一些推荐的方式，记住我的建议：每天两次！

◇**在大自然中消磨时间**。呼吸新鲜空气，沐浴灿烂阳光。要恢复活力和减轻压力，在户外散步或慢跑是令人难以置信的好方法，特别是当你在室内花了太多时间，而且时常感到紧张的时候。

◇**园艺**。园艺有很多好处：它是一种轻量的运动；在户外晒太阳能产生更多的维生素 D；还可以帮你融入大自然。另外，你还可以收获一些成果，比如美化院子或种植蔬果。它能让人平静下来。

◇**运动**。任何运动（有氧运动、力量训练、拉伸运动）都可以缓解压力。见第九章。

◇**冥想和/或祈祷**。我将在本章后面详细讨论冥想和祈祷，你可以每天做几次冥想，每次持续几分钟。

◇**写日记**。在日记里写下你现在或过去面临的问题。每周至少花 45 分钟写下你最深层的担忧或挣扎。不必将日记给别人看。你不必再对着日记条目写了，可以用钢笔书写，不要修改。这被称为自由写作，可以帮助你对自己的经历产生新的见解。这实际上有助于大脑将更少的能量通过交感神经系统输送到肾上腺，减少体内的肾上腺素和皮质醇，从而改善免疫细胞功能，促进健康。每天写几分钟的日记，或者一周写三次 15 分钟的日记。

◇**定期与支持性群体接触**。有支持性群体的人，在采取促进健康的行为方面更成功。马克·海曼博士在加利福尼亚州莱克福里斯特的马鞍峰教会完成了一个项目，在那里，他指导会众用健康行为对抗肥胖和糖尿病，取得了巨大的成功。[3] 海曼博士告诉教会会众如何进行功能医学和饮食，教会成立了一些小的支持团体来帮助成员，结果证明这些小团体带来的影响最大。我建议你自己也这样去做，找个志同道合的人来支持你，有助于减轻压力。

◇**树立更高的目标**。找到超越自我的更高目标，可以提供内在的平静、方向和指导，让人安心，自我治愈（见第三章）。

◇**宽恕**。如果你一直对过去的不公正和错误心怀怨恨，会增加自己的心理负担。

◇**瑜伽**。瑜伽注重呼吸和姿势，也能减少应激激素。瑜伽有许多不同的类型，包括力量型的和冥想型的。几乎每个人都能找到自己喜欢的类型。

◇**按摩**。我们的皮肤需要触摸和按揉。虽然深层组织按摩有许多可测量的健康效益，[4] 但每天进行专业按摩有些不切实际。在临床试验中，我们教导人们在日常生活中给自己做简单的按摩，可以使用精油（如葡萄柚、薰衣草或檀香精油）、富含 ω-3 脂肪酸的油（如核桃油），或者不用油也可以。我要求他们先按摩右脚脚底和所有脚趾，手指需用力压入前脚掌和足弓，然后按摩脚趾。左脚重复上述动作。然后，用双手轻轻按摩小腿和腿部肌肉，从下向心脏方向用力，帮助淋巴液返回心脏。按摩右手的手掌和手指，然后是左手。接下来按摩手臂，从手腕向心脏方向用力。按摩两边耳垂，然后揉搓整个耳垂和耳朵周围。按摩前额、颧骨和下巴，再按摩头皮。每天在睡前或起床时进行这一套简单的按摩动作。

◇**泻盐浴。**长期过高的应激激素会消耗矿物质（特别是镁）。因此，泻盐（硫酸镁）浴的舒缓效果特别好，它们有助于减少应激激素，同时补充镁。

华尔斯勇士说

除了日常锻炼和深呼吸外，我每天会在大自然中度过，偶尔也会冥想大约十分钟。学习新的烹饪技巧对我的脑也有好处。自从开始华尔斯饮食和退休之后，我的一大进步是已经恢复了钢琴课。弹钢琴治愈了我虚弱的左手，让它的功能开始变好，因为我是左撇子，所以这对我而言很重要。弹钢琴也有利于改善我的认知，让我对音乐有了更深的理解。它对我的脑也有好处！

像华尔斯医生一样，我是一个一神普教论者。我周围有一群很棒的朋友！他们给我带来安心的舒适感，是力量、安全和爱的源泉。我不再整天自怜，为自己的疾病辗转不安。虽然疾病降低了我的能量水平，对行动力也有所限制，但我仍然保持着对世界的关注，试图去探索、了解比个人更高的议题。哪怕是参加社交聚餐，我也会带上自己的食物。

——托尼

于美国亚利桑那州卡夫克里克

睡眠的重要性

睡眠对于压力管理非常重要，特别是对自身免疫病患者。许多压力过重的人即使很累了也很难入睡。睡眠质量、睡眠时间和健康之间的关系已经在多个研究中得到了很好的证实。[5] 同时，多发性硬化症患者的睡眠问题比一般人更常见，还常有多动腿问题[6]，这个问题很值得处理。

睡眠是维持所有哺乳动物健康的重要因素。我们需要睡觉，这是生存的基本要求。没有睡眠，我们的脑就会变得杂乱无章，可能会产生幻觉、精神疾病，失去一些功能。对我们的身体来说，睡眠极为重要。在生物学所要求的八到九个小时的睡眠中，身体不需要消耗那么多的能量，因为它不需要运动、消化或进行理性思考。这就为排毒、制造激素和对抗感染留下了更多的可用能量。当我们得不到充足的睡眠时，身体可能无法完成这些重要的任务，从而增加了因毒素过量、炎症和激素失衡而出现问题的可能性。

即使多发性硬化症让我很疲劳，我也从未睡过很多觉。从前的我认为自己只需五到六个小时的睡眠就可以正常工作，家人都睡了之后，我还会读一些科学文献。我每周补眠一次；睡很长时间——有时长达 10 个小时——然后又回到不需要太多睡眠的状态。

了解到睡眠的重要性之后，我开始重新思考自己的策略，尝试改变睡眠行为，每天有规律地睡 7~9 个小时。即使你认为自己不需要每晚睡 7 个小时，身体也会付出沉重的代价。你将面临更高的心脏病发作、肥胖、糖尿病、早期记忆衰退和自身免疫问题的风险。如果你想拥有最佳的健康状态，就必须好好睡觉。这就是我非常重视睡眠的原因。

虽然睡眠是如此自然的活动，但还是有很多人有睡眠问题，这看起来有些奇怪。然而，看看我们的生活方式，就不会觉得诧异了。我们做了太多有碍睡眠的事情，以下是一些最常见的不良行为：

◇**咖啡因**。很多人会在白天喝含咖啡因的饮料提神（但缺乏精力通常是因为饮食太差），咖啡因可以在体内停留数个小时，甚至在睡觉的时候也会增加清醒度。有些人对咖啡因的反应特别敏感。为了获得最佳睡眠，请不要在上午 11 点后饮用含咖啡因的饮料，晚上则改喝洋甘菊茶或洋甘菊混合其他花草茶。

◇**酒精**。人们通常在晚上喝酒“放松”，但其实它会影响你整个晚上的睡眠质量。在华尔斯方案中，我建议将饮酒限制在“偶尔”饮用的程度（每周喝酒不超过 3 杯）。经常喝酒可能会损害脑细胞的健康。此外，饮酒会增加半夜醒来的可能性，难以重新入睡。因此，睡前两到三个小时内不要饮酒。

◇**安眠药**。人们经常使用各种药物来诱导睡眠（安比恩等安眠药，或其他不同用途的制剂如苯海拉明或尼奎尔）。药物也会干扰正常的睡眠周期，连续使用时间不要超过三天。在大量的研究中，使用苯二氮卓类或抗组胺药（都是最常用作安眠药的药物）的人，摔倒和髋部骨折的风险更高。[7] 绝不要冒这个险。

◇**睡眠时间不规律**。许多人睡得太晚，或入睡时间不规律。也有许多人在深夜使用电子设备，玩电脑或看电视。我们常因为想要完成手头的事情，而将它们放在睡眠之前，这会使身体陷入混乱。为了睡眠健康，建议你养成某种睡前习惯并严格遵守，比如每天睡前喝一杯洋甘菊茶，听轻柔的音乐，洗个热水澡，然后冥想、祈祷、阅读或写日记，你的身体会逐渐养成放松的习惯，自然产生睡意。

◇**夜间运动**。白天做有氧运动可以改善睡眠，但是睡前运动会使一些人更难入睡，因为它会产生刺激性。

◇**压力**。大多数人的应激激素长期过高，使人保持警觉，难以入睡，容易惊醒。控制你的压力！

泻盐

泻盐是一种很好的放松剂。将泻盐浴（用温水或凉水）作为常规晚间活动的一部分，睡前泡 20~30 分钟有助于放松，泻盐也可以帮助你的身体排毒，同时补充镁和硫。

更多助眠技巧：

◇牛磺酸是鱼类中的一种含硫氨基酸，可以促进 γ - 氨基丁酸（GABA）的产生。牛磺酸补充剂（500 mg）加几杯洋甘菊茶有助于诱导自然睡眠。睡前进行冥想、祈祷或写日记。

◇把接下来几天需要做的事情记下来，或者写下第二天的待办事项。这可以防止你睡到一半想起要做的事情而惊醒。一旦它记在了纸上，就可以从脑海中释放出来。

◇上床之后，用薰衣草精油简单按摩面部、耳朵、手和脚。

◇试着每晚睡 8~9 个小时。不试不知道，一旦你养成了这个习惯，整个人感觉会变好很多！

关于褪黑素

很大程度上，我们获得良好睡眠的能力与大脑制造褪黑素的能力有关，褪黑素是一种由松果体分泌的激素，是睡眠循环的关键物质。天黑之后，大脑分泌褪黑素（使之脱离血清素），意味着将要进入睡眠。如果夜幕降临之时，你的褪黑素就迅速达到高峰，入睡就会更快。

问题是我们目前的生活方式与褪黑素周期存在冲突。例如，我们用的人造灯光会混淆大脑——这是太阳吗？现在是白天吗？你的大脑搞不清楚。此外，褪黑素是一种有效的抗氧化和抗炎分子。你一定想要让自己的大脑多制造褪黑素！以下是一些你可以做的事情，有助于调节褪黑素周期：

◇在早上或中午晒太阳，至少花 30 分钟时间抬头看天赏云，让你的视网膜获得自然蓝光，有助于大脑触发褪黑素循环。

◇日落后就寝，最好是晚上 8~10 点。

◇黄昏时开始戴上黄色眼镜，用以阻挡蓝光光谱。我告诉有睡眠问题的患者，当太阳落山后，要戴上眼镜挡住蓝光。你可以在睡觉前戴两个小时左右。蓝光会抑制褪黑素激增，遮挡蓝光能帮助大脑分泌褪黑素。日落之后，我在家里工作时通常会戴上防蓝光眼镜。根据季节不同，日落时间也有差异，我在睡觉前戴眼镜的时间从几分钟到几个小时不等。

◇睡觉时戴上眼罩，确保眼前一片黑暗。很多多发性硬化症患者都有平衡问题，如果你会起夜，可以留一些夜灯以防夜间摔倒。半夜起床的时候，戴上黄色眼镜，避免被蓝光光谱刺激到视网膜。

◇尽管改善光照是促进褪黑素最有效的方法，但你也可以口服褪黑素。在计划睡觉前 1~3 个小时服用 1 mg 褪黑素。记得一定要向医生咨询，你能服用的最高剂量。最好是间歇性地短期服用褪黑素，不要长期持续吃。改善光照才能真正纠正你的褪黑素水平。

如果你有多动腿综合征

多动腿综合征（RLS）是一种不可控制地活动双腿的疾病，通常发生在放松或试图睡觉时。多动腿综合征会出现疼痛、抽筋、痉挛、触电感、瘙痒或腿上“有东西在爬”的感觉，也可能表现为没有特殊感觉但非常强烈地想要移动腿。这种病有时也会影响其他肢体，但影响腿是最常见的。

尽管原发性多动腿综合征具有特发性，也就意味着没有已知明确的原因，但在患有自身免疫病、神经系统疾病（如帕金森病和周围神经病）以及其他疾病（如糖尿病、甲状腺疾病、纤维肌痛和注意缺陷多动障碍）的人群中，多动腿综合征发病率高于正常人群。多动腿综合征的潜在机制与脑中多巴胺神经递质水平的下降有关。多巴胺水平在晚上会下降，让我们得以入睡，但多巴胺的下降也可能引发多动腿综合征症状。

除了烦人和有时会痛之外，多动腿综合征最大的问题是严重干扰睡眠。多动腿的概率随着年龄的增长而增加，但即使是十几岁的年轻人也可能出现这个问题。传统医学的治疗方法是开一些药物，增加可用的多巴胺来抵消这种影响，和 / 或在晚上吃一些苯二氮卓类药物来让人睡得更深。（这会增加跌倒的风险，也会增加对苯二氮卓类药物的依赖和成瘾风险。）我更喜欢使用替代和补充医学的方法，包括摄入足够的铁、B 族维生素、ω-3 脂肪酸、镁、钙和微量矿物质。你可以通过华尔斯饮食方案的三个等级获取以上营养物质。

你也可以试着在睡前将薄荷醇或樟脑软膏敷在腿上。Vicks VapoRub 薄荷软膏、虎标万金油和 Bio-freeze 软膏都能让腿部进入温和的局部麻醉状态，有助于缓解多动腿综合征。你可以根据自己的喜好选用。

最后，提高大脑制造 γ-氨基丁酸（GABA）的能力可能有助于改善多动腿综合征，也能让大脑更快地平静下来，从而更容易入睡。除了牛磺酸补充剂（如前文所述）能帮助大脑制造 GABA 的化合物外，还包括 N-乙酰半胱氨（NAC，500 mg ~ 2 g）和脂肪酸（600 mg）。加强 GABA 的处方药包括巴氯芬和加巴喷丁，在极端情况下也有帮助。为了解决肌肉僵硬或痉挛（巴氯芬）或疼痛（加巴喷丁），许多多发性硬化症患者都需要服用其中一种或两种药物。更高的剂量可能会解决你的多动腿综合征。和你的医生谈谈，看你是否可以选择更高的剂量。

令人惊讶的是，压力和睡眠不足真的会对身体产生极为深远的影响。积极应对压力，采取以上重要步骤，能让你每晚睡 8~9 个小时，在康复过程中取得巨大的飞跃——这是因为睡眠能让人体有更好的环境和充裕的时间，进行许多微妙而普遍的细胞修复与矫正，制造出你需要的健康产品。

第十二章
康复

你已经走了很长的征途，可能已经完成了华尔斯饮食法，也可能抵达了更高的两个等级。你已经改变了自己的日常生活习惯，如加强运动、管理压力、改善睡眠。现在，该看看自己走了多远，评估一下具体进展了。你的进步是否比预期的大？还在预期轨道上吗？有没有看到你希望的结果？

如果你感到了极大的进展，那我真为你高兴！如果你只看到了轻微的积极变化，那也可以确定眼前的方向是对的。如果你还没有看到什么结果，我将在本章帮助你确定下一步该做什么。很多人都太缺乏耐心，慢性病患者更是如此，因为他们急着想要健康！即便不能立刻看到成效，大家也想保持眼下的状态，不再继续衰退。

不要放弃！康复是一个高度个人化的过程，但我在自己的诊所和家里都已经看到它一次又一次地发生。在我的公开演讲中，很多人会站出来见证自己的康复。而我呢？我已经可以行走、骑车、工作，与家人共享幸福生活，甚至还写下了这本书。天哪！我简直不敢相信，自己已经在这条路上走了这么远。

美好未来

我的许多患者对华尔斯饮食抱有很高的期望，其中许多人实现了愿望。然而，也有一些人的进展非常缓慢，甚至可能陷入极度沮丧。他们看到了发生在我身上的变化，希望得到同样的结果，但很多人不知道，我其实也经历了非常漫长的过程。不要放弃希望。

希望永不熄灭。我们的细胞和细胞内的分子都在不断更替。肠道内壁每一到两周更新一次，皮肤完全更新大约需要一年。更换肝脏和肾脏的细胞需要 1~3 年。血管细胞（内皮细胞）会不断地自我修复。大脑、脊髓和身体神经周围的髓鞘绝缘层的更新需要7~10年，心脏肌肉细胞需要15年，骨骼和牙齿中的矿物质则需要20年才能被替换。[1]现在，这一切正在你体内发生。你的细胞每天都在替换分子，替换线粒体，长出更多新的线粒体，并不断重建。这一过程可能很快，也可能很慢，却并未停止。

然而，从父母身上继承的DNA，酶效率有高有低，导致了独特的遗传易损性组合。如果你的低效酶更多，哪怕受到的伤害不大，也可能就会得病，而逆转过程则需要付出更多的努力。每个人的治愈率都有所区别。

现在可以再做一次之前填过的医疗症状调查问卷。对比从前的结果，你可能会发现进步比自己想象的更大。当你感觉慢慢变好的时候，很容易就忘了自己曾经有多难受。你是独一无二的，所以我无法给你一个确切的时间表，告诉你在哪个阶段应该进展到什么程度，但我可以给你一些平均数据。数据来源是我自己和其他功能医学保健医生的实践：

华尔斯勇士说

1985年，我被诊断出患有复发缓解型多发性硬化症，2004年又诊断出了继发进展型多发性硬化症。2012年6月，我从母亲那里听说了华尔斯医生，然后开始了华尔斯饮食。我觉得疾病好像停顿了，没有继续发展。我以前需要拄着两根拐杖走路，现在只用一根。除了平衡有所改善，我还注意到自己的力量有所加强，精力更旺盛，行走速度也有所提高。我每天都游泳和做拉伸运动，也会用电刺激和灵气疗法。我喜欢上了有机水果和蔬菜，也很有兴趣挖掘适合华尔斯方案的新食谱。这是我走向康复的初期阶段，未来一定还会有更美好的事情发生。

——黛布拉

于美国加利福尼亚州纳帕市

◇**更多能量**。最先改善的通常就是疲劳，许多人会在几周内有所进展，几乎所有人都会在头三个月内有所进步，同时伴随着情绪和动机的改善。

◇**更好的移动性**。移动性的改善通常需要更长时间，而且更难预测。许多人会在 6 个月内看到移动性的改善（但往往很轻微），可能需要一年或更长时间才能看到行走能力的改善。对其他人来说，更可能发生的事情是阻止稳步衰退——这已经是一种胜利了。行走能力差的原因多种多样，可能是大脑的平衡感区块出了问题，可能是腿部或躯干肌肉的问题，也可能是因为协调性差、全身无力或疼痛。此外，这在很大程度上取决于损伤和残疾的严重程度、坚持华尔斯方案的程度，以及由生物化学机制被破坏、毒素、激素失衡和基因脆弱性带来的负担。我的一个病人可以慢跑，另一个病人在坚持华尔斯方案 6 个月后开始在健身房举重。其他人哪怕实行方案超过一年，也只是在精力、记忆力和情绪方面有所改善，步行能力并没有太大的变化。一位病人告诉我，尽管她还不能走路，去年又失去了一些功能，但衰退速度比过去要慢得多。而且她在很多方面也有所改善（包括精力、思维和情绪）。对她来说，这已经算是巨大的成就了。

◇**改善糖尿病**。糖尿病患者通常体重也会超标，实施了华尔斯－古老饮食法之后，很多人报告自己在根本不用饿肚子的前提下减肥成功了，而且还比从前更加精神焕发。在许多案例中，血糖能在两周内下降到正常范围，所以可以逐步减掉控制血糖的药物剂量。因为你的血糖水平会随着华尔斯方案而迅速改善——有时在完全贯彻方案的两三周内——请务必与医生合作，密切监测血糖，以便及时调整药物剂量。患者贯彻华尔斯方案越彻底，血糖的正常化就越快。

◇**血压改善**。高血压往往是因为血液中高水平的炎症、血糖和胰岛素，导致为血管提供弹性支撑的蛋白质氧化、僵硬。当你采用华尔斯方案时，那些错误制造、氧化和僵硬的蛋白质分子被正确制造的弹性分子取代。在接下来的三年里，我们会看到血压稳步改善，药物剂量持续下降，通常最后就不再需要药物了。

◇**心脏病症状改善**。心脏病患者通常体重超重，其中许多是糖尿病患者，实施华尔斯方案后，往往会报告自己体重减轻、精力更充沛，血脂水平也有所改善。同样，动脉堵塞的根本原因是血液中高水平的炎症、高糖饮食带来的氧化胆固醇，以及线粒体功能不良引起的高水平炎症和应激。华尔斯方案对这些方面都有所改善。心力衰竭患者经常服用药物，这些药物会干扰身体制造泛醌（辅酶 Q），这是心肌的关键元素。关键是要帮助患者获取辅酶 Q、B 族维生素和矿物质。血压、血糖、胰岛素、炎症和线粒体功能的改善对心脏病患者很有好处。人们通常会在 3~6 个月内（有时甚至是几周内）感到精力变得充沛。

◇**减少腹部问题。**患有风湿性关节炎或炎性肠病等自身免疫病患者，通常会在 3 个月内报告腹部问题减少，精力更为充沛。有慢性腹部问题的患者（从肠易激综合征到严重的炎性肠病），通常会发现一旦不吃麸质和乳制品，腹部不适就有显著改善。有些人可以在两周内感受到显著的改善，但也有些人在 3~6 个月内仍然进展缓慢。绝大多数人会报告腹泻和腹痛明显减轻，通常在两周内完全消失。

◇**减肥。**不管用的是华尔斯饮食中哪个等级，超重的人都能以最小的饥饿感稳步减肥。实施华尔斯饮食方案一周内，减肥就已经开始了，通常会持续到患者恢复正常的体重指数（健康体重），往往也就是他们自己 20 岁出头时的体重。

◇**改善头痛的严重程度和频率。**在当代社会，每天发生的慢性头疼是一个常见的致残问题。许多慢性头痛患者发现，问题的根源是对麸质或酪蛋白敏感，只不过自己以前没发现。在我的诊所里，我建议患者进行两周或一个月的无麸质和乳制品饮食试验，测试头痛的频率是否会降低。在试验期结束时，我会让他们吃一顿含麸质的试验餐。下一周再吃含乳品的试验餐。几乎每个患者都会发现自己头痛的频率和严重程度逐渐减少了，通常会在实施华尔斯－古老饮食法的过程中消失，而麸质饮食一定会导致复发，乳品导致复发的概率大约为 80%。这能说服病人永久性地放弃麸质和乳制品。这种方法也可以用来测试其他食物，看看它们是否会引起反应。我会让病人写一份饮食症状日记，记录每天吃的东西的成分，以及是否在接下来的 72 个小时内头痛，然后寻找症状发作的模式。许多人通过这个方法发现了多种敏感食物或变应原。

◇**减少易怒。**对于任何具有心理或神经问题（包括脑震荡、创伤后应激障碍、抑郁症以及涉及大脑的自身免疫病）的患者而言，易怒都是常见的问题。我们每个人都有 100 亿个脑细胞，这些细胞之间有 10 万亿个连接。如果我们有脑震荡、严重的心理压力，或由于多发性硬化症或其他自身免疫病导致的慢性炎症，脑细胞间的一些连接会紧张或断裂。因此，脑细胞之间的相互交流就变少了。人们可以让脑细胞随时为保护主人而殊死搏斗，但是在缺乏交流的情况下，这些脑细胞不会受到“监督”，也无法对情况是否重要、反应是否过度做出太多反馈。（坦率地说，我们没有和遇到的每个人打架，关进监狱，是因为脑细胞一直在相互交流，限制过激行为。）通常在实施华尔斯方案后的 90 天内，曾经易怒的人会报告情绪有所好转：不再觉得孩子们那么烦人，工作中与人相处比较容易，和配偶的争吵也变少了。这些改变都能大大提高生活质量。

华尔斯方案故障排除

如果你没有得到想象中的改善，就该评估一下自己的行为了。一个可能的原因是新接触了潜在的食物变应原、霉菌、压力、毒素或感染。如果你的医疗症状调查问卷（MSQ）得分大于 40 分，症结很可能在于毒素负荷过重。请回到排毒章节，仔细想想自己可能接触过什么。MSQ 分数高的人通常会出现毒素或排毒问题，不幸的是，这在任何类型的脑病、肥胖症或糖尿病患者中都很常见。另一个潜在原因是未解决的冲突和其他压力源导致的过度应激激素。记住，高皮质醇水平会破坏愈合环境。

我在病人身上最常看到的问题是，虽然严格遵守了方案，但问题没有得到改善，或是进展太慢。有些患者则一开始很积极，完全遵守方案，随着时间的推移慢慢变得松散，尤其是一切运转良好的时候，最容易让人放松警惕。如果你感觉变好了不少，就会很想偷懒；如果你感觉没有变好，也可能因为付出很多却看不到回报，同样选择偷懒。不管是哪种情况，那些好不容易从食谱中删掉的食物，那些熟悉的、让你愉快的食物，都可能会卷土重来，因为你没有意识到自己状态良好的真正原因是一直认真地遵守方案——或者说，你状态欠佳的真正原因是你从来没有真正严格地遵守方案！

有时，人们会慢慢地回到坏习惯中，甚至连自己都没意识到。这边疏漏一点，那边挥霍一下，然后病情突然又复发了。在诊所里，如果 MSQ 缓慢改善或低于 20，我们认为这是一个令人满意的分数。但我也应该告诉你，患者坚持方案时间越长，就越有可能将分数一直降到接近零！如果 MSQ 分数开始上升、停滞或下降，我们将与患者或研究对象探讨他们是否遵循了方案。答案几乎是一定的，得分上升的人都承认了，他们松懈了，又开始吃违禁食品。一位女士认为，平时每天吃 12 份蔬菜，就可以在每周的聚会之夜和朋友一起吃比萨和冰激凌了。如果这种折中办法奏效，那当然太好了，但事实上，这些小小的放纵阻碍了她的进步。当她不再吃比萨和冰激凌，重新 100% 遵循华尔斯方案时——不吃麸质，不吃乳制品——她的精力又恢复了不少。

你可能发现在饮食和运动上很难不“偷懒”，也时常认为自己并不真的需要压力管理。但请记住，这不是为了别人投机取巧，华尔斯方案的存在是为了帮助你，而不是限制你，它能引领你过上更好的生活。记住这一点，回想过去两周的情况，并勾选适合的答案：

华尔斯方案自测表

□ 有没有任何麸质谷物重新回到你的饮食中？过去两周里，你吃过麸质吗？哪怕一次？对麸质敏感的人会有强烈的反应。

□ 你吃糖了吗？即使是天然的糖，如原糖、蜂蜜和真正的枫糖浆，也会滋生肠道中的细菌和酵母菌。

□ 你吃乳制品了吗？一小块奶酪也算。

□ 你吃鸡蛋了吗？因为它们是“常规古老饮食法”的一部分，你可能会认为鸡蛋很健康，即使你可能对此很敏感。

□ 你真的每天吃了 9 杯蔬果吗？如果你在执行华尔斯饮食方案第三级，每天吃了至少 6 杯蔬果吗？

□ 你吃的蔬菜平均分成绿叶蔬菜、富硫蔬菜和彩色蔬果了吗？还是吃掉的鲜艳水果远超其他？

□ 你是否摄入了足够的动物蛋白？记住，你每天至少需要 6 盎司，最好接近 12 盎司。如果你处于第三级，就需要 9~21 盎司。

□ 你是否按照规定，只吃椰子油和动物油这两种食用油？

□ 你吃够了脂肪吗？如果你处在第三级，吃够椰子油和 / 或椰奶了吗？

□ 你过早地停止服药了吗？（最终可能达到不需要药物的阶段，但在你和你的医生确定你到达这一阶段之前，不能私自停药。）

□ 你是否因情绪低落而陷入其他不良习惯？

□ 你和家人、朋友或同事之间是否有未解决的压力？

没有人是完美的。我们会犯错，也会做出错误的决定。有时我们会停止饮食方案，或是不想吃药，都是因为我们希望自己能变得更好，不再需要那么努力。定期评估非常有用，能帮你跟踪进展，持续关注健康。当问题出现的时候，你可以查到相关记录。第一年，我建议你每月做一次 MSQ，用分数来监控进度。如果发现分数有所升高，就应该重新检查自己履行方案的情况了。

如果你一开始有进展，随后却停滞了，那么也许是时候迈进下一个饮食方案等级了。如果你在第一级，就考虑前进到第二级。如果还不能给你带来立竿见影的效果，那么就该考虑前往第三级了。

◎ 华尔斯日记提要

如果你周围充满诱惑，保持动力非常困难。如果你的进步速度不像想象的那么快，为了帮你追踪进度，请务必记录自己每天做的事情，包括吃了什么，以及是否达到了华尔斯方案三个等级的目标。

在华尔斯日记中写下饮食和症状，有助于你保持目前的饮食计划。它也可以成为灵感的源泉。当你感觉很不好的时候，看一看最初的医疗症状调查问卷，阅读自己记录的食物、感受、运动和做的事情，感叹一下自己已经走了多远。华尔斯日记是你的支持系统，要充分利用它。如果不把这些都写下来，你就错过了一个巨大的改善机会。

功能医学医生能做些什么

如果你认真遵循华尔斯方案，仍然没有看到想要的结果，那么也许该去咨询功能医学医生，他能为你做出高度个性化的评价和判断，远比一本书的用处更大。功能医学医生会从最广泛的角度来看待你的健康问题。作为初步评估的一部分，功能医学医生可能会让你完成几份详细的生活经历调查问卷，甚至从你在母亲子宫里开始。你需要回答各种感染、疫苗接种、毒素暴露和健康方面的问题，正是这些事物导致你走到了这一步。

检查完表格后，医生会问更多的问题，然后做体检。下一步是看你经历过的各种健康问题，以及这些问题对身体整体状态的影响。功能医学医生需要考虑以下七大方面的生理问题：

◇能量生产（线粒体工作能力）

◇同化（消化和吸收营养的能力）

◇防御和修复（你的免疫细胞工作得如何，以及你的肠道、鼻子和皮肤中“老朋友”的健康状况）

◇生物转化和消除（处理和消除人体细胞遇到的有害化合物，包括细胞工作时产生的垃圾和我们通过皮肤、肺和肠道吸收的有毒物质）

◇沟通（细胞通过激素、神经递质和其他信号分子相互沟通的有效性）

◇结构完整性（包括细胞膜等微小物体以及肌肉、韧带和骨骼等大物体的结构完整性）

◇液体通过身体的运输（血液和淋巴）

功能医学医生也会希望了解你的个人健康行为，这是健康（或疾病）的基石。这些都是你在执行华尔斯方案时一直在调整和优化的事情：①睡眠和放松，②锻炼和运动，③营养，④压力和弹性，⑤人际关系。这些都完成后，功能性医生将向你讲述问题如何导致了现在的状况，包括先前的风险因素（你的基因脆弱性）、触发因素，以及什么因素让你的疾病保持活跃。这有助于医生解释你的各种健康问题在七大生理问题中的位置，以及行为可能对当前的健康产生的影响。

完成之后，你可以和功能医学医生一起制订计划，共同前进。如果在遵循华尔斯方案时，你就已经在做许多功能医学建议的事情，但是详尽的个人评估可以提供更多信息，告诉你作为一个独特的人，如何从有针对性的指导中获益。

如果你在不断进步，功能医学医生也会为你服务，根据你对生活方式的个人反应、维生素和补充剂的使用、其他变化和处方药调整计划。对于那些对华尔斯饮食法没有足够反应的棘手病例，这是带来更快进展的最佳计划。

可以考虑的功能医学测试

拜访功能医学医生的好处之一是你可以获得常规医学很少使用的某些测试。功能医学医生[2]可以提供的评估测试类型包括：

1. 基因检测

基因检测可以用来预测你是否会患上亨廷顿病或囊性纤维化等特殊疾病，也可以预测基因是否会增加患乳腺癌的风险，但它通常存在伦理上的困境，这不是我讨论的测试类型。我要谈的测试是检查一部分酶在细胞化学运行方面的效率，特别是涉及消除毒素和制造大脑神经递质的酶。一旦你了解了哪些酶没有达到最佳状态，就可以通过饮食、维生素和/或补充剂来绕过低效的酶，降低各种健康问题（如脑病、心脏病、毒性超负荷，甚至癌症）的风险。

我选择了热那亚诊断中心相关实验室来做基因评估，了解我自己的基因风险。然而，基因测试并不能告诉你一切。它可以告诉你哪些酶发生了突变，但未必能揭示它的功能。你可以假设突变基因效率不佳（通常都是如此，但并非定论），这有助于理解能用哪些维生素和补充剂来弥补问题。

2. 毒素负荷评估

对于自身免疫病患者来说，很有必要了解身体承受毒素的能力。这通常是通过24小时的尿液收集来检验，或是用调节剂从脂肪中提取毒素。根据临床情况，测试可能针对重金属、溶剂或杀虫剂。通常，患者的解毒酶也存在遗传易感性，会加剧毒性效应。如果患者体内毒素过多，就该思考，要进行基于饮食方案的长期、渐进式的排毒吗？还是在接受过螯合疗法管理培训和认证的医生的直接监督下，使用螯合疗法更快速地排毒？

3. 营养检验

我们可以从维生素、矿物质、必需脂肪酸和抗氧化剂等方面对你的营养状况进行全面的评估，并观察线粒体产生能量的效率，脑细胞制造神经递质分子的能力，生产髓鞘的状态，以及更多的营养细节。这些测试有助于展示人体内化工厂的运作状况，以及低效酶的位置。功能性医生可以指导你吃一些食物、维生素和营养品（草药），帮助疏通无效的生物化学机制。这可能是一种很好的替代性疗法，可以使用基因测试来确定哪些酶的工作效率不高。请阅读附录C以获取提供营养检验的实验室列表。

4. 肠道健康

你可能需要对肠道功能进行全面的评估，开始的评估可能是对粪便的DNA分析，大致衡量肠道中的细菌、酵母菌和寄生虫数量。许多实验室还会对常见的营养药物和药剂进行敏感性分析，为了解决可能给你带来麻烦的问题。

也有些实验室通过培养和显微镜检查来寻找细菌、酵母菌和寄生虫。关键是要找到一个经验丰富的实验室，因为大多数传统医生通常没有机会进入生态失调（微生物失衡）评估经验的实验室。全面的肠道健康评估也会着眼于胃中消化酶和胃酸的产生。

华尔斯勇士说

我们已经遵守了6周华尔斯方案。我的丈夫（57岁）一直表现出帕金森病的症状，从2011年7月以来一直在看神经内科医生。短短6周内，他的帕金森病症状出现了明显的逆转，最引人注目的是平衡和正常行走步态的恢复。他的哮喘在一周内就消失了，我们还注意到血压、语言、睡眠模式、能量水平和情绪都有所改善。我们在第五周开始引入新的食物，发现红薯很不错，但吃完乳制品的几个小时内就出现了问题——包括消化不适、头痛、口齿不清和鼻腔/喉咙充血/流涕。太神了！我们将继续保持无麸质、无豆类和无乳制品状态，并遵循华尔斯饮食方案的其他规则，直到所有症状消失。谢谢你，华尔斯医生。这真是太令人高兴了！

——多萝西

于美国宾夕法尼亚州费城

食物过敏和敏感性

如果你需要一个实验室测试才能说服自己或家人放弃麸质、乳制品或其他可能带来麻烦的食物，那么就很值得去做食物过敏/敏感性测试。我所在的弗吉尼亚州没法进行这些测试，只能说服人们一个月内不吃麸质/乳制品/鸡蛋/大豆，再去评估状态；但是如果你有机会且愿意进行食物过敏测试，请向你的功能医学医生咨询最适合的测试方法。这些测试存在一定的争议。许多传统的医生不相信它们的准确性，也不认为它们与任何临床过敏症状有关。然而，做这些测试的一个好理由是，许多人对食物有延迟反应。虽然大多数对食物的反应发生在72个小时内，但有时延迟反应可能长达7~14天。如果你在采用华尔斯－古老饮食法或华尔斯－古老饮食法加强版后仍有问题，测试能帮你进行评估，排除掉敏感食物——很可能是你从未怀疑过的食物。

对食物过敏性的评估可以通过以下多种方式进行，每种方法都有其缺点：

◇**排除饮食**。了解你是否对食物敏感或过敏的黄金标准是完成一个疗程的排除饮食，先在监督下禁食，然后从最不可能带来麻烦的食物开始，每隔一天（有时是每隔三天）重新引入一种食物。在这段时间里，你要详细记录食用每种食物的症状日记，并在吃每种新食物之前和之后监测脉搏。任何引起心率骤增、疼痛或疲劳等问题症状的食物都会被列入可疑清单，拒绝食用6个月，然后重新测试。这种方式很难独自完成，需要在营养师或功能医学医生的监督下做，因为这样就阻止了偷懒、作弊的可能性，而作弊会完全扭曲结果。

◇**改良版排除饮食**。继续排除最常见的过敏性或致敏性食物：麸质、乳制品、鸡蛋、大豆、玉米、土豆、番茄、茄子、辣椒、柑橘、花生、贝类和鱼类。请严格食用有机食品，避免转基因食品和毒素。6个月后，再挨个测试这些成分来试探反应。反应可能是头痛、疲劳、腹部问题、皮疹、过敏症状、哮喘或痤疮。当你治愈了肠道问题和肠瘘，一些食物的敏感度可能会降低，一周吃一次不成问题（但是如果你重新开始经常吃它，很可能会再次过敏）。

◇**血液测试**。血液测试的一种方式是ALCAT（抗原白细胞抗体测试），由细胞科学系统公司运营。它能够评估350种不同食物敏感性的延迟反应（与过敏不同，过敏是免疫球蛋白IgE的即时反应）。另一种选择是测量血液中免疫球蛋白IgG和/或IgA对各种食物的反应水平。因为2%的人不能产生正常数量的免疫球蛋白IgA，如果你的测试结果是阴性，就应该检查一下免疫球蛋白IgA水平，确定自己确实可以产生正常数量的免疫球蛋白IgA。请阅读附录C。

◇**粪便检查**。对于最常见的食物，你可以做粪便检查，我也将其称之为“便便测试”。这比血液测试更敏感，因为对食物的异常抗体在粪便中表现得更快，有时比在血液中检测出来快好几年。然而，这个测试能检测的食物较少。你可以在没有医生建议的情况下去肠道实验室做粪便测试，但医疗保险不能报销检测费用。粪便检测的另一个优势是，肠道实验室会做基因测试，看看你是否有可能产生麸质敏感性的基因，也可以测试对乳制品、酿酒酵母（面包酵母）、鸡蛋、大豆和茄科蔬菜（包括土豆、番茄、茄子和辣椒）的敏感性。粪便测试也不太可能产生假阴性。

其他可以尝试的测试

另一项了解食物和其他吸入蛋白质敏感性／过敏性的策略是脉搏测试（Pulse Test）。[3] 脉搏测试由过敏症专科医师阿瑟·F. 科卡（Dr. Arthur F. Coca）创建，监测接触食物或环境中的某些东西后脉搏和／或心率是否增加。这需要持续三天内每两个小时监测一次脉搏，观察脉搏的高低变化，记录下你吃的或接触到皮肤的所有东西。脉搏测试可能有点烦琐，但是如果你愿意认真记录，寻找适合自己的模式，它是一个非常有用的工具。

◎华尔斯警示

很多人问我麸质敏感性测试，很惊讶地发现我不建议在初级保健医生诊所进行麸质敏感性的血液测试。测试结果即使是阴性的，也不能排除麸质敏感的可能性，即使你的医生告诉你可以吃，实际上也还是不能吃。这项测试不值得花这么多钱，甚至会拖慢你的治愈速度。许多麸质敏感性血液测试结果为阴性（即不敏感）的人，发现在不吃麸质之后，健康有了显著改善。

感染

我们习惯性认为感染是由病毒、细菌、真菌或寄生虫引起的急性疾病。人体免疫细胞攻击感染因子，战争就此开始。如果我们赢了，免疫细胞就能清除感染，恢复健康；如果我们彻底输掉战争，就会走向死亡。

然而，也存在中间地带。当人体免疫细胞不能完全清除感染时，感染可能会继续缓慢发展。例如，牙龈发炎的人（用力刷牙时牙龈会出血）就存在轻微的感染问题，这会增加炎症，可能发展成自身免疫病、心脏病、中风、糖尿病和其他慢性病。[4] 随着精力下降，我们感染其他问题的可能性就提高了。如果免疫细胞没有获得适当的营养，或者太多毒素损害了免疫细胞，肠道里就会出现麻烦制造者，激素信号会变得混乱，白细胞的功能也会下降。以上任何因素出现，人体免疫细胞清除感染的效率都会降低。此外，一旦人体免疫系统被某种慢性感染（或肠道细菌过度生长）削弱，就更容易出现其他或更多的器官共同感染[5]。

如果你仍在疲劳地和大脑症状挣扎，全面评估慢性感染或共同感染可能很有帮助，尤其是如果华尔斯方案没有解决慢性疲劳等问题，这些问题可能由病毒感染（如爱泼斯坦巴尔病毒、疱疹 6 型病毒和单纯疱疹病毒）引起，也可能来自细菌感染（如博氏疏螺旋体—莱姆病—衣原体和巴尔通体）。[6] 功能医学医生可以评估你受到轻微的慢性感染的可能性。如果你确实已经感染或多个器官共同感染，功能医学医生可能会根据你的感染类型和个人健康状况，使用营养制品、药物或两者的组合进行治疗。一些方案需要多年的治疗来清除感染，特别是如果有多种感染因子，因此找到具有相应经验的人来评估和治疗慢性感染非常重要。

激素平衡

激素是人体用来沟通和调节其他细胞运作的分子，它们既可以命令其他细胞更努力、更快地工作，也可以告诉其他细胞现在是放松和减速的时候了。激素平衡和谐时，你的身体运作就像美妙的交响曲，但一旦激素失去平衡，问题就出现了。

激素失衡的典型症状包括疲劳、思维模糊和易怒。激素失去平衡时，免疫细胞的效率就会减弱，更容易受到感染和癌症的侵袭。激素失衡的人也更可能出现自身免疫问题。

你做的每件事都会影响激素状态，反之亦然。科学家发现，人体有多个层次的激素交流，提供多层反馈，帮助保持血液和细胞中钾、钠、钙、镁和其他矿物质的适宜浓度。保持最佳的激素平衡意味着为分泌激素的腺体（特别是垂体、肾上腺、甲状腺、卵巢和睾丸）提供支持，使每个腺体都处于健康状况。

对于大多数人来说，华尔斯方案能够做到这一点，但是如果你仍然存在问题，可能需要对肾上腺、甲状腺、垂体和性激素之间的相互作用进行更全面的评估，以理解和纠正持续性的激素失衡。如有必要，请咨询有激素平衡经验的功能医学医生，以便做进一步的激素测试，设定更自然也更具针对性的营养、补充剂和药物计划。功能医学医生会根据你的整体生理状态和健康行为衡量激素失衡问题，采取的治疗方式更加全面和个性化。

这些是可以在功能医学诊所做的初步测试，因为没有通过 FDA 的批准，它们通常不包括在医疗保险中。如果每一种潜在的失衡可能性都想测，可能要花费数百到数千美元，因此你的功能医学医生可能只推荐那些适合你的测试，帮你确定应该先做哪些。

在临床实践中，我会依赖从常规病理学部门获得的详尽历史和实验室评估。然后，我们会将重点放在如何让华尔斯方案的健康促进行为功效最大化。我将许多想要进行全面测试的患者推荐给社区中另一位功能医学医生，请他帮大家完成测试。有些人在没有进一步测试的情况下就得到了非常好的结果，但有些人即使完全贯彻了华尔斯方案也没有出现相应的改善，全面测试对后者可能非常有用。

寻找功能医学从业者

许多功能医学从业者都是经过常规培训的医学专业人士，包括医学博士（M.D.）、整骨医生（D.O.）、高级注册护士（A.R.N.P.）、医师助理（P.A.）、营养学家和注册营养师（R.D.）等。如果你想在附近找到一名功能性医学从业者，请访问功能医学研究所网站并单击“功能医学资源”，然后点击“查找功能医学从业者”。你可以输入自己的地址以及期望距离，随后会得到一份完成了“临床实践中应用功能医学”培训课程的人员名单。功能医学研究所正在为那些完成了额外培训并成功通过考试的人员创建证书评鉴计划。通过认证流程的人将成为功能医学研究所认证的从业者（IFMCP）。这是一个相对较新的资格认证，第一批完成认证的是在2014年，因此从业者的名单可能会随着时间推移而增长。

查到了名字之后，就可以去找医生了。如果你拿到的不止一个医生的名字，那么可以进行挑选。见面之后可以问医生一些问题，达成进一步的了解，判断自己是否愿意和对方合作。要问的问题包括但不限于：

◇你接受功能医学培训的时间和地点是？

◇你行医实践中功能医学占的比例是多少？

◇你是否可以评估和治疗高毒素负担、食物过敏、肠道菌群失调（肠道内细菌、酵母菌和寄生虫的生态系统），或是烦人的细菌、酵母菌和寄生虫带来的问题？

◇能用医疗保险吗？（注：大多数从业者不接受医疗保险，因为需要时间较长，保险很难覆盖。评估相当昂贵，也很费时间，一些从业者和我一样，可能不会选择做那么多的测试，更倾向于仔细询问患者的个人历史、体检和生活方式干预。）

如果在功能医学研究所数据库中找不到附近的从业者，也可以寻找具有综合医学背景或对功能医学有兴趣的医疗保健提供者。可以与从业者讨论毒性负荷、食物过敏和敏感性问题、微生物群（生活在肠道中）、消化和同化问题以及激素问题，看医生是否接受过培训并在这些领域拥有良好的知识基础。自然疗法医生（N.D.）和脊椎推拿医生（D.C.）通常比医学博士或整骨医生更注重营养的使用。事实上，他们比大多数医学博士接受了更多的营养培训，能够进行这些类型的综合评估，并用食物和营养药物治疗。他们绝对是值得考虑的医疗保健从业者。

如果仍然找不到相应的合作者，请在执行华尔斯方案时与你的初级保健医师合作。与分科专家相比，许多初级保健医师对饮食和生活方式干预的力量抱着更开放的态度，愿意学习不同的治疗方法，尤其是对常规治疗无效的自身免疫病等慢性问题。最好的医生依靠的是清晰的病史、彻底的体检和基本的实验室检查。你可以帮助并引导你的初级保健医生这样去做。

这就是华尔斯方案了，我已经将全部内容告诉了你。现在轮到你自己选择了。你可以简单地采用华尔斯饮食法，也可以一直发展到华尔斯－古老饮食法加强版。你可以将运动、排毒，补充剂、替代药物、压力管理全部整合在一起，当然还有华尔斯日记。你可以自己决定是否需要接受专业功能医学从业者的服务，但无论具体采用什么方式，现在，你必须对自己的健康负责。你的未来、你的进步，甚至你的幸福都取决于你自己。命运掌握在自己手中，这是一件美妙而伟大的事情。我希望你能充分利用它，让未来充满健康、希望和活力。我给了你工具，现在使用权在你手上。

后　记

我的结局，你的开端

你已经知道了我的病史，也知道我已经脱离了轮椅。现在我想为这个故事画上句号。

身体开始愈合时，我还不完全理解究竟发生了什么。尽管变化的速度惊人，我仍然没有觉得自己有康复的可能性。多年以来，我一直认为继发进展型多发性硬化症患者无法康复，没有想到正在经历的好转能一直持续下去。直到我的症状开始好转近6个月后，我才敢这样去想——也许真的可以康复。

我又开始梦想骑上自行车了。2008年的母亲节是个周末，我感觉好多了，身体的灵活性也大大提高，所以决定试试骑自行车。我去了车库，拿起头盔，走到自行车前。五年前，当我开始坐轮椅的时候，我把自行车送给了儿子扎克。现在我想知道，我是否真的可以将它拿回来。我向下调整了座位，戴上头盔，然后把自行车推出了门。

听见我在车库里活动，孩子们跑来查看。扎克从我手里抢过自行车，叫杰基拦住我。我们大家面面相觑。我告诉杰基，如果她认为我还没准备好，我就不会尝试。她拿出了自己的自行车头盔和自行车，让扎克和泽比跟在我后面跑。

我们都就位了。杰基表示外面没有车，于是我骑了出去。自行车一路摇摇晃晃，但没有摔倒。孩子们跟在我身后奔跑、欢呼。我又能和杰基在街上并肩骑车了，想到这里，眼泪不由自主地从我脸上滑落。当我停下来的时候，扎克、泽比、杰基和我抱在一起哭了。崭新的未来在我眼前展开，证据就在眼前：我又能骑自行车了。我不是注定走向衰退，不再是这样了。我在重写我的未来，谁知道它会变成什么样子呢！每当我讲起这个故事，眼中仍会闪烁泪光。这对我来说是个奇迹。

医生和科学家很少相信奇迹。从科学的角度来看，我从轮椅上站起来不算是什么奇迹——尽管当时我觉得这就是奇迹了。我脱离轮椅，能重新骑上自行车，这是因为肌肉力量和健康都有所恢复。我们也许不能完全理解全部原因，但我的团队正在努力揭示其中的科学性。这是我们正在进行的临床试验的基础，试图了解华尔斯方案生效的原因，以及最适宜的应用对象。

我们的第一篇论文现已发表，描述了前 10 名继发进展型多发性硬化症被试的初步数据，这些受试者的疲劳问题在统计上有显著的减轻，更重要的是，在临床症状上也有明显好转。我们已经让所有的受试者完成了 12 个月的方案，现在正在撰写第 4 篇论文，具体描述疲劳、行走能力、平衡、认知、情绪、营养状况、血液生物标志物和 MRI 的变化。我们也在进行进一步研究，测试华尔斯饮食法、华尔斯－古老饮食法加强版与常规护理的差异性。这项研究将于 12 月完成。另一项研究单独测试运动和电刺激的效果，这样，我们就可以确定病情改善多大程度是由饮食引起的，多大程度是由运动和电刺激引起的。

针对新观念，科学界同行总会同时给予怀疑和热情。我们的工作也不例外，有人拥护，也有人反对。无论如何，我们还是会继续工作，提交论文，申请经费，并通过华尔斯基金会筹集资金，继续深入探索。如果你想成为团队成员，向华尔斯研究基金会捐款，请参阅本书附录 C，了解支持我们研究团队的更多详细信息。

申请研究经费总是特别困难，目前只有不到 2% 的申请能够得到资助。研究人员必须在申请时提供初步数据，才有希望获得补助金。我可以告诉你，多发性硬化症慈善基金会在我们最近的两份申请书中看到了前期数据，对此很感兴趣，为我的实验室提供了补助金来扩大研究！我们还计划进行几项开创性的试验，测试华尔斯方案干预其他慢性病的能力。另外，还测试了一种只改变饮食的新方案，另一种方案则只测试运动和电刺激的效果，因此，可以对比单独饮食方案、单独运动及电刺激方案、综合运用方案的作用。初始结果非常令人兴奋——请随时关注这方面的进展！

我也一直致力于公共教育，创建了一个网站和邮件订阅系统，记录了讲座内容，同时仍在全国各地讲课。我常参加在线研讨会、访谈、广播节目和脱口秀，迫不及待地想让同行了解我们的研究进度。我还会继续致力于相关研究，加深理解，并将成果发表在同行评审的科学期刊上，与此同时，也将继续亲自教大家如何自我疗愈——因为等待官方认证的信息实在太漫长了。科学研究是一个漫长而复杂的过程，通常需要 20~30 年的时间，才能将成功的治疗方式当作公认的临床实践或护理标准。如果你想利用自己控制下的日常事务（比如日常行为和食物）来改变健康状况，为什么还要等待临床实践来最终证明呢？为了自己的健康，是否将华尔斯方案付诸行动，选择权应在你自己手中。你可以决定华尔斯方案是否适用于自己和亲人。我不希望你迫不得已地等到研究的最终结果出来之后，才开始尝试华尔斯方案中符合常识、低风险的干预措施。

我承认，并不是每个人都能在我的诊所或试验中得到帮助。并不是每个人都能接受全部的华尔斯方案，也不是每个人都能从轮椅上站起来。但如果你就是那个可以康复的人呢？华尔斯方案已经帮助数百人扭转衰弱症状。为什么你不能成为他们中的一员？

每个人都能让自己的身体功能发展到最好。一个人的“最好”与另一个人的“最好”可能在程度上存在区别，但你可以与过去的自己对比，尽力达到自己最好的状态。如果你患有与持续衰退相关的疾病（如亨廷顿病或葛雷克氏症），华尔斯方案可能无法将你彻底治愈，然而，它能让你达到可能范围内最佳的功能状态。你每天都在学习有关身体和疾病的新知识，但我确信——不管你面临着什么样的健康挑战，只要能重新找回最本真的自己，消除生物化学影响，恢复线粒体和细胞自我修复功能，就可以在细胞层面上最大限度地重塑健康，优化生活。华尔斯方案已经让我重获新生，请给它一次机会吧，它将带你重返健康。

华尔斯食谱

采用任一级的华尔斯饮食方案都是一项挑战。减少或完全不吃谷物和乳制品意味着你必须重新规划早餐，对于标准美国早餐中的煎饼、面包和鸡蛋，你都要舍弃。我建议你早餐食用蔬果昔，它既能帮助你完成 9 杯蔬果的份额，又能提供高质量的营养素，帮你开启新的一天。下文提供了自制蔬果昔的方法。你也可以根据自己的口味进行调整。

基础蔬果昔

你可以使用任何属于 9 杯蔬果的食物，尤其是绿叶蔬菜。大多数人需要水果的甜味来掩盖蔬菜的苦味。盒装大豆奶、杏仁奶或椰奶有助于醇化味道，也能添加一部分钙，这一点很有用，因为乳制品减少后，必需营养素的摄入量降低了。请记得检查营养标签，确认成分。

我建议从以下比例开始：

◇ 1 份绿叶蔬菜

◇ 2 份水果或果汁或 2 杯有机豆奶（仅限华尔斯饮食法第一级）、椰奶或其他坚果奶，最好不加糖

◇加入水和冰，在料理机中混合，达到所需的浓度

蔬果昔的组合有无数种：甘蓝、羽衣甘蓝、长叶生菜、根甜菜叶、香菜、蓝莓、草莓、葡萄、去皮橙子片、菠萝、杧果，以及其他蔬菜如花椰菜或黄瓜。根甜菜可以让蔬果昔变成明亮的洋红色。随着你越来越习惯绿叶蔬菜的味道，你可以逐渐改变绿叶蔬菜与水果的比例，让绿叶蔬菜和水果达到约 1∶1 的状态，或是只用绿叶蔬菜和

非乳制品奶品，你也可以添加更多椰奶。在绿叶蔬菜中加入脂肪可以减少苦味，还能降低蔬果昔中水果的血糖生成指数。我个人会用罐装的全脂椰奶来制作蔬果昔和汤，也会加进茶中。

你也可以往蔬果昔中添加一些其他营养成分。肉桂、小豆蔻、生姜或肉豆蔻等香料可以减少苦味，增加营养价值。我喜欢添加 1~2 汤匙营养酵母，因为它富含维生素 B、矿物质和 RNA，非常棒的成分！尽可能多地往蔬果昔中添加营养酵母，也可以直接撒在蔬菜上。营养酵母中的酵母是被杀死的酿酒酵母，尽管如此，非活性酿酒酵母也能抑制有害的白念珠菌，而高碳水化合物饮食会使后者过度生长。少部分人会因食用营养酵母而头痛。如果它以任何方式给你带来困扰，就不要吃了。

我的早餐蛋白质来源通常是前一天晚餐留下的肉、肝酱或腌鲱鱼。这样做起来比较快，也很容易。当我一天吃三顿饭的时候，午餐基本上就是早餐的重复。我会把早上剩的蔬果昔和前一天晚上剩的食物装进保温杯里当作午餐。这种做法同样快速简单。

煎锅食谱

工作了一整天之后的晚餐，杰基和我通常会选择吃一顿煎锅饭。家里的主厨一般是我，下班到家之后，我希望做饭时间不要超过 20 分钟。如果一顿饭要花 20 分钟以上，我就不太可能经常吃那道菜了。煎锅食谱既省事又健康：只需要简单烹饪的动物蛋白，加上大量蔬菜和美味的香料。这些食物只需要炉灶和平底锅，所需时间比加热冷冻比萨还短。我会用家里的大平底锅，加入椰子油和一些葡萄酒或醋，然后炒洋葱或蘑菇，再加入肉。因为我喜欢肉比较生一点，所以会先放家人吃的肉，自己吃的部分晚放三四分钟。在所有肉煮熟前两分钟，往锅里加入其他蔬菜就可以了。我通常可以在 15 分钟内做完菜，然后直接用煎锅端上桌——这样可以少洗几个盘子。

讲基本做法之前，请记住以下几点：

◇全草饲动物是指动物一直吃草，直到被屠宰，这应该是你的首选。半草饲意味着动物在生命的最后 6 周内食用谷物，这会使 ω-6 和 ω-3 脂肪酸比例出现不利的变化，但仍然比传统饲养肉类好。

◇养殖鱼是指以谷物为食的鱼，其中 ω-6 脂肪酸含量远远高于野生鱼。尽量购买野生捕获的鱼。

◇大蒜、洋葱和十字花科的蔬菜都含有硫。在切菜的过程中，硫会稳定下来。因此，如果你用这些蔬菜烹饪，可以将它们压碎、切碎和/或剁碎，再静置5~15分钟，烹饪时损失的富硫抗氧化剂会比较少。

◇海藻：记住，1/4茶匙的海带粉等于1茶匙海苔片，你可以在食谱中交替食用。我鼓励大家多吃各种海藻，以获得最大的健康效益。每天交替吃海带和海苔比总吃相同的海藻要好。记住，在你的饮食中逐步引入海藻和藻类是很重要的。如果你突然吃得太多，可能引起甲状腺问题。根据你的口味逐渐增加分量。当你习惯了它之后，可以增加到每天1份。所列的数量不是强制的，但一定要尽量保证每周至少吃几次，正如在第二级建议的那样。之所以要加入海藻，是因为羽衣甘蓝和所有卷心菜类蔬菜都与免疫细胞和所有内分泌腺（包括甲状腺）中的吸碘率有一定的竞争关系。

◇醋：我喜欢意大利香醋，它确实含有更多的糖，但也比其他醋含有更多的抗氧化剂和类黄酮。我也很喜欢未经高温消毒、未过滤的苹果醋，它带有“妈妈的味道”和“SCOBY”（SCOBY就是指细菌和酵母菌的共生菌落，能将发酵酒精转化成醋酸来制造醋）。也可以尝试葡萄酒醋、米醋、椰子醋或其他醋。在任何食谱中，你都可以根据个人喜好，用柑橘汁代替醋。

◇海盐含有许多微量矿物质，但不含碘。如果你用海盐，一定要加入大量海藻。我会用加碘海盐来提高碘的摄入量。

◇黑胡椒和其他香料有助于细胞健康。我建议大家多用香料，勇于尝试新香料。

◇低温烹饪以获得更多营养。将水、醋或葡萄酒与油混合，可以在加热时保持较低的温度。

你完全可以自如地调整食谱，换用不同的调味料，使用容易获得、你喜爱的肉类和蔬菜。比起从外地调运来的甘蓝或羽衣甘蓝叶，吃本地产的蔬菜要好得多。在你可以选择的品种间轮换，尝试新的组合。重要的是吃新鲜、应季的本地食物。正如我母亲所说，食谱只是一些建议。以下是我对便餐的一些建议。

肉和蔬菜的基本煎锅食谱

4 人份

这个多功能食谱的基本原理是在平底锅里用椰子油、醋和香料烧肉，在最后两分钟里加入蔬菜。我会将叶用甜菜、芥菜、菠菜和大多数其他蔬菜切碎，但通常不切甘蓝，因为甘蓝叶很容易用牛排刀切开。尝试不同种类的动物蛋白，不同切法的肉以及不同的调味料，记住要更换不同的绿叶蔬菜，最大限度地加强营养。如果你觉得蔬菜太苦了，可以加 2 汤匙醋、酸橙汁或柠檬汁。苦味是因为食物中含有碱性，所以加一点酸性液体会使它变得柔和。

本食谱可以搭配任何种类的肉和绿叶蔬菜。泽比特别喜欢鲑鱼和熟的蔬菜，而扎克非常喜欢牛排，而且越来越倾向于吃得像我一样生。我和杰基认为心脏吃起来和非常好的菲力牛排差不多，而且还富含泛醌或辅酶 Q（脑花中的含量更高，但现在吃的人比较少）。我们会从本地的屠夫手里买野牛心脏，这些食物真的很棒。在理想情况下，我们每周吃一次心脏。我的曾祖母都知道，心脏、肝脏和肾脏是家庭营养的重要组成部分。我喜欢做足够多的肉，吃不完的部分第二天早上用来当早餐。

以下是基本比例：

◇ 1 汤匙椰子油

◇ 你喜欢的调味料（勇于尝试！）：蒜（蒜叶也可以吃）、生姜、新鲜或干的香草（罗勒、迷迭香、百里香等）、干香料（孜然、咖喱粉、辣椒粉、姜黄、红辣椒甚至肉桂）

◇ 1~2 汤匙醋和 / 或柑橘汁：包括苹果醋、香醋、柠檬汁、酸橙汁、红酒醋

◇ 1 茶匙有机海带粉，如 Starwest Botanicals 有机海带粉（可选）

◇ 1 茶匙加碘海盐

◇ 1~2 磅肉或鱼：无硝酸盐的培根（在主要蛋白质来源之前烹制，煎掉多余脂肪）、火腿、牛排、鸡肉、火鸡、猪肉、三文鱼、羊肉、心脏、肝脏

◇ 6~7.5 杯绿叶蔬菜和其他蔬菜：花椰菜、羽衣甘蓝、甘蓝、芥菜、菠菜、芜菁叶，加上卷心菜、胡萝卜、茄子、蘑菇、洋葱

制作方法：在大平底锅里加入椰子油，中火加热，加入调味料、醋、海带粉和盐。加入肉或鱼，加热至你喜欢的程度。记住，肉煎的时间越长，就越硬。我喜欢吃嫩一点的肉，所以我一般只煎 5 分钟左右。加入蔬菜，再加热 1~2 分钟。上菜前，

我会把肉切成薄片。如果肉太生了，可以把肉片放回锅里再煎一分钟，使之熟透。

阿尔及利亚鸡 / 阿尔及利亚素食

4 人份

我和女儿很喜欢艾奥瓦州埃尔卡德的一家阿尔及利亚餐馆，所以把阿尔及利亚风味加入了菜谱之中。虽然它比基本煎锅食谱花的时间多那么一点，但非常好吃！这是一个灵活的食谱，如果你愿意，也可以做成素食版。它可以在华尔斯饮食法（红辣椒配藜麦）、华尔斯－古老饮食法（花椰菜饭、意大利面南瓜、印度南瓜、薯蓣或炒卷心菜）或华尔斯－古老饮食法加强版（用芦笋代替绿豆）中使用。

◇ 4 瓣大蒜，切碎

◇ 1.5 磅带皮鸡肉（鸡胸或鸡腿肉都可以。素食版省略。）

◇ 14.5 盎司罐装番茄切碎

◇ 2 杯韭葱切碎

◇ 1 杯骨汤（素食者可使用蔬菜汤或水）

◇ 1 个中号香蕉胡椒切片

◇ 1 个中号胡萝卜切片

◇ 1 汤匙椰子油

◇ 2 茶匙姜黄粉

◇ 1 茶匙肉桂粉

◇ 1 茶匙孜然粉

◇ 1 茶匙有机海带粉，如 Starwest Botanicals 有机海带粉（可选）

◇半茶匙加碘海盐

◇ 4 杯青豆（华尔斯饮食法 / 华尔斯－古老饮食法）或 4 杯芦笋（华尔斯－古老饮食法加强版）

◇ 2 杯切碎的香菜，茎与叶分开

制作方法：切碎大蒜，在烹制前静置 15 分钟，使硫稳定。将大蒜、鸡肉、西红柿、韭葱、骨汤、胡椒、胡萝卜、椰子油、香料、海带粉和盐放入大锅中，中火加热，炖 15 分钟。将青豆或芦笋和切碎的香菜茎放入锅中，再炖 5 分钟。上桌前，加入切碎的香菜叶。

迷迭香鸡

8 人份

迷迭香和鸡肉很配。迷迭香是一种很容易种植的香草，可以种在花园或花盆里。

◇ 6 瓣大蒜，切碎

◇ 2 茶匙切碎的新鲜迷迭香

◇ 2 磅带皮鸡腿肉切块（其他部位的鸡肉也可以）

◇ 1 个中号茄子切片

◇ 1 磅蘑菇切片

◇ 2 根大胡萝卜切片

◇ 2 汤匙蒸馏醋

◇ 1 汤匙椰子油

◇半茶匙有机海带粉，如 Starwest Botanicals 有机海带粉（可选）

◇半茶匙加碘海盐

制作方法：切碎大蒜，静置 15 分钟。把迷迭香塞在鸡肉皮下。把大蒜、鸡肉、茄子、蘑菇、胡萝卜、醋、椰子油、海带粉和盐放在平底锅里，炖 20 分钟，上菜。

肝、洋葱配蘑菇

4 人份

这个食谱改编自我曾祖母的烹饪书《烹饪概论和知识手册》，其中有一章专门介绍内脏，包括肝脏、心脏、脑、胰脏（胸腺）和肾脏的做法。鸡肝比其他肝脏味道更温和，可以从它开始。你也可以用烤箱，在 250 ℃的温度下将肝脏烤一两个小时，这是我最喜欢的肝脏做法。在这个食谱中，我们可以把培根片夹在肝片之间，再放在洋葱和蘑菇上面。我们会特意多做一些，用剩下的菜来做肝酱当作早餐。

◇半磅培根（不含硝酸盐）

◇半磅蘑菇切片

◇ 1 茶匙有机海带粉，如 Starwest Botanical 有机海带粉（可选）

◇ 1 磅洋葱，切碎

◇ 1.67 磅鸡肝

◇ 1 汤匙香醋

◇半茶匙加碘海盐

制作方法：在大平底锅里煎培根。倒掉煎出来的油，加入蘑菇、海带和洋葱，用中小火煎 3~5 分钟。加入肝脏、醋和盐。再用中火烧 2~3 分钟。一定要注意火候，过度烹调会使肝脏变硬。

肝酱

2 人份

虽然从传统意义上讲，肝酱不是煎锅食谱，但我把它放在这里，因为每次我做肝脏配洋葱时，都故意多做一份酱作为第二天的早餐。我们特别喜欢把它与芜菁、洋蔓菁、小萝卜或大头菜片配在一起。芹菜也不错。

◇肝、洋葱配蘑菇

◇ 1/4 杯橄榄油、椰子油或酥油

◇ 1/4 杯香醋（或布拉格苹果醋）

制作方法：把剩下的肝、洋葱搭配蘑菇（大约上个菜谱中的一半分量），和油、醋一起加入料理机，高速搅拌，直到食物变得光滑。如果酱太稠了，可以多加点水或醋，制成比较稀的布丁状，冷藏储存。

华尔斯比萨

1 人份

放弃比萨对我们家来说很困难。虽然有可能买到不含麸质的比萨，但要既不含麸质又不含乳制品则很有难度。泽比和杰基经常吃比萨，而我坚持华尔斯饮食第三级，不能吃麸质和乳制品。我会用无麸质的玉米饼作为饼胚，自制比萨。再往上加蔬菜、肉和不含乳制品的奶酪如 Daiya，然后就可以吃了。与大盘沙拉一起食用，这些舒适的食物会让你和家人更容易过渡到华尔斯饮食方案。一定要阅读产品的成分标签，以了解它们确实无麸质、无乳制品和（理想情况下）不含蛋。

注意：本食谱中的量适用于两个 6 英寸的玉米饼，但如果你想自己制作更大的无麸质比萨饼，也可以根据口味添加更多的成分。在比萨上覆盖最佳分量的 Daiya 奶酪非常重要。我发现最好的比例：10 英寸无麸质玉米饼 =4 盎司 Daiya 奶酪；12 英

寸无麸质玉米饼 =5~6 盎司 Daiya 奶酪；14 英寸无麸质玉米饼 =8 盎司 Daiya 奶酪；16 英寸无麸质玉米饼 =10 盎司 Daiya 奶酪；18 英寸无麸质玉米饼 =12 盎司 Daiya 奶酪。如果你喜欢方便的速冻比萨，Daiya 现在还生产一种不含乳制品、不含麸质的速冻比萨。

◇ 2 个 6 英寸玉米饼（或无麸质面饼）

◇ 1/4 杯比萨酱（寻找不含糖或麸质的酱）

◇ 1/4 磅绞牛肉，棕色

◇ 1/4 杯切碎的红甜椒

◇ 1/4 杯切碎的洋葱

◇ 1/4 杯黑橄榄片

◇ 1/4 杯菠菜

◇ 1 瓣大蒜，切碎

◇ 6 盎司大豆奶酪（在保健食品店和普通杂货店可以找到非乳制品的奶酪）

制作方法： 把玉米饼放在大烤盘里，比萨酱和牛肉放在玉米饼上，撒上甜椒、洋葱、橄榄、菠菜和大蒜，最后再加上无麸质、无乳制品的奶酪。在 190 ℃下烘烤 5~10 分钟，直到奶酪融化。或者你可以把玉米饼放在一个有盖的大煎锅里，在炉子上用中火加热，直到奶酪融化。这通常需要 2~3 分钟。小心地从烤箱或煎锅中取出比萨，然后端上桌。

伪帕尔马干酪

16 人份

这是一个素食食谱，尝起来很像帕玛森奶酪。（当然，即使你不是素食主义者，也可以加在华尔斯比萨或煮蔬菜上。）

◇半杯营养酵母

◇半杯核桃粉

◇半茶匙加碘海盐

制作方法： 将这些原料倒入料理机，以短脉冲的方式打碎，直到看起来像帕尔马干酪。

汤

骨汤

分量取决于你加了多少水

骨肉汤可以放在密封玻璃罐中冷藏 3 天，也可以冰冻保存 3 个月。你煮的骨头越多，蒸或炖的时间就越长，这样才能增加骨头汤中的胶原蛋白和矿物质。关节骨和鸡爪富含大量明胶和胶原蛋白。我的目标是每天喝 1~2 杯骨汤，尤其是在冬天。

◇水（过滤水或反渗透水），装满炖锅或砂锅

◇1 个洋葱，切碎

◇3~4 瓣大蒜

◇2~4 汤匙苹果醋（一开始的时候可以尝试每夸脱水加 1 汤匙苹果醋）

◇1 茶匙海带粉或 1 汤匙海苔（可选）

◇半茶匙黑胡椒粉

◇半茶匙加碘海盐

◇骨头（最好是关节骨）

◇4 个鸡爪（可选，但我极力推荐）

◇冰箱里有点软、不太新鲜的蔬菜

制作方法：将水烧开，调小火，加入其余配料，炖 4 个小时到第二天。如果锅面泡沫太多，将其撇去。关掉火，让它自然冷却。把蔬菜和骨头滤掉。

骨汤的力量

人们常花很多钱购买昂贵的关节炎补充剂，包括氨基葡萄糖、硫酸软骨素和甲基磺酰甲烷（MSM，另一种含硫化合物）。还有人花很多钱进行玻璃酸钠关节腔注射，我更喜欢自然的方法：自制骨汤并每天饮用，获得这些强化关节和骨骼的物质。附着软骨和肌腱的骨骼含有更多的氨基葡萄糖，有助于人体骨骼和关节的健康。骨髓则富含 DHA 脂肪，正如我前面提到的，这对你很好！

牛油果骨汤

2.5 杯分量

这是一道美味的浓汤。如果太稠，可以多加点汤或水。

◇ 2 杯骨汤

◇ 1/3 罐全脂椰奶

◇ 1 个牛油果，去核去皮

◇ 2 瓣大蒜，压碎

◇ 1 茶匙磨碎的新鲜生姜

制作方法：混合所有原料，倒入大功率料理机中搅拌至光滑。你可以加热喝，也可以冷喝。

胡萝卜骨汤

1 人份

◇ 1 杯骨汤

◇ 1/3 罐全脂椰奶

◇半杯煮熟或生胡萝卜

◇ 1 茶匙新鲜姜末

◇半茶匙姜黄粉

制作方法：骨汤用中火煨一下，加入其他原料，用 vitamix 或其他高速料理机搅拌成泥。

花椰菜姜黄骨汤

1 人份

◇ 1 杯骨汤

◇ 1/3 罐全脂椰奶

◇半杯花椰菜掰碎（熟的或生的）

◇ 1 瓣大蒜，切碎

◇半茶匙姜黄粉

制作方法：骨汤用中火煨一下，加入其他原料，用 vitamix 或其他高速料理机搅拌成泥。

红椒骨汤

1 人份

◇ 1 杯骨汤

◇半杯切碎的红辣椒

◇ 1/3 罐（或更多）全脂椰奶

制作方法：骨汤用中火煨一下，加入其他原料，用 vitamix 或其他高速料理机搅拌成泥。

椰奶鱼汤

4 人份

这是我们家的最爱。根据你的口味，也可以将其调整为任何海鲜甚至禽类的组合。

◇ 6 杯骨汤

◇ 13.5 盎司罐装全脂椰奶

◇ 1 茶匙有机海带粉，如 Starwest Botanicals 有机海带粉（可选）

◇半茶匙加碘海盐

◇ 5 杯切碎的白菜

◇ 3 杯切碎的花椰菜

◇ 1 个中号胡萝卜，切片

◇半磅香菇，切片

◇ 1 汤匙生姜薄片

◇ 1.5 磅国王鲑

◇ 2 汤匙酸橙汁

制作方法：在大锅中加入骨汤、椰奶、海带粉、盐、蔬菜和生姜。如果你想多喝汤，可以加点水，把它煮开。加入三文鱼和酸橙汁，再次煮开。关火，静置 10 分钟后出锅。

海鲜番茄汤

4人份

这汤很好喝，藏红花也是一种很好的佐料。可以在它和椰奶鱼汤之间交替轮换。扎克和泽比都很热爱这两款汤。准备起来也很容易，不需要很长时间。

◇ 4杯骨汤

◇ 18盎司瓶装蛤蜊汁

◇ 14.5盎司罐装番茄切碎

◇ 4瓣大蒜

◇ 1杯切碎的红甜椒

◇ 1杯切碎的黄甜椒

◇ 1根韭葱切片

◇ 1茶匙有机海带粉，如Starwest Botanicals有机海带粉（可选）

◇半茶匙加碘海盐（或根据口味酌量）

◇ 1/8茶匙藏红花

◇半磅扇贝

◇半磅虾

制作方法：将骨汤、蛤蜊汁、番茄、大蒜、蔬菜、海带粉、盐和藏红花放入大锅中，中火加热。煮沸5分钟。在锅里加入扇贝和虾，煮沸。关火，静置5~10分钟，然后出锅。

甘蓝香肠汤 / 素甘蓝汤

4人份

这个食谱特别适合在冬天食用。扎克喜欢甘蓝和香肠，但其实任何一种绿叶蔬菜都可以用。香肠可以换成你喜欢的其他肉食，如果你想吃素的话，不用香肠也行。

◇ 8杯骨汤（如果想素食也可以用蔬菜汤）

◇ 4杯切碎的甘蓝

◇ 2杯切碎的红薯

◇ 1杯洋葱末

◇ 1 个中号香蕉甜椒切片

◇ 1 茶匙有机海带粉，如 Starwest Botanicals 有机海带（可选）

◇半茶匙加碘海盐

◇ 4 根德国小香肠（素食者可省略，也可以替换为两杯黑眼豌豆，罐装或用干豌豆煮熟，但最好是浸泡后食用，以减少凝集素 / 植酸盐。）

◇ 13.5 盎司罐装全脂椰奶

制作方法：将骨汤、蔬菜、海带粉和盐加入汤锅中，加入香肠，炖至少 30 分钟，如果是泡过的黑眼豌豆，则可以在 30 分钟内煮软。捞出香肠，切成薄片，再放回汤里。加入椰奶，搅拌，即可食用。

红辣椒豆子

4 人份

你可以用路易斯安那辣酱油或其他辣椒酱来做，辣度根据自己的口味调整。杰基喜欢温和一点的辣椒，但我和泽比喜欢辣的。泽比可能是我们家最爱吃辣的人了。辣椒的辣度来自辣椒素，是治疗慢性神经痛的传统疗法。如果你把豆子浸泡一整夜并让它发芽，就可以缩短烹饪时间，同时还能减少凝集素和植酸盐。

◇ 8 杯骨汤

◇ 1 磅野牛肉绞碎

◇ 1 杯洋葱末

◇ 15 盎司罐装黑豆，沥干

◇ 12 盎司番茄酱

◇ 1 个中号胡萝卜切片

◇ 1 个墨西哥辣椒切碎

◇ 1 茶匙辣椒粉

◇ 1 茶匙有机海带粉，如 Starwest Botanicals 有机海带（可选）

◇半茶匙加碘海盐

制作方法：把所有原料放进锅里，炖 30 分钟。

海鲜炖菜

4 人份

这道炖菜非常适合搭配牡蛎或扇贝，还能根据你选择的华尔斯方案等级进行调整。如果你在第二级，可以将海鲜量翻一番，其余的分量保持不变。如果在第三级，海鲜分量还是 1 磅，但去除胡桃南瓜。

◇ 13.5 盎司罐装全脂椰奶

◇ 2 杯鸡汤（或自制骨汤、商店购买的肉汤）

◇ 1 磅蘑菇，切片

◇ 1 个大洋葱，切碎

◇ 2 杯胡桃南瓜（在第三级中省略）

◇ 1 茶匙有机海带粉，如 Starwest Botanicals 有机海带（可选）

◇半茶匙加碘海盐

◇ 1 磅牡蛎或扇贝（在华尔斯－古老饮食法中改为 2 磅）

◇ 2 杯切碎的花椰菜

◇ 1 杯切碎的新鲜香菜

制作方法：将椰奶、骨肉汤、蘑菇、洋葱、南瓜、海带粉和盐放入锅中，炖 5~10 分钟，至南瓜变软。加入牡蛎或扇贝和花椰菜，再文火慢炖，关火。让炖菜静置 10 分钟。加入香菜叶搅拌后食用。可根据你的喜好在每个碗里加入辣椒粉。

沙拉

我极力推荐多吃沙拉，但它的营养成分不能一概而论，因蔬菜、水果、坚果、种子、脂肪来源和肉类的不同而有很大的差异。总的来说，我建议你在盘子里堆满各种新鲜的生绿叶蔬菜，切碎其他蔬菜加进去（包括黄瓜、胡萝卜、萝卜、柿子椒、蘑菇、大葱或你喜欢的任何蔬菜，但是尽量加入富硫蔬菜来平衡），加入冷榨橄榄油，少量的新鲜柠檬汁或醋，再加一些动物蛋白如牛排、鸡肉或鱼。

三文鱼沙拉或鸡肉沙拉

3 人份

你可以用这些肉类沙拉作为配菜和佐餐。如果用三文鱼，需要购买罐装含有骨头的野生红三文鱼。保留沙拉中的骨头，可以显著增加钙摄入量。沙拉可以与无麸质饼干或面包一起食用。我女儿很喜欢包上羽叶甘蓝吃，你可以把甘蓝叶蒸一分钟，使其变软，然后用它代替面包。如果你喜欢的话，在吃沙拉之前也可以稍微加热一下。这是一顿简餐，你可以用家里储存的食物做。

◇ 14.7 盎司罐装三文鱼，或 4 个中号去皮熟鸡胸（约 13 盎司）

◇半个小洋葱，切碎

◇ 1 瓣大蒜，切碎

◇ 1/4 杯芹菜，切碎

◇ 1/4 杯西芹，切碎

◇ 2 汤匙无麸质花生酱

◇ 1/3 茶匙有机海带粉，如 Starwest Botanicals 有机海带（可选）

◇ 1/4 茶匙加碘海盐

制作方法：把三文鱼放进碗里，捣碎骨头。如果用鸡肉，将鸡胸肉切成小块。将三文鱼或鸡肉、洋葱、大蒜、芹菜、西芹、花生酱、海带粉和盐放入料理机中，搅拌直到混合物达到你想要的质地。你也可以徒手剁碎再拌开。

佐菜

这些是要放在盘子旁边的蔬菜。我发现，在蔬菜里加上培根，可以减少蔬菜的苦味，让扎克和泽比更爱吃。买到不含麸质也不含硝酸盐的培根时，我们大家都非常开心。

绿叶蔬菜配培根

3 人份

任何绿叶蔬菜都很适合这个食谱。

◇ 4 片培根（不含硝酸盐），切成一口大小的片

◇6杯切碎的绿叶蔬菜（甜菜、芥菜或其他绿叶蔬菜）

◇3瓣大蒜，切碎

◇1汤匙香醋

◇1茶匙有机海带粉，如Starwest Botanicals有机海带（可选）

◇半茶匙加碘海盐

制作方法：煎培根，保留所有油脂。在锅里加入绿叶蔬菜、大蒜、醋、海带粉和盐。翻炒到绿叶蔬菜发蔫。上菜。

球芽甘蓝、培根配小红莓

4人份

小时候，我不喜欢球芽甘蓝，但现在我和杰基都非常喜欢。诀窍是不要把它们煮得太老，否则就会变得很苦。小红莓是可爱的配料，不管是在卖相还是味道方面。杏仁可以增加一点钙。这是一道简单的快手菜。

◇4片培根（不含硝酸盐）

◇4杯半球芽甘蓝

◇1杯新鲜小红莓

◇1/4杯洋葱切碎

◇2大勺香醋

◇1茶匙有机海带粉，如Starwest Botanicals有机海带（可选）

◇1/4杯生杏仁，切碎（如果你正实施华尔斯饮食方案第二级和第三级，需要浸泡）

制作方法：煎培根，倒掉一半的油脂（也可以保留所有油脂，以增加健康脂肪的摄入量）。在煎锅里加入球芽甘蓝、小红莓、洋葱、醋和海带粉，盖上盖子炖两分钟。上桌时加入杏仁碎。

芜菁泥

4人份

◇1磅芜菁

◇半杯营养酵母

◇ 1/4 杯碎香葱

◇ 4 瓣大蒜，切碎

◇ 2 汤匙椰子油

◇ 1 茶匙有机海带粉，如 Starwest Botanicals 有机海带（可选）

◇ 1/4 茶匙加碘海盐

◇ 1/4 茶匙黑胡椒粉

制作方法：把芜菁洗净，切成一口大小的小块。放在蒸笼里蒸 5~10 分钟至软，具体时间取决于切块大小。芜菁软了之后，将其余材料一并放在碗里，捣碎。（你也可以用料理机将其绞碎，直到变成你想要的质地。）如果需要的话，可以在每一份中加入较粗的黑胡椒粉。

炒红卷心菜

4 人份

我母亲非常喜欢红卷心菜，经常推荐我们多吃炒卷心菜。

◇ 2 汤匙椰子油

◇ 4 杯切碎的红卷心菜

◇ 1.5 汤匙鲜姜片

◇ 1 汤匙香醋

制作方法：用平底锅中火加热椰子油，加入卷心菜、姜和醋，炒 2~4 分钟。

藜麦配红辣椒

4 人份

泽比特别喜欢这道菜。根据艾奥瓦州埃尔卡德的一家阿尔及利亚餐馆的菜式制作。

◇ 1 杯藜麦

◇ 1.5 杯水

◇ 1 杯剁碎的红辣椒

制作方法：将藜麦浸泡 10 分钟，然后仔细冲洗去皮（藜麦外皮有皂苷，带有苦味）。也可以浸泡 6~24 个小时使其发芽，然后冲洗。倒进锅里，加水，盖上锅盖，煮 10 分钟。加入剁碎的红辣椒，再炖 5 分钟。关火，静置 5 分钟。用叉子搅匀，然后上菜。

花椰菜饭

4 人份

◇ 1 个中号花椰菜

制作方法：把花椰菜切成小块，尺寸以适合料理机为准（除非你用手把它磨碎），放进蒸笼蒸 2~4 分钟。将蒸熟的花椰菜（包括茎和叶）用料理机打碎，这是一种很好的大米替代品。你也可以把它做成花椰菜泥，就像土豆泥一样。这是一种低碳水化合物的土豆替代品：味道很好，可以搭配任何有美味酱汁的菜肴，而且不会提高胰岛素水平。

意大利面南瓜

4 人份

◇ 1 个大号意大利面南瓜

制作方法：在意大利面南瓜上戳一些洞，好让蒸汽溢出。在 190 ℃的烤箱中烤 1 个小时，或者在慢炖锅中低温煮 10 个小时。当雕刻叉很容易刺穿南瓜皮时，就可以了。把南瓜切成两半，用勺子把种子挖出来丢掉。把南瓜刮成面条一样的细条，就可以吃了。

红薯或印度南瓜

每份 0.5~1 个红薯或印度南瓜，根据其尺寸而定

制作方法：切开，蒸 10~15 分钟，直到雕刻叉可以很容易地刺穿皮。把红薯或南瓜放在盘子里端上桌。

根甜菜配红卷心菜

1 人份

两种做法。可以使用磨碎的新鲜生姜或肉桂 – 可可组合，也可以不用香料，简单地吃甜菜和红卷心菜。甜菜和卷心菜都很有利于线粒体和排毒。生姜、肉桂和可可

都是强大的香料，能进一步补充线粒体能量，加强排毒，这就是我在很多食物中添加它们的原因。

◇ 1/4 杯生的根甜菜
◇ 1/4 杯切碎的红色卷心菜
◇ 1 汤匙亚麻籽油或大麻籽油
◇ 1 汤匙橄榄油
◇ 1 茶匙肉桂粉（可选）
◇ 1/4 茶匙不加糖的可可（可选）或 1 茶匙磨碎的新鲜生姜（代替可可－肉桂组合）

制作方法：全部放进料理机里，搅拌到你想要的程度。

根甜菜配蔓越莓

1 人份

◇ 1/4 杯生的根甜菜
◇ 1/4 杯新鲜小红莓
◇ 1.5 汤匙新鲜生姜片或姜末

制作方法：全部放进料理机里，搅拌到你想要的程度。

饮料

骨汤茶

我喜欢把骨肉汤和椰奶混合在一起，在早晨（特别是冬天）做一份温暖的饮料。基底是一杯热骨头汤和 1/3 罐全脂椰奶，还可以加入香料（如姜黄）和一些蔬菜（如胡萝卜或大蒜）。VitaMix 可以处理一切，所以我会往里面加生的或熟的各种蔬菜，全部搅打混合均匀。如果它过于浓厚，就多加些汤，直到达到满意的浓度。再说一遍，多尝试香料和本地的时令蔬菜。

姜黄茶

1 人份

◇ 1 杯骨汤

◇ 1/3 罐（或更多）全脂椰奶

◇半汤匙姜黄粉

◇ 1 瓣大蒜，去皮捣碎

制作方法：骨汤用中火煨一下，加入其余配料，然后倒进 VitaMix 或其他高速搅拌器。

热可可

1 人份

我们的曾曾曾祖母和曾曾曾祖父都知道，如何用香料使食物看起来更甜。稍微加热香料（如肉桂、丁香、薄荷和姜）有助于减少食物的苦味，提高相对甜度。我只用有机可可粉、肉桂和椰奶做热可可。可可中没有糖，但肉桂能很好地降低苦味。你不吃糖的时间越长，味蕾和味觉就会变得越敏感。你可能发现食物吃起来更甜了，也可能会发现苦味也很吸引人。如果你觉得这种可可太苦了，那就加一个熟透的香蕉或者经认可的甜味剂（如一茶匙蜂蜜）。甜菊叶当然也是很好的甜味剂，一旦它经过了加工，就很难确定加工带来的影响，所以我不用它。

◇ 1/4~1 茶匙无糖可可

◇ 1/2~1 茶匙肉桂粉

◇半罐全脂椰奶

◇半杯水

可选：加入几滴薄荷油，制成薄荷可可。

制作方法：将所有原料混合在搅拌机中，搅拌至光滑。（分别单独搅拌至不会产生光滑的可可。）用中火在平底锅中稍微加热。

发酵食品

在我们曾祖母的厨房里，发酵食品非常常见。它们不难做，而且可以为你的饮食添加很多营养。下文有一些我喜欢的简单做法。发酵食品是后天习得的味道，所以请慢慢适应。最容易接受康普茶的做法，就是先从它开始尝试，然后在日常饮食中加入其他发酵食物作为调味品。

康普茶

16 杯量

你可以在商店里买到康普茶，但是要喝到成分可靠且最新鲜的茶，还是得自己做。要做 1 加仑[1] 的茶，你可以在热水中加入茶叶袋，也可以做阳光茶[2]。不管怎样，你必须确保水中没有氯，否则你会杀死负责发酵的“康普茶母”或 Scoby。我通常使用反渗透水，如果你没有这种过滤器，也可以掀开盖子将水静置 24 个小时，或者烧 5 分钟来除氯。平底锅里的金属也会破坏康普茶，应该选用一个不发生反应的容器来泡茶，比如 1 加仑的玻璃罐。在开始之前，一定要用热肥皂水清洗所有容器。你可以通过互联网订购“康普茶母”，如果幸运的话，可以从会自制康普茶的朋友那里获得。

我经常喝康普茶，但是，也有两个案例报告喝康普茶会导致血液中的酸过多而生病。如果你有肾病、肝病或糖尿病，喝康普茶带来的风险可能更高。如果确认自己没有问题时，一开始先喝 1/4 杯。然后可以增加到 1/2 杯，再加到每天 1 杯或更多。

◇ 1 加仑红茶、绿茶、路依保斯茶或玛黛茶

◇ 1 杯白砂糖

◇ 1 个康普茶母

制作方法：在茶还热的时候加入糖，搅拌至溶解。待茶冷却到室温后，取出茶叶袋。把茶倒进 1 加仑的罐子里，罐中加入康普茶母或 Scoby。在罐子上放一个网袋，再用毛巾盖住罐子，让它能够呼吸。在室温下将罐子储存在通风良好的避光区域 7~10 天，由于环境、温度等各方面因素影响，发酵时间可能不同。你可以尝一下味道判断是否发酵完成，也可以用试纸来检查 pH 是否在 2.6~4.0。如果康普茶闻起来有腐臭味，或看起来发霉长虫了，请将它扔掉。发酵得好的康普茶会变得浑浊和起泡，带有来自 Scoby 的褐色碎片。把康普茶倒进夸脱罐里，封好，再静置一天，然

［1］1 加仑 =3.785 411 784 升。——译者注

［2］不需加热，在一大玻璃杯水中加入茶袋，然后在阳光下直接放置两三个小时即可。——译者注

后放进冰箱里。一月内喝完。留下 1~2 杯作为康普茶母，放回冰箱重新使用。你可以每隔一周做一批新鲜的康普茶，如果发酵太久的话，它就会变成可食用的醋。由于其酸性，康普茶不应该制备或储存在铅釉面陶瓷或铅晶体容器中，这会让有毒元素渗入茶中。

甜菜格瓦斯

3 人份

东欧有着发酵食物的悠久历史，包括块根蔬菜。发酵的过程增加了维生素和酶的产生，有助于把促进健康的好细菌放回你的肠道。传统上，根甜菜能很好地提供解毒酶，而发酵甜菜则更有益。我喜欢轮换着喝康普茶和甜菜格瓦斯。记住，喝甜菜格瓦斯的时候要用等量的水稀释。使用有机甜菜和无氯的水来制作格瓦斯非常重要。你还需要一些发酵甜菜或益生菌胶囊做引子，比如在杂货店或药店购买的嗜酸粒细胞胶囊。打开胶囊，倒入混合物中。尽可能买菌种多的胶囊。（我用的有 15 种不同的健康菌种。）

◇ 1 杯粗切或切碎的甜菜

◇ 1 汤匙姜末

◇ 1 汤匙磨碎的橘皮

◇ 1 汤匙加碘海盐

◇ 1 个益生菌胶囊

◇ 2.5 杯水

制作方法：用热肥皂水小心地清洗罐子和盖子，然后冲洗干净。把甜菜放在罐子里，撒入姜末、橙皮和盐。打开益生菌胶囊，撒在甜菜上，加水。在甜菜上压一个直径小于盛装罐开口的罐子，使甜菜完全泡在水里。2~3 天后，发酵应该很充分了，可以密封罐子，放进冰箱，滤出液体来喝。（你可以吃甜菜，也可以扔掉，它们很适合加入蔬果昔或沙拉中。）

泡菜和发酵蔬菜

这是一种非常容易制作的发酵食物，也是很多美国移民的主食。我的奶奶和外婆都经常做发酵的根茎类蔬菜和泡菜。（所有蔬菜都应是有机食品。）

◇ 1 个小号有机卷心菜

◇有机胡萝卜、大蒜和 / 或洋葱，根据个人口味而定

◇生姜，根据个人口味而定

◇剁碎或整粒的辣椒，根据个人口味而定

◇ 1 汤匙加碘海盐

◇ 1 个益生菌胶囊

制作方法：用热肥皂水仔细清洗罐子和盖子，然后冲洗干净。清洗卷心菜和其他蔬菜。目的是让卷心菜占全部混合物中的 80% 以上。擦碎卷心菜、胡萝卜和生姜。把卷心菜放在罐子里，撒入姜、辣椒、其他根茎类蔬菜（根据个人口味而定）和盐。用勺子把蔬菜塞进罐子里。打开益生菌胶囊，撒在卷心菜上。将一个直径小于盛装罐开口的罐子压在卷心菜上，让它完全浸没在水里。将盛装罐放在另一个盆子里，以收集发酵过程中溢出的盐水，存放在阴凉、避光的地方，定期检查，清除未浸泡于水下的蔬菜或出现的霉菌。如果蔬菜没有完全浸泡在水中，就添加一些盐水，直到蔬菜完全浸入水中（比例是 1 杯过滤水加 2 茶匙盐。记住，自来水含有氯，会杀死益生菌。）发酵至少一周时间后，这时，你可以密封罐子并放在冰箱里。当然，发酵时间可长可短；如果需要的话，你还可以发酵更长时间，直至达到需要的味道和质地。

甜点

你一定需要美食。你的味蕾会调整，能在食物中发现新的味道。以下一些很棒的甜点，我们用干果、新鲜浆果和香料来调味，增加甜度。

水果布丁

2 人份

在这个配方中，香料可以提高水果的天然甜味。两周不加糖后，你对甜食的渴望就会消退。

◇ 1 杯全脂椰奶

◇ 1 杯浆果或多种浆果组合（如黑莓、蓝莓、覆盆子和草莓）

◇ 1 个中等大小的哈斯牛油果，去皮，去核，切碎

◇ 1 茶匙碎豆蔻

◇ 1 茶匙肉桂粉

制作方法：把椰奶煮开。将热的椰奶、浆果、牛油果和香料加入料理机，搅拌 3 分钟。倒进碗里，冷藏。

覆盆子亚麻籽布丁

2 人份

如果你正在实施华尔斯饮食方案第二级或第三级，食用亚麻籽之前应浸泡 2~6 个小时，以消除植酸盐和凝集素，这会使它们更柔软，更容易混合，不必单独研磨种子。如果你处在饮食方案的第一级，可以在使用之前，用咖啡豆研磨器研磨亚麻籽，这种方式不会分解 ω–3 脂肪酸。根据你喜欢布丁的硬度，你可以调整亚麻籽的分量。新鲜浆果和一大汤匙全脂椰奶能为你带来绝佳的美食体验。

◇ 1/4 杯亚麻籽

◇ 1 杯全脂椰奶

◇ 1 杯覆盆子

◇ 1 茶匙碎豆蔻

◇ 1 茶匙肉桂粉

制作方法：使用前磨碎亚麻籽（第一级），或在使用前浸泡 2~6 个小时（第二级或第三级）。把椰奶煮开。将磨碎或浸泡过的亚麻籽、热椰奶、覆盆子和香料放入料理机中，搅拌 3 分钟。倒进碗里，冷藏。

华尔斯软糖

20 人份

体重下降过多时，我们就会用上这个食谱，让你吃足够多的软糖来保持健康的体重。葡萄干是一种很棒的甜点，你也可以用其他任何干果（如李子、枣或樱桃）。椰子油能防止碳水化合物过快进入血液。这是一道很好的点心，希望能帮助你适应新的饮食方式。如果你正在实施华尔斯饮食方案的第三级，你需要减少碳水化合物的摄入量，就不要用葡萄干，因此，也必须同时大幅度减少可可的分量，以防止软糖过苦。（从 1/4 茶匙开始。）即使你在饮食方案第三级，如果体重下降过快，就需要增加碳水化合物。如果是这样，可以加上葡萄干，不要担心自己是否处于酮症状态。

◇1 杯椰子油

◇1 杯葡萄干

◇1 杯核桃（如果你在第二级及以上，请先浸泡）

◇1 个中号的哈斯牛油果，去皮去核

◇半杯不加糖的干椰肉

◇1~2 茶匙肉桂末

◇1 茶匙无糖可可粉

制作方法：将原料全都加入料理机，高速搅拌至光滑。将混合物倒进适当大小的玻璃模盘中，冷藏保存。

附录A
华尔斯方案完整的食物清单

我们要求研究对象做的第一件事是清理他们的家和饮食环境，清除所有不能吃的食物，把它们捐出去，送给邻居，或者扔掉——选择适合你的方式。完成这一步骤会显著增加成功的可能性。为了帮你做到这一点，我会先列出华尔斯饮食法第一级的禁止食用食物清单，然后会再列出第二级和第三级的。之后，我将提供一个表格来总结这三个等级，再列出你可以吃的食物清单。

禁止食用清单

所有含麸质的食物

1. 小麦、黑麦、麦芽、大多数商用燕麦（除非特别标明无麸质），以及所有由这些物质制成的产品：

◇面包；大多数烘焙食品，如松饼、饼干、蛋糕、面包卷和牛角面包；大多数意大利面；大多数薄脆饼；面粉做的墨西哥薄饼，以及任何含有小麦或其他麸质谷物的早餐谷物类食品。

◇许多含有小麦或其他麸质谷物的包装食品，因此请检查标签！含有麸质但不一定由小麦制成的食物，包括酱油（日本酱油可以吃）、面筋和许多品牌的素食“肉”，如素食汉堡、素食热狗和素鸡。关键词包括：溴化面粉、硬粒面粉、强化面粉、淀粉、面粉、全麦面粉、添加磷酸钙的面粉、不含酸酵粉的面粉、自发面粉、粗粒小麦粉、白面粉、埃塞俄比亚画眉草、单粒小麦、二粒小麦、卡姆小麦和斯佩尔特小麦。

2. 大麦

◇大麦，包括可能放在汤里的珍珠大麦。

◇所有未标明无麸质的啤酒。

◇苹果酒和其他发酵饮料（注：蒸馏的非谷物酒精不含麸质，如伏特加或杜松子酒。一些发酵苹果酒不含麸质，但请检查标签。大多数葡萄酒也不含麸质）。

◇麦芽产品（麦芽糖浆、麦芽提取物、麦芽调味剂、麦芽饮料和麦芽奶）。

所有乳制品

◇所有牛奶、绵羊和山羊奶。

◇所有由牛奶制成的产品，如奶酪、酸奶、奶油和冰激凌。

◇所有含有牛奶蛋白的产品，如烘焙食品、布丁和含有奶酪的零食。

◇许多包装食品含有牛奶或牛奶成分（如酪蛋白和乳清），购买时请检查标签。

其他应避免的食物

◇鸡蛋和鸭蛋、含 ω-3 脂肪酸的营养蛋以及所有含有蛋的食物。

◇非有机的大豆产品。

◇加工过的肉类，如热狗、肉肠和意大利腊肠——因为其中含有麸质或硝酸盐。

◇除了文中列出能吃的油之外，其他所有油都不能吃。不要食用玉米油、大豆油、菜籽油或葡萄籽油。此外，不要食用任何反式脂肪、氢化或部分氢化油和任何类型的人造黄油。

◇所有用糖、高果糖玉米糖浆或其他精制甜味剂（包括人造甜味剂），增甜的食品包括：

- 加糖的甜点和零食。
- 普通或无糖苏打水。
- 加糖果汁饮料。
- 运动饮料。
- 水果罐头、冷冻加糖水果或人工甜味剂。
- 任何由糖、高果糖玉米糖浆或人工甜味剂制成的饮料或食物。

◇任何用谷氨酸钠（MSG）制成的食物。

◇不要用微波炉加热你想吃的食物。

◇如果你处于第二级，减少无麸质谷物、豆类和土豆的摄入量至每周两份，并完全去除豆浆。

◇如果你处于第三级，去除所有谷物、豆类、花生和大豆。

华尔斯方案食物规则

这一部分讲解的是你可以吃的东西！以下是三大等级的一般饮食规则。在总结之后，我提供了一张对比三个等级的表格（见表 A.1），然后列出了每种食物类别中的食物清单。确保每天吃到每一组食物，但具体内容可以不同。

华尔斯饮食法

◇从饮食中清除所有前述禁止食用的食物。

◇吃 9 杯蔬果（3 杯绿叶蔬菜、3 杯富硫蔬菜、3 杯彩色蔬果）。

◇如果你感到腹胀或消化困难，可以按比例减少分量，换句话说，如果你将摄入量减少到 6 杯，每一类应该吃 2 杯。如果你觉得不够，最多吃 12 杯！

◇根据需要食用优质蛋白质，最好是动物肉（根据你的性别和体型，每天吃 6~12 盎司[①]）。不含麸质、不含硝酸盐的加工肉是可以接受的。

◇如果你是素食主义者，浸泡谷物和豆类，最好泡到发芽。（见第六章，了解更多关于两者之间差异的信息。）

◇鼓励食用有机食品。

◇限制无麸质谷物产品，每天一种。

◇限制甜味剂，不高于 1 茶匙。

◇避免使用所有人工甜味剂。

◇避免食用富含 ω-6 脂肪酸的植物油，如玉米油、大豆油、菜籽油、葡萄籽油和棕榈仁油。

◇避免食用氢化脂肪。

① 1 盎司 =28.350 克。——译者注

◇如果你便秘，根据需要食用亚麻籽或奇亚籽，达到每天进行软性排便的程度。

◇吃饱。

如果需要的话，华尔斯饮食法中也可以添加第二级的食品（浸透的坚果和种子、海藻、内脏和发酵食品）。

华尔斯 - 古老饮食法

◇如上一等级，继续食用 9 杯蔬果，不吃含麸质食品、乳制品和鸡蛋。

◇增加蛋白质的摄入量，每天 9~21 盎司肉类，每周 12 盎司内脏和 16 盎司富含 ω-3 脂肪酸的鱼类。

◇将所有无麸质谷物产品、土豆和豆类减少到每周两份（如果食用则需要浸泡）。

◇每天食用海藻和藻类。

◇每天食用乳酸发酵食品。

◇加入浸泡过的坚果和种子。

◇避免食用豆浆和米浆。

◇换成椰奶和浸泡过的坚果奶。

华尔斯 - 古老饮食法加强版

◇和第一级一样，继续食用蔬菜和水果，不吃含麸质的食品、乳制品和鸡蛋。如第二级一样，继续吃发酵食物、内脏、浸透的坚果和种子、椰奶、浸透的坚果奶、海藻和藻类。

◇你可以将 9 杯蔬果降至 6 杯，但在绿叶蔬菜、彩色蔬果和富硫蔬菜之间保持均衡。不吃苹果、梨和香蕉。生的淀粉类彩色蔬菜可以作为彩色蔬菜的一部分食用。水果限制到每天一杯以内，优先选择浆果和低碳水化合物水果。避免食用所有干果、罐装水果和果汁。

◇避免食用所有豆类、谷物和白土豆。

◇根据你的体型和性别，将蛋白质摄入量控制在 6~12 盎司。

◇增加脂肪的摄入量，每天一罐全脂椰奶（约 14 盎司）或 4~5 汤匙椰油。每顿饭都要加全脂的椰奶或椰油。

◇将煮熟的含淀粉蔬菜和含淀粉水果减少到每周两份，与椰子奶 / 椰子油和蛋白质一起食用。如果你减重过多，可以逐渐在饮食中添加煮过的淀粉类蔬菜，以确定哪种等级适合你。

◇不吃豆类，包括豌豆荚和青豆。

◇去除酱油，哪怕是不含麸质的（椰子酱油可以作为很好的替代品）。

◇出于碳水含量的原因，将酒精限制在特殊场合。

◇如果没有显示尿酮，你可能需要减少淀粉类蔬菜和水果的摄入量和/或增加脂肪的摄入量。

◇注意：花数周时间逐步过渡到这一等级，避免出现恶心、呕吐或腹泻等问题，同时慢慢转变为燃烧脂肪代谢。

表 A.1 总结了每个等级的食品类别和每日摄入量。注意，彩色蔬果被分为了高碳水化合物和低碳水化合物两类。记住，第三级主要吃低碳水化合物的彩色蔬果，限制摄入高碳水化合物的蔬菜和水果。

表 A.1　华尔斯饮食方案各等级的食品类别及每日摄入量

食物种类	华尔斯饮食法	华尔斯－古老饮食法	华尔斯－古老饮食法加强版
蔬果	目标	目标	目标
绿叶蔬菜（6 杯生的）	3 杯/天	3 杯/天	2~3 杯/天
富硫蔬菜（生的或熟的）	3 杯/天	3 杯/天	2~3 杯/天
无淀粉的彩色蔬果（生的或熟的）	3 杯/天	3 杯/天	2~3 杯/天
含淀粉的彩色蔬果（生的或熟的），作为 3 杯彩色蔬果的一部分	3 杯彩色蔬果的一部分	3 杯彩色蔬果的一部分	生的作为 2~3 杯彩色蔬果的一部分，熟的最多每周 2 份
苹果、梨子、香蕉	完成 9 杯之后	完成 9 杯之后	不能吃
蛋白质来源			
内脏	根据需求而定	12 盎司/周	12 盎司/周
冷水野生鱼	根据需求而定	16 盎司/周	16 盎司/周
其他肉、家禽、野味	6~12 盎司/天	9~21 盎司/天	6~12 盎司/天

续表

食物种类	华尔斯饮食法	华尔斯－古老饮食法	华尔斯－古老饮食法加强版
蛋白质来源			
豆类，如豌豆、扁豆、花生	根据需求而定	最多 2 份 / 周	不能吃
生坚果和种子	最多 4 盎司 / 天	浸泡过的最多 4 盎司 / 天	浸泡过的最多 4 盎司 / 天
蛋	不能吃	不能吃	不能吃
脂肪和油脂			
亚麻、大麻、胡桃	最多 2 汤匙 / 天	最多 2 汤匙 / 天	最多 2 汤匙 / 天
橄榄	根据需求而定	根据需求而定	根据需求而定
椰子（椰子油、椰子酱）	根据需求而定	根据需求而定	4~6 汤匙 / 天或更多（或 1.75 杯全脂椰奶）
动物脂肪（无水黄油、猪油、培根油）	根据需求而定	根据需求而定	根据需求而定
奶和奶替代品			
全脂椰奶	根据需求而定	根据需求而定	1.75 杯全脂椰奶 / 天（或 4~6 汤匙椰子油 / 天）或更多
米浆（有机更佳）	根据需求而定	不能吃	不能吃
豆浆（仅限于有机）	根据需求而定	不能吃	不能吃
坚果和种子（杏仁、榛子、大麻）奶	根据需求而定	先浸泡，根据需求而定	先浸泡，根据需求而定
动物奶（牛奶、山羊奶、绵羊奶）	不能吃	不能吃	不能吃
谷物			
无麸质谷物（大米、燕麦、藜麦、苋菜籽、荞麦、玉米）	最多 1 份 / 天	最多 2 份 / 周	不能吃
含麸质谷物（小麦、黑麦、大麦）	不能吃	不能吃	不能吃

续表

食物种类	华尔斯饮食法	华尔斯－古老饮食法	华尔斯－古老饮食法加强版
其他种类			
海藻	最多1份/天（每份=2.5盎司新鲜或泡发海藻，1茶匙海苔片或1/4茶匙海带粉）	最多1份/天	最多1份/天
干的藻类（螺旋藻、小球藻或克拉玛斯蓝绿藻）	每天最多1茶匙螺旋藻、小球藻，或半茶匙蓝绿藻	最多1茶匙/天	最多1茶匙/天
营养酵母	1~2汤匙/天	1~2汤匙/天	1~2汤匙/天
发酵的无乳制品、无谷物食物	根据需求而定	1份/天或更多	1份/天或更多

华尔斯方案各个等级的食物清单

绿叶蔬菜（每天3杯煮熟的蔬菜或6杯生蔬菜）

- 芝麻菜*
- 根甜菜叶
- 白菜*及其他亚洲绿叶蔬菜
- 各种颜色的羽衣甘蓝
- 菊苣
- 香菜
- 羽衣甘蓝叶*
- 蒲公英叶*
- 玉兰菜
- 荠菜
- 各种类型的甘蓝*（卷叶、恐龙羽衣甘蓝或红色甘蓝）
- 冰草
- 生菜，所有类型的深绿色、亮绿色和红色的生菜（不含卷心莴苣）
- 水菜
- 芥菜叶*
- 西芹
- 红莴苣
- 萝卜叶
- 长叶生菜
- 菠菜*
- 塌棵菜*
- 芜菁叶*
- 西洋菜

注：*=高钙蔬菜

彩色蔬果（每天 3 杯）

尽管它们的果肉是白色的，我们还是允许吃西葫芦和黄瓜，因为它们的碳水化合物含量低，而且果皮（你应该吃）含有很高的抗氧化剂。每天至少吃 3 种不同颜色的蔬果。注意：在第三级时，将彩色蔬果替换为低碳水化合物的蔬菜和水果。将淀粉类蔬果限制在每周两份以内，与 1~2 汤匙脂肪和蛋白质一起食用。如果不在营养性酮症状态，你就不能吃高碳水化合物的蔬菜和水果，和 / 或增加椰子奶。注意：对于以下食物，每杯含有 30 克以上碳水化合物的食物都属于高碳水化合物类。

1. 绿色

碳水化合物含量低 / 中度的蔬果有：

- 朝鲜蓟
- 芦笋
- 牛油果
- 绿豆（第三级不能吃）
- 绿色卷心菜
- 芹菜
- 带皮黄瓜
- 绿葡萄
- 青豆（第三级不能吃）
- 蜜瓜
- 绿色猕猴桃
- 酸橙
- 秋葵
- 绿橄榄
- 青椒
- 糖荚豌豆（第三级不能吃）
- 甜豌豆（第三级不能吃）
- 带皮西葫芦

碳水化合物含量高的蔬果有：

- 商业果汁（第三级不能吃）

2. 红色

碳水化合物含量低 / 中度的蔬果有：

- 根甜菜
- 血橙
- 红卷心菜
- 樱桃
- 小红莓
- 红椒
- 红菊苣
- 红色悬钩子
- 大黄
- 草莓

- 红醋栗
- 红葡萄柚
- 红葡萄
- 番茄
- 西瓜

碳水化合物含量高的蔬果有：

- 商业果汁（第三级不能吃）
- 干蔓越莓和其他干果（第三级不能吃）
- 石榴

3. 蓝色 / 紫色 / 黑色

碳水化合物含量低 / 中度的蔬果有：

- 野樱莓
- 黑莓
- 蓝莓
- 黑醋栗
- 茄子
- 接骨木果
- 黑葡萄
- 紫葡萄
- 紫色甘蓝
- 黑橄榄
- 黑李子
- 黑色悬钩子

碳水化合物含量高的蔬果有：

- 商业果汁（第三级不能吃）
- 海枣（第三级不能吃）
- 干醋栗（第三级不能吃）
- 紫色无花果（第三级不能吃）
- 西梅干（第三级不能吃）
- 葡萄干（第三级不能吃）

4. 黄色 / 橙色

碳水化合物含量低 / 中度的蔬果有：

- 杏
- 胡萝卜
- 葡萄柚
- 桃子
- 黄椒
- 菠萝

- 金色猕猴桃
- 柠檬
- 杧果
- 香瓜
- 油桃
- 橙子
- 番木瓜
- 南瓜
- 笋瓜和印度南瓜
- 红薯
- 橘子
- 黄番茄
- 薯蓣

碳水化合物含量高的蔬果有：

- 橡子南瓜
- 商业果汁（第三级不能吃）
- 杏干、菠萝干或其他水果干（第三级不能吃）
- 无花果
- 熟红薯

富硫蔬菜（每天 3 杯）

- 芝麻菜*
- 芦笋
- 白菜*
- 西兰花*
- 营养西洋菜心
- 球芽甘蓝
- 卷心菜
- 花椰菜
- 韭菜
- 羽衣甘蓝叶*
- 日本萝卜
- 各类蒜（2 瓣 =1 份）
- 甘蓝*
- 大头菜
- 韭葱
- 水菜
- 蘑菇
- 芥菜叶
- 红、黄、白色洋葱
- 小萝卜
- 芜菁甘蓝
- 大葱
- 红葱
- 塌棵菜
- 芜菁叶*
- 芜菁
- 西洋菜

注：*= 高钙蔬菜

含淀粉的水果（白肉水果）不包括在 9 杯蔬果中。只能在完成 9 杯后吃：

- 苹果（第三级不能吃）
- 香蕉（第三级不能吃）
- 梨（第三级不能吃）

其他白色非淀粉类蔬菜可在吃完 9 杯后食用：

- 竹笋
- 去皮西葫芦
- 去皮黄瓜
- 凉薯
- 荸荠（罐装）

海菜 / 藻类（从第二级时引入食谱）：

藻类（1 份 =1 茶匙螺旋藻、小球藻或 1/2 茶匙蓝绿藻）

- 蓝绿藻
- 螺旋藻
- 小球藻

海藻（1 份 =2.5 盎司新鲜或泡开的海藻，1 茶匙薄片，或 1/4 茶匙粉末）

1. 红色

- 掌状红皮藻
- 紫菜
- 爱尔兰藓

2. 棕色

- 墨角藻
- 昆布
- 海带
- 裙带菜

3. 绿色

- 海莴苣

动物蛋白（在第一级中强烈推荐，在第二、三级则强制必须食用；如果可能，最好选择有机、野生或草饲的理想食物）：

- 牛肉
- 猪肉

- 野牛肉
- 鸡肉
- 鸭肉
- 麋鹿
- 各种鱼类（三文鱼、金枪鱼、鳕鱼、沙丁鱼、鲭鱼、罗非鱼、鲈鱼、鲱鱼等）
- 羊肉
- 不含麸质、硝酸盐或谷氨酸钠的加工肉
- 各种贝壳类（虾、蟹、龙虾、扇贝等）
- 火鸡肉
- 小牛肉
- 鹿肉、兔子、野鸡、鹌鹑和其他野生动物

1. 内脏（每周 12 盎司，在华尔斯饮食方案第二、三级中食用）：

- 脑
- 砂囊
- 心脏
- 肾脏
- 胰腺
- 舌头
- 牛肚
- 肝脏

2. 富含 ω-3 脂肪酸的鱼（每周 16 盎司；在第一级中强烈推荐，在第二、三级则强制必须食用）：

- 凤尾鱼
- 蛤蜊
- 大比目鱼
- 鲱鱼
- 鲭鱼
- 贻贝
- 牡蛎
- 三文鱼
- 沙丁鱼
- 鳟鱼
- 金枪鱼（新鲜的）

3. 乳制品替代品（首选有机）

◇有机全脂椰奶，罐装

◇有机无糖坚果奶（如杏仁、榛子或大麻奶；自制浸泡坚果奶是第二级和第三级的首选）

◇纸盒装未加糖椰奶（仅用于第一级和第二级，第三级不能喝。它不同于罐装椰奶，脂肪量较低，还有其他添加剂）

◇有机豆奶（第二级和第三级不能喝）

◇酸奶和其他由椰奶、坚果奶或有机大豆制成的产品（仅限于第一级），但要注意糖含量

无麸质谷物和土豆（只能在吃完 9 杯的目标后食用：第一级中每天 1 份，第二级中每周 2 份，第三级不能吃）：

- 杏仁和其他坚果粉
- 苋菜籽
- 竹芋粉
- 糙米
- 荞麦
- 鹰嘴豆粉
- 椰子粉
- 新鲜椰肉或未加糖烘干椰肉（椰丝或椰片）
- 白土豆（育空•野生黄或红土豆或黑土豆）
- 玉米
- 亚麻籽和亚麻粉
- 小米
- 燕麦片（仅限已认证为无麸质品牌）
- 藜麦
- 西米
- 高粱
- 大豆粉
- 木薯

豆类（第二级每周最多 2 份，第三级不能吃）：

- 任何干豆（黑豆、白豆、花豆、利马豆、花生、花生酱等）
- 扁豆
- 豌豆荚和青豆

坚果和种子（第二、三级需要浸泡至发芽）

◇树生坚果（除非你对它们过敏，包括杏仁*、核桃、榛子、腰果、巴西胡桃和开心果），每天最多 4 盎司坚果和种子

◇种子（葵花籽、南瓜子、芝麻、亚麻子†和奇亚籽†）

◇花生（除非你对花生过敏；花生从理论上讲是一种豆科植物，因此在第二、三级中不能吃）

◇豌豆（绿豌豆、裂豌豆、黑眼豌豆；第三级不能吃）

◇芝麻酱

◇葵花籽

◇杏仁酱

注：†= 良好的纤维来源

*= 高钙

冷压油（不要用这些油油炸或加热食用）

- 鳄梨油
- 亚麻油
- 大麻油
- 特级初榨橄榄油
- 核桃油

食用油

- 无水黄油 / 酥油
- 特级初榨椰子油
- 动物油（如猪油、鸡油、鸭油）
- 其他油 / 种子油：可以偶尔使用有机芝麻油
- 椰子油（第一、二级可以根据需求食用，但第三级中必须食用；有助于增加中链甘油三酯的摄入量，实现营养性酮症状态）

调味品

- 啤酒酵母——但我更喜欢营养酵母，因为后者添加了维生素 B_{12}
- 椰子酱油（一种类似酱油的调味品；比较流行的品牌是 Coconut Secret Raw Vegan Aminos）
- 不加糖或盐的香草 / 香料
- 山葵
- 味噌（仅限糙米和大豆版本，不能吃大麦味噌或其他含麸质的味噌）；第二、三级不能吃
- 芥菜

- 营养酵母（确保不含麸质；如果它会让你头痛或疲劳，就不要吃）
- 泡菜
- 酸菜
- 海盐（加碘或常规）
- 日本酱油（确保它不含麸质，最好是发酵酱油而不是水解酱油）
- 芥末（芥末粉不含麸质，但芥末酱可能含有麸质，因此请务必阅读标签）

甜味剂（限制每天最多 1 茶匙，第三级不能吃）

- 蜂蜜
- 有机真枫糖浆（不要使用“煎饼糖浆”或含有高果糖玉米糖浆的任何东西。有机也很重要——非有机品牌中可能会添加甲醛）
- 糖蜜*（高钙）
- 高粱
- 甜菊叶或提取物
- 原糖、浓缩甘蔗汁或其他相对未精炼的蔗糖（如果可以的话，我建议你选择其他甜味剂，完全避免吃糖。尤其不要吃白糖）

发酵食品（在第二、三级中引入；第二级每天吃 1 份，第三级每天吃 2 份，当然能多吃一些更好。你可以在超市买到这些食物，当然也可以按照本书中的食谱自制）

- 半杯乳酸发酵杏仁、大豆和椰奶
- 半杯康普茶
- 半杯甜菜格瓦斯
- 1/4 杯韩国泡菜
- 1/4 杯乳酸发酵卷心菜、德国酸菜、泡菜或其他蔬菜

饮料

◇水

◇苏打水

◇咖啡

◇茶（红茶、绿茶、白茶、路易波士茶、乌龙茶、抹茶、花草茶）

◇玛黛茶

◇康普茶

◇不加糖的纯果汁（第三级不能吃；加水和/或椰奶搅打到最光滑的状态）

◇纯蔬菜汁

◇不加糖的纯蔬/果汁（第三级不能喝果汁；加水混合搅打）

◇酒精（女性每日不得超过一杯，男性每日不得超过两杯，第三级仅限在特殊场合饮酒）

- 无麸质啤酒
- 非谷物酒精（如土豆伏特加）
- 葡萄酒

附录 B
营养比较表

50~59 岁女性华尔斯方案与美国标准饮食平均摄入量的对比。

表 B.1 总结了我这个年龄段妇女的美国标准饮食与华尔斯饮食方案三个等级的一周营养摄取量比较。带 ** 的营养素是波尔和鲍曼提出的 31 种关键营养素。对比额外的微量和大量营养素可知，与美国标准饮食相比，华尔斯方案有多健康。

我们提供的三周菜单中提供了有关营养素含量、血糖指数和血糖负荷的信息，足以说明华尔斯饮食方案三个等级的营养密度均高于美国标准饮食。

表 B.1　关键脑营养素对比

营养素	美国标准饮食	华尔斯饮食法	华尔斯－古老饮食法	华尔斯－古老饮食法加强版	膳食参考摄入量 †
大量营养素和膳食纤维					
能量（Kcal）	1 759	2 009	1 991	2 012	
蛋白质（g）	70	107	158	84	46
脂肪（g）	66	80	80	152	
碳水化合物（g）	219	244	178	103	130
膳食纤维（g）	17	52	40	31	21
蛋白质（% 能量）	16	20	32	16	
脂肪（% 能量）	33	34	35	65	
碳水化合物（% 能量）	50	46	33	19	

续表

营养素	美国标准饮食	华尔斯饮食法	华尔斯－古老饮食法	华尔斯－古老饮食法加强版	膳食参考摄入量†
大量营养素和膳食纤维					
血糖指数（≤ 55 为低，≥ 70 为高）	不适用	52	53	38	
血糖负荷（<80 为低；100 为中）	不适用	100	74	28	
胆固醇和脂肪酸					
胆固醇（mg）**	228	165	567	351	
反式脂肪酸（g）**	2.06‡	0.46	0.62	0.38	
软脂酸 16∶0（g）**	11.36	9.41	10.82	16.47	
亚油酸 18∶2（g）**	13.51	15.94	10.99	11.08	11
亚油酸 18∶3（g）**	1.47	3.16	3.09	2.32	
花生四烯酸 20∶4（g）**	0.12	0.10	0.50	0.33	
二十碳五烯酸 20∶5（g）**	0.03	0.27	0.37	0.40	
二十二碳六烯酸 20∶6（g）**	0.07	0.44	0.59	0.46	
维生素					
视黄醇（μg）**	420	341	1 406	1 388	
维生素 B_1（mg）**	1.4	9.3	8.7	2.7	1.1
维生素 B_2（mg）**	1.9	10.4	9.7	3.8	1.1
维生素 B_3（mg）**	21.5	72.2	84.2	38.3	14††
维生素 B_6（mg）**	1.8	10.7	10.8	3.9	1.5
维生素 B_9（μg）膳食叶酸当量**	487	947	1 137	872	400
维生素 B_{12}（μg）**	4.8	19.3	23.1	14.4	2.4
维生素 C（mg）**	99	440	561	337	75
维生素 D（μg）**	4.6	12.8	8.8	10.1	15
维生素 E（mg）**	8.2	24.5	18.4	16.7	15
维生素 K（μg）**	152	1 346	1 384	1 120	90

续表

营养素	美国标准饮食	华尔斯饮食法	华尔斯－古老饮食法	华尔斯－古老饮食法加强版	膳食参考摄入量 †
矿物质					
钙（mg）**	890	1 731	957	736	1 200
磷（mg）**	1 202	1 771	1 986	1 438	700
镁（mg）**	283	635	501	448	320
铁（mg）**	13.1	21.5	27.4	21.8	8
锌（mg）**	9.8	16.3	31.8	18.3	8
铜（mg）**	1.2	3.0	3.6	3.2	0.9
硒（Hg）**	95.8	118.4	209.9	129.9	55
钠（mg）	2 992	2 380	3 042	2 539	**1 300**
钾（mg）	2 592	6 140	6 234	4 807	4 700
类胡萝卜素					
β－胡萝卜素（μg）**	3 097	27 190	31 223	21 494	
α－胡萝卜素（μg）**	490	1 510	2 745	1 717	
β－隐黄素（μg）**	98	1 195	493	1 033	
叶黄素＋玉米黄质（μg）**	2 428	37 460	23 273	31 327	
番茄红素（μg）**	4 238	10 832	2 917	1 362	

注：* 2009—2010 年美国 50~59 岁女性的平均日摄入量。绝经前女性和男性的平均日摄入量略有不同。

** 关键脑营养素。

‡ 根据参与“妇女健康研究”的 6 183 名年龄≥ 45 岁妇女的平均摄入量（第三个五分位数）。载于《神经病学年鉴》2012 年第 72 期，124~134 页。

† 建议 51~70 岁女性的拟定饮食供应量和充足的摄入量；通常在这些水平或以上的摄入量不足的可能性很低。充足的摄入量以黑体表示。

†† 毫克烟酸当量。

附录 C
资源

以下是本书中提到的所有康复医疗器械产品和服务提供者。由于科技不断更新，请访问我的网站获取最新的产品和补充建议。

NMES 电疗装置

我一开始用的是 EMPI 制造的 300pv，然后换用了 Continuum，两种机器都能提供 NEMS 来刺激你的肌肉，用 TENS 帮助控制疼痛。你可以到他们的网站上了解如何获得电疗设备，如何获得设备处方。你也可以联系 EMPI，在没有处方的情况下购买。但你仍然需要找一位理疗师来设计运动计划和电疗计划。

功能性电疗法自行车

这款产品能由手（人体工程学）或腿（自行车）驱动，通过对肌肉的电刺激而得到增强。这是一个极好的训练方法，以多发性硬化症和脊髓损伤患者为例，这些患者能通过功能性电刺激来支持自行车运动器械的使用。

功能性电刺激设备

1.Empi 设备

该公司经销各种电子刺激疗法和矫形外科设备。

2. 助行器

3.Bioness

这些设备使用功能性电刺激。这种装置的顺序起动有助于患者收缩腿部肌肉，抬起脚趾，并在向前摆动腿时向上弯曲脚踝。Bioness 还有改善大腿肌肉功能和手部功能的设备。

全身振动机

最后对比多家制造商和型号后再购买。设备送到家里后，你需要自己组装。

社区分享型农业

这个网站主要关注有机食品和本地食品。它将帮助你找到附近提供服务的农民。

ω-3 脂肪酸补充剂

绿色牧场（Green Pasture）

该公司采用传统发酵法生产发酵鳕鱼肝油和鳐鱼肝油。它还售卖不含酪蛋白的黄油，特别富含维生素 K_2 和椰子油。

内脏胶囊

润医生的超纯（Dr. Run's Ultra-Pure）

如果你不习惯吃内脏，也可以考虑吃干制内脏胶囊。这家公司还有许多维生素和其他补充剂。

基于营养学的营养产品

麦特金尼斯（Metagenics）

麦特金尼斯是一家营养公司，由营养生物化学家杰夫瑞·布兰德（Jeffrey Bland）博士创建，致力于利用营养来克服个体因特定的 DNA 而拥有的低效酶。

海藻

缅因州海岸海菜（Maine Coast Sea Vegetables）

高性能料理机

1.Vitamix

根据你选择的功能，价格为 200~600 美元。我一直等到旧搅拌机彻底坏了，才买下了 Vitamix。然后，我就开始思考为什么要等这么久才入手。你也可以买翻新机，这样可以节省一些钱。

2. 健康大师（Health Master）

蒙特尔·威廉斯（Montel Williams）拥有另一款高性能料理机——健康大师。但我没有用过。

食品加工机

Cuisinart 有几款不错的食品加工机，你都可以考虑。我们用的型号是 Custom 14。

脱水机

许多线上或线下的体育用品、野营用品店都能买到脱水机。根据你所选择的功能，价格在 100~300 美元或更多。

- Open Country 和 Nesco 是圆形脱水机。会送你额外的托盘，能将其垫高。
- Excalibur 是方形的脱水机，有 9 个托盘。

褪黑素增强剂

低蓝光公司（Low Blue Lights）的产品能通过限制蓝光暴露，自然促进褪黑素的生产。产品包括琥珀色的眼镜和灯泡。

书

1. 电刺激教科书

- Verbová G，Hudlicka D，*Application of Muscle/Nerve Stimulation in Health and Disease (Advances in Muscle Research)* Centofanti K. New York: Springer，2008.

这是一本关于使用电刺激从损伤中恢复和重建功能的参考书，也关注进行性脑病和脊髓疾病。书中还有一个章节，探讨外行人如何进行电刺激。

2. 种植书

- Bartholomew M. *All New Square Foot Gardening*. Brentwood，TN: Cool Springs Press，2006.

这本书很有参考价值，能帮你更轻松地种出更多食物。

3. 慢性霉菌和其他生物毒素相关问题的影响

- Shoemaker R. *Surviving Mold: Life in the Era of Dangerous Buildings*. Baltimore，MD: Otter Bay Books，2010.

建筑的通风、供暖和冷却系统的内部环境中都存在霉菌，对于具有遗传易感性的人，会导致慢性疲劳和许多医学、神经和心理症状。

4. 动脉粥样硬化（血管健康）

- Houston M. *What Your Doctor May Not Tell You About Heart Disease*. New York: Grand Central Life and Style，2012.

动脉粥样硬化（动脉和静脉堵塞）在自身免疫病患者中很常见。

营养测试及其他功能性实验室测试

1.Enterolab

该实验室提供对多种食物的敏感性测试，包括麸质、乳制品和其他食物（如大豆和茄属植物）。它还提供基因测试，检测导致严重食物敏感性高风险的基因。这些检查不需要医生处方。在这里做完检查之后，我成功说服了家人不吃含麸质食品和乳制品。

这些实验室提供各种营养和功能医学评估。他们在网页上为病人和临床医生提供信息，可以帮助外行找到能够监督功能性药物评估的医疗保健从业者。

2. 热那亚诊断中心和 metametrix

这两家公司已经合并了。目前，他们仍然有两个网站，但在未来两年内，很可能合并成一个网站。这些测试必须由医疗保健从业者开处方，但他们可以帮消费者找到与之合作的从业者。

组织机构

1. 维生素 D 委员会

本网站为公众和健康专业人士提供有关维生素 D 缺乏、毒性、与维生素 D 相关的健康状况以及维生素 D 补充的信息。你也可以购买一个家庭测试工具包，在无医生的情况下测试维生素 D 水平。

2. 功能医学研究所

你可以在该站点搜索有关功能医学的更多信息，并使用“查找功能医学从业者”页面搜索从业者。

3. 祖先健康协会

祖先健康协会促进科学家、卫生保健专业人员和非专业人员之间的跨学科合作，推动应对当前健康挑战的进化观点。对于那些对祖先健康概念及其当代应用感兴趣的人来说，该协会能提供许多吸引人的材料。

4. 华尔斯基金会

华尔斯基金会是一家非营利机构，创建于 2011 年 5 月 11 日，其使命是教育公众和卫生保健从业人员，传播华尔斯饮食计划、运动、神经肌肉电刺激和其他健康促进行为的益处，并通过华尔斯研究基金会支持研究。

使用随机对照试验来检验华尔斯方案的有效性，需要花费 300 万美元，用于建立护理标准的随机临床试验。如果你希望成为团队的一员，向华尔斯研究基金捐款抵税，愿意帮助我继续研究和教育计划，可以访问我们的网站，点击捐赠按钮。艾奥瓦大学基金会设立了一个特别账户来支持我正在做的创新工作：

如果你想通过支票来捐赠，可以把它提交给艾奥瓦大学基金会，并把“特里・华尔斯博士研究账户”（Dr. Terry Wahls Research Account）写在备忘栏。支票应邮寄至：

艾奥瓦大学基金会

邮政信箱 4550

艾奥瓦市，IA 52244，美国

致　谢 | Acknowledgments

我找回了我的生活。之所以写这本书，是希望你也能找回自己的生活。如果没有我的伴侣杰基、孩子扎克和泽比，没有他们的爱与支持，这本书就不可能完成。他们是我的精神支柱。

在这段旅程中，还有许多人给了我关键的支持和鼓励。这像是一个地球村，有无数留下姓名或是没留姓名的人为此做出了贡献。这段时间存在着多个平行的旅程：写回忆录、病情恢复、研究、教学、公众宣传。这些都是这本书得以完成的必要条件。之所以开始写回忆录，是因为当时的我认为自己唯一能做的事就是给孩子们留下遗产。等到我已经不在的时候（不管是生理上还是认知上），如果仍能在纸上陪伴他们，这该有多么幸运而美好啊！关键的支持来自艾奥瓦大学的病人之声项目，以及编辑保罗·卡塞尔和凯特·格雷森，他们与我密切合作了一年多，帮助我形成早期的故事讲述风格。凯特·格雷森把我和文学经纪人林恩·富兰克林联系在一起，后者比其他人都早几年看到了我工作的发展性。如果没有他们的早期指导和支持，这项工作永远不可能进展这么顺利。

当然，我发现和创建的华尔斯方案对这本书至关重要，如果当初没有认识阿什顿·恩布里博士，这一切也不可能发生。正是他组织的加拿大多发性硬化症慈善基金会，鼓励我向着健康迈出了第一步。如果没有莱尔·斯通医生指导我看阿什顿·恩布里博士的工作，也就没有后面的故事了。通过恩布里博士，我找到了洛伦·科登，最终发现了祖先健康运动。接下来，我通过理查德·希尔兹博士的工作、功能医学研究所及其健康专家社区，发现了神经肌肉电刺激的作用。在此，我要特别感谢杰夫·布兰德、大卫·琼斯、凯瑟琳·威尔纳、杰·伦巴迪、大卫·珀尔马特、马克·希曼、迈克·斯通、克莉丝蒂·休斯和总裁劳丽·霍夫曼。我要感谢我的医生，莱尔·斯通、E. 拖雷格·什叶派和格温·贝克，感谢他们与我共事多年。

在研究项目的开发过程中，我还要感谢很多人，包括保罗·罗斯曼、沃伦·达林、凯瑟琳·查洛纳、琳达·斯内特塞拉、苏珊·卢登多夫、埃尔贡·Uc、E. 拖雷格·什叶派、加里·布伊特纳、杰夫·默里、祖海尔·巴拉斯、约翰·考德里、彼得·克拉姆、妮可·尼斯利和凯西·斯旺森。我必须特别感谢巴比塔·比什特，他是我的第一个研究助理，对我们实验室的成功建立至关重要。另外，还要感谢那些自愿在实验室工作的本科生。

非常感谢凯西·切纳德，她是我们研究室的注册营养师，为饮食研究和手稿的发展提供了关键性的支持，以及平面设计师汤姆·尼尔森，他为本书制作了精美的插图。我的编辑玛丽莎·维吉特从一开始就起到了无可替代的作用，一直帮忙将这本书从早期概念发展到现在的模样。我还必须感谢乔纳森·萨宾和莉·安妮，他们是我发展业务的重要导师，帮我创建网站，向更多受众传递信息。向公众讲课的开始是给当地有机食品合作社的教育负责人特蕾莎·卡布雷发了一封电子邮件，宣传如何通过改变饮食而改善多发性硬化症。特蕾莎同意了，在接下来的几年里，我为合作社讲授了许多课程。2011 年，克里夫·米森给了我机会，在 11 月进行 TEDx 演讲。就在同一个夏天，我在排队买菜的时候，伊芙·亚当森走到我跟前，提议和我一起写一本书，并帮忙修改我的书面方案。我的 TEDx 演讲很快就流行起来了，不久就签订了图书合同，将华尔斯方案付梓出版。当然，这意味着，我现在必须一边写作，一边在诊所全职工作，一边做研究。幸运的是，伊芙是一个有着丰富经验的优秀作家，非常擅长撰写科普类书籍。这是合作的开始，我希望我们还能一起出版很多书。

这让我来到你们所有人——全部公众面前。每天，我们都会通过社交媒体、电子邮件和电话收到无数信息，这些信息来自那些受益于华尔斯饮食方案的人。正是这个地球村使这项工作成为可能，也是这个地球村教导我们通过选择食物和生活方式来恢复健康。怀着对重获新生的感激之心，我们将继续努力传播知识，直到传遍整个世界。

读者须知 | A Note To The Reader

许多华尔斯勇士[1]为本书慷慨贡献了自己的故事，并且提供了真实姓名和地址。但有一些人希望匿名，为保护隐私，本书对一部分姓名和地址略做修改。

配方和菜单的营养结构来自明尼苏达大学营养数据系统（NDSR）2012版。除了列为可选成分的部分，营养总量还包括所有成分。元素确定之后，就可以计算营养总量了。在合理范围内，本书尽了最大努力检查这些数据的准确性，但是，天然食品和人造食品的差异，以及实际食物与指定配方或菜单中配料、用量和制备方法的偏差，都会影响最终的营养成分。本书列出的所有营养价值都是近似值。关于饮食营养充足性的结论基于所示的样本菜单，以及对我这个年龄组（51~70岁）妇女的营养建议是，这些妇女比绝经前妇女、71岁以下的男性需要摄入更多的钙。注意，不同年龄组的营养建议相差无几。关于个人饮食方案和营养需求，可以咨询你的医疗保健提供者，根据你的情况进行调整和个性化。

[1] 指已经实施了华尔斯方案的实践者。——译者注

免责声明 | Disclaimer

医学和营养学都是不断变化的科学。随着新的研究和临床经验的出现，我们必须不断扩展自己的知识，调整营养建议和药物治疗方案。作者与据信可靠的资料来源进行了核对，以提供完整的、整体符合出版标准的信息。然而，一方面，人孰无过，另一方面，医学科学也在不断发展变化，无论作者、出版商还是参与本书编写或出版的其他人，都不能保证本书所载信息在每个方面都绝对准确或全面，不能对任何失误或错误负责，同样也无法为使用此类信息造成的结果负责。请各位读者广泛阅读，从其他方面确认本书所载信息是否可信。

美国食品药品监督管理局并未评估我的网站、讲座或书籍中的任何陈述。这是一种理念宣传，不能用于诊断、治疗、治愈或预防任何疾病。本书的写作基础是我对数百项基础科学研究、动物研究、数百项人类临床试验的理论学习，担任多发伤病科的初级保健医生的工作经验，以及过去十年的自我实验和临床试验。

商标声明 | Trademark Notice

术语华尔斯方案 ™（Wahls Protocol™）、华尔斯饮食法 ™（Wahls™ diet）、华尔斯－古老饮食法 ™（Wahls Paleo™）和华尔斯－古老饮食法加强版 ™（Wahls Paleo Plus™）都是特里·华尔斯注册的商标。本书使用术语华尔斯方案、华尔斯饮食法、华尔斯－古老饮食法或华尔斯－古老饮食法加强版时，指的都是相对应的商标。

注 释 | NOTES

前言

1 Cordain L. *The Paleo Diet: Lose Weight and Get Healthy by Eating the Foods You Were Designed to Eat.* New York: John Wiley & Sons, 2002.

2 Lin Y, Desbois A, Jiang S, Hou ST. Group B vitamins protect murine cerebellar granule cells from glutamate/NMDA toxicity. *Neuroreport* 15 (2004):2241–2244.

3 Beal MF. Bioenergetic approaches for neuroprotection in Parkinson's disease. *Ann Neurol* 53, Suppl 3 (2003): S39–S47; Zhang W, Narayanan M, Friedlander RM. Additive neuroprotective effects of minocycline with creatine in a mouse model of ALS. *Ann Neurol* 53 (2003): 267–270.

4 Bisht B; Darling WG; Grossmann RE; Shivapour ET; Lutgendorf SK; Snetselaar LG; Hall MJ; Zimmerman MB; Wahls TL. A multimodal intervention for patients with secondary progressive multiple sclerosis: feasibility and effect on fatigue. *J Altern Complement Med* 20 (2014).

第一章

1 Willett WC. Balancing life-style and genomics research for disease prevention. *Science* 296 (2002): 695–698.

2 Alberts B, Johnson A, Lewis J, Raff M, Roberts K, Walter P. *Molecular Biology of the Cell.* 4th ed. New York: Garland Publishing, 2002.

3 Ibid.

4 Drug Influences on Nutrient Levels and Depletion. *Natural Medicines Comprehensive Database* (serial online) 2012; available from Therapeutic Research Faculty (accessed November 16, 2012).

5 Montagna P, Sacquegna T, Martinelli P et al. Mitochondrial abnormalities in migraine. Preliminary findings. *Headache* 28 (1988): 477–480; Stuart S, Griffiths LR. A possible role for mitochondrial dysfunction in migraine. *Mol Genet Genomics* 287 (2012): 837–844; Welch KM, Ramadan NM. Mitochondria, magnesium and migraine. J *Neurol Sci* 134 (1995): 9–14.

6 Pieczenik SR, Neustadt J. Mitochondrial dysfunction and molecular pathways of disease. *Exp Mol Pathol* 83 (2007): 84–92.

7 Alberts, et al. *Molecular Biology of the Cell.*

8 Ibid.

9 Ames BN, Liu J. Delaying the mitochondrial decay of aging with acetylcarnitine. *Ann NY Acad Sci* 1033 (2004): 108–116; Ames BN. Prevention of mutation, cancer, and other age-associated diseases by optimizing micronutrient intake. *J Nucleic Acids* (2010): pii: 725071. doi: 10.4061/2010/725071.

10 Ames BN. Prevention of mutation.

11 Bowman GL, Silbert LC, Howieson D, et al. Nutrient biomarker patterns, cognitive function, and MRI measures of brain aging. *Neurology* 78 (2012): 241–249.

12 Ibid.

13 Bourre JM. Effects of nutrients (in food) on the structure and function of the nervous system: update on dietary requirements for brain. Part 2: macronutrients. *J Nutr Health Aging* 10 (2006): 386–399; Bourre JM. Effects of nutrients (in food) on the structure and function of the nervous system: update on dietary requirements for brain. Part 1: micronutrients. *J Nutr Health Aging* 10 (2006): 377–385.

14 Ames, Liu. Delaying the mitochondrial decay, 108–116.

15 Bourre. Effects of nutrients (in food), part 2: macronutrients, 386–399; Bourre. Effects of nutrients (in food): part 1: micronutrients, 377–385.

16 Mateljan G. *The World's Healthiest Foods*. Seattle, Washington: World's Healthiest Foods, 2006; Higden J, Drake V. *An Evidence-Based Approach to Dietary Phytochemicals* [serial online], 2012.

17 Ibid.; The World's Healthiest Foods, www.whfoods.com, updated March 24, 2013; The George Mateljan Foundation (accessed May 22, 2013); Ground Beef Calculator, http://ndb.nal.usda.gov/ndb/beef/show, updated January 13, 2012; Nutrient Data Laboratory United States Department of Agriculture (accessed March 5, 2013; online interactive database); Linus Pauling Institute Micronutrient Research for Optimum Health, Oregon State University, http://lpi.ore gonstate.edu/infocenter (accessed May 22, 2013).

18 Frankl V. *Man's Search for Meaning.* Rev., updated ed., Boston: Beacon Press, 2006.

第二章

1 Wucherpfennig KW. Structural basis of molecular mimicry. *J Autoimmun* 16 (2001):

293–302.

2 Ramagopalan SV, Sadovnick AD. Epidemiology of multiple sclerosis. *Neurol Clin* 29 (2011): 207–217.

3 Zamboni P, Menegatti E, Bartolomei I, et al. Intracranial venous haemodynamics in multiple sclerosis. *Curr Neurovasc Res* 4 (2007): 252–258; Zamboni P, Galeotti R, Menegatti E, et al. Chronic cerebrospinal venous insufficiency in patients with multiple sclerosis. *J Neurol Neurosurg Psychiatry* 80 (2009): 392–399.

4 Malagoni AM, Galeotti R, Menegatti E, et al. Is chronic fatigue the symptom of venous insufficiency associated with multiple sclerosis? A longitudinal pilot study. *Int Angiol* 29 (2010): 176–182.

5 Mandato KD, Hegener PF, Siskin GP, et al. Safety of endovascular treatment of chronic cerebrospinal venous insufficiency: a report of 240 patients with multiple sclerosis. *J Vasc Interv Radiol* 23 (2012): 55–59; Zamboni P, Galeotti R, Weinstock-Guttman B, Kennedy C, Salvi F, Zivadinov R. Venous angioplasty in patients with multiple sclerosis: results of a pilot study. *Eur J Vasc Endovasc Surg* 43 (2012): 116–122.

6 Marder E, Gupta P, Greenberg BM, et al. No cerebral or cervical venous insufficiency in US veterans with multiple sclerosis. *Arch Neurol* 68 (2011): 1521–1525.

7 Blasi C. The autoimmune origin of atherosclerosis. *Atherosclerosis* 201 (2008):17–32.

8 Virtanen JK, Rissanen TH, Voutilainen S, Tuomainen TP. Mercury as a risk factor for cardiovascular diseases. *J Nutr Biochem* 18 (2007): 75–85.

9 Blasi F, Tarsia P, Arosio C, Fagetti L, Allegra L. Epidemiology of *Chlamydia pneumoniae. Clin Microbiol Infect* 4 *Suppl* 4 (1998): S1–S6.

10 Dyslipidemia: Nutritional and Nutraceutical Functional Medicine Approach. Cardiometabolic Module, 2012 Annual International Symposium, Institute for Functional Medicine, Gig Harbor, Washington, June 1, 2012.

11 The New Era of Managing Cardiovascular Disease, Metabolic Dysfunctions and Obesity. Cardiometabolic Module, 2012 Annual International Symposium, Institute for Functional Medicine, Scottsdale, Arizona, May 31, 2012.

12 Fire in the Hole: The Metabolic Connecting Points Between Major Chronic Diseases. Cardiometabolic Module, 2012 Annual International Symposium, Institute for Functional Medicine, Scottsdale, Arizona, May 30, 2012.

13 Bland JS, Levin B, Costarella L, et al. *Clinical Nutrition: A Functional Approach.* 2nd ed. Gig Harbor, Washington: Institute for Functional Medicine, 2004.

14 Fire in the Hole: The Metabolic Connecting Points Between Major Chronic Diseases.

Cardiometabolic Module, 2012 Annual International Symposium, Institute for Functional Medicine, Scottsdale, Arizona, May 30, 2012.

15 Dean B. Understanding the role of inflammatory-related pathways in the pathophysiology and treatment of psychiatric disorders: evidence from human peripheral studies and CNS studies. *Int J Neuropsychopharmacol* 14 (2011): 997–1012; Suvisaari J, Loo BM, Saarni SE, et al. Inflammation in psychotic disorders: a population-based study. *Psychiatry Res* 189 (2011): 305–311.

16 Kaptoge S, Di Angelantonio E, Lowe G, et al. C-reactive protein concentration and risk of coronary heart disease, stroke, and mortality: an individual participant meta-analysis. *Lancet* 375 (2010): 132–140.

17 Lord RS, Bralley A. *Laboratory Evaluations for Integrative and Functional Medicine*, 2nd ed. Atlanta, GA: Metametrix Institute, 2008.

18 Ames, BN. Prevention of mutation; Ames. Delaying the mitochondrial decay, 108–161; Ames. Prevention of mutation; Ames. Optimal micronutrients delay mitochondrial decay and age-associated diseases. *Mech Ageing Dev* 131 (2010):473–479.

19 Dyslipidemia: Nutritional and Nutraceutical Functional Medicine Approach. Cardiometabolic Module, 2012 Annual International symposium, Institute for Functional Medicine, Gig Harbor, Washington, June 1, 2012; The New Era of Managing Cardiovascular Disease, Metabolic Dysunctions and Obesity. Cardiometabolic Module, 2012 Annual International Symposium, Institute for Functional Medicine, Scottsdale, Arizona, May 31, 2012; Fire in the Hole: The Metabolic Connecting Points Between Major Chronic Diseases. Cardiometabolic Module, 2012 Annual International Symposium, Institute for Functional Medicine, Scottsdale, Arizona, May 30, 2012.

20 Ibid.

第三章

1 Koizumi M, Ito H, Kaneko Y, Motohashi Y. Effect of having a sense of purpose in life on the risk of death from cardiovascular diseases. *J Epidemiol* 18 (2008):191–196.

2 Ventegodt S, Andersen NJ, Merrick J. The life mission theory II. The structure of the life purpose and the ego. *Scientific World Journal* 3 (2003): 1277–1285.

3 Emmons R, McCullough E. *The Psychology of Gratitude.* New York: Oxford University Press, 2004.

第四章

1 Adams KM, Lindell KC, Kohlmeier M, Zeisel SH. Status of nutrition education in medical schools. *Am J Clin Nutr* 83 (2006): 941S–944S.

2 Cordain L, Eaton SB, Sebastian A, Mann N, Lindeberg S, Watkins BA, O'Keefe JH et al., eds. Origins and evolution of the Western diet: health implications for the 21st century, *Am J Clin Nutr* 81:2 (2005): 341–345; Cordain L, Eaton SB, Miller JB, Mann N, Hill K. The paradoxical nature of huntergatherer diets: meat-based, yet non-atherogenic. *Eur J Clin Nutr* 56, Suppl 1 (2002): S42–S52; Cordain L, Eades MR, Eades MD. Hyperinsulinemic diseases of civilization: more than just Syndrome X. *Comp Biochem Physiol A Mol Integr Physiol* 36 (2003): 95–112; Eaton SB, Konner M, Shostak M. Stone agers in the fast lane: chronic degenerative diseases in evolutionary perspective. *Am J Med* 84 (1988): 739–749.

3 Gurven M, Kaplan H. Longevity Among Hunter-Gatherers: A Cross-Cultural Examination. *Population and Development Review* 33 (2007): 321–365.

4 Mummert A, Esche E, Robinson J, Armelagos GJ. Stature and robusticity during the agricultural transition: evidence from the bioarchaeological record. *Econ Hum Biol* 9 (2011): 284–301; Sajantila A. Major historical dietary changes are reflected in the dental microbiome of ancient skeletons. *Investig Genet* 4 (2013): 10.

5 Gurven M, Kaplan H. Longevity Among Hunter-Gatherers, 321–365; Mummert A, Esche E, Robinson J, Armelagos GJ. Stature and robusticity during the agricultural transition: evidence from the bioarchaeological record. *Econ Hum Biol* 9 (2011): 284-301.

6 Sajantila A. Major historical dietary changes are reflected in the dental microbiome of ancient skeletons. *Investig Genet* 4 (2013): 10; Egger G. Health, "illth," and economic growth: medicine, environment, and economics at the crossroads. *Am J Prev Med* 37 (2009): 78–83.

7 Obesity and Overweight (updated May 13, 2012), Centers for Disease Control and Prevention, http://www.cdc.gov/nchs/fastats/overwt.htm (accessed August 18, 2013).

8 Frassetto LA, Schloetter M, Mietus-Synder M, Morris RC, Jr., Sebastian A. Metabolic and physiologic improvements from consuming a paleolithic, huntergatherer type diet. *Eur J Clin Nutr* 63 (2009): 947–955; Osterdahl M, Kocturk T, Koochek A, Wandell PE. Effects of a short-term intervention with a paleolithic diet in healthy volunteers. *Eur J Clin Nutr* 62 (2008): 682–685.

9 Jonsson T, Granfeldt Y, Ahren B, et al. Beneficial effects of a Paleolithic diet on cardiovascular risk factors in type 2 diabetes: a randomized cross-over pilot study. *Cardiovasc Diabetol* 8 (2009): 35.

10 Fasano A. Leaky gut and autoimmune diseases. *Clin Rev Allergy Immunol* 42 (2012): 71–78; Guandalini S, Newland C. Differentiating food allergies from food intolerances. *Curr Gastroenterol Rep* 13 (2011): 426–434.

11 Sanfilippo, D. *Practical Paleo: A Customized Approach to Health and a Whole-Foods Lifestyle*. Auberry, CA: Victory Belt Publishing, 2012.

12 Calton, M, Calton J. *Naked Calories: The Caltons' Simple 3 Step Plan to Micronutrient Sufficiency*. Cleveland, Ohio: Changing Lives Press, 2013.

13 Treem WR. Emerging concepts in celiac disease. *Curr Opin Pediatr* 16 (2004):552–559.

14 Fallon S, Enig MG. *Nourishing Traditions*.

第五章

1 Moriya M, Nakatsuji Y, Okuno T, Hamasaki T, Sawada M, Sakoda S. Vitamin K2 ameliorates experimental autoimmune encephalomyelitis in Lewis rats. *J Neuroimmunol* 170 (2005): 11–20.

2 Ferland G. Vitamin K and the nervous system: an overview of its actions. *Adv Nutr* 3 (2012): 204–212; Ferland G. Vitamin K, an emerging nutrient in brain function. *Biofactors* 38 (2012): 151–157.

3 Watzl B. Anti-inflammatory effects of plant-based foods and of their constituents. *Int J Vitam Nutr Res* 78 (2008): 293–298; Shukitt-Hale B, Lau FC, Joseph JA. Berry fruit supplementation and the aging brain. *J Agric Food Chem* 56 (2008): 636–641; Joseph J, Cole G, Head E, Ingram D. Nutrition, brain aging, and neurodegeneration. *J Neurosci* 29 (2009): 12:795–801; Holt EM, Steffen LM, Moran A, et al. Fruit and vegetable consumption and its relation to markers of inflammation and oxidative stress in adolescents. *J Am Diet Assoc* 109(2009): 414–421.

4 Webb AJ, Patel N, Loukogeorgakis S, et al. Acute blood pressure lowering, vasoprotective, and antiplatelet properties of dietary nitrate via bioconversion to nitrite. *Hypertension* 51 (2008): 784–790.

5 Frostegard J. *Arteriosler Thromb Vasc Biol*. 9 (2005): 1776–1785.

6 Guerrero-Beltran CE, Calderon-Oliver M, Pedraza-Chaverri J, Chirino YI. Protective effect of sulforaphane against oxidative stress: recent advances. *Exp Toxicol Pathol* 64 (2012): 503–508; Morihara N, Sumioka I, Moriguchi T, Uda N, Kyo E. Aged garlic extract enhances production of nitric oxide. *Life Sci* 71 (2002): 509–517; Noyan-Ashraf MH, Sadeghinejad Z, Juurlink BH. Dietary approach to decrease aging-related

CNS inflammation. *Nutr Neurosci* 8 (2005):101–110; Ping Z, Liu W, Kang Z et al. Sulforaphane protects brains against hypoxic-ischemic injury through induction of Nrf2-dependent phase 2 enzyme. *Brain Res* 1343 (2010): 178–185; Thakur AK, Chatterjee SS, Kumar V. Beneficial effects of Brassica juncea on cognitive functions in rats. *Pharm Biol* 51 (2013):1304–1310; Holt EM, Steffen LM, Moran A, et al. Fruit and vegetable consumption and its relation to markers of inflammation and oxidative stress in adolescents. *J Am Diet Assoc* 109 (2009): 414–421; Vasanthi HR, Mukherjee S, Das DK. Potential health benefits of broccoli: a chemico-biological overview. *Mini Rev Med Chem* 9 (2009): 749–759; Wierinckx A, Breve J, Mercier D, Schultzberg M, Drukarch B, Van Dam AM. Detoxication enzyme inducers modify cytokine production in rat mixed glial cells. *J Neuroimmunol* 166 (2005): 132–143.

7 Guerrero-Beltran CE, Calderon-Oliver M, Pedraza-Chaverri J, Chirino YI. Protective effect of sulforaphane against oxidative stress: recent advances. *Exp Toxicol Pathol* 64 (2012): 503–508; Latte KP, Appel KE, Lampen A. Health benefits and possible risks of broccoli: an overview. *Food Chem Toxicol* 49 (2011): 3287–3309; Vasanthi HR, Mukherjee S, Das DK. Potential health benefits of broccoli, 749–759; Williams MJ, Sutherland WH, McCormick MP, Yeoman DJ, de Jong SA. Aged garlic extract improves endothelial function in men with coronary artery disease. *Phytother Res* 19 (2005): 314–319.

8 Borek C. Garlic reduces dementia and heart-disease risk. *J Nutr* 136 (2006): 810S–812S; Chauhan NB. Multiplicity of garlic health effects and Alzheimer's disease. *J Nutr Health Aging* 9 (2005): 421–432.

9 Borek C. Antioxidant health effects of aged garlic extract. *J Nutr* 131 (2001): 1010S–1015S; Borek C. Garlic reduces dementia, 810S–812S; Williams MJ, Sutherland WH, McCormick MP, Yeoman DJ, de Jong SA. Aged garlic extract improves endothelial function, 314–319.

10 Akramiene D, Kondrotas A, Didziapetriene J, Kevelaitis E. Effects of betaglucans on the immune system. *Medicina* (Kaunas, Lithuania) 43 (2007):597–606.

11 Lull C, Wichers HJ, Savelkoul HF. Antiinflammatory and immunomodulating properties of fungal metabolites. *Mediators Inflamm* June 9, 2005(2): 63-80; Borek C. Antioxidant health effects; 1010S–1015S; Akramiene D, Kondrotas A, Didziapetriene J, Kevelaitis E. Effects of beta-glucans on the immune system. *Medicina* (Kaunas, Lithuania) 43 (2007): 597–606.

12 Chatrou ML, Winckers K, Hackeng TM, Reutelingsperger CP, Schurgers LJ. Vascular calcification: the price to pay for anticoagulation therapy with vitamin K-antagonists. *Blood Rev* 26 (2012): 155–166; Shea MK, Holden RM. Vitamin K status and vascular

calcification: evidence from observational and clinical studies. *Adv Nutr* 3 (2012): 158–165.

13 Huebner FR, Lieberman KW, Rubino RP, Wall JS. Demonstration of high opioid-like activity in isolated peptides from wheat gluten hydrolysates. *Peptides* 5 (1984): 1139–1147; Teschemacher H, Koch G. Opioids in the milk. *Endocr Regul* 25 (1991): 147–150.

14 Gearhardt AN, Davis C, Kuschner R, Brownell KD. The addiction potential of hyperpalatable foods. *Curr Drug Abuse Rev* 4 (2011): 140–145.

15 *Textbook of Functional Medicine.* Gig Harbor, Washington: Institute for Functional Medicine, 2010; Brown AC. Gluten sensitivity: problems of an emerging condition separate from celiac disease. *Expert Rev Gastroenterol Hepatol* 6 (2012): 43–55; Cascella NG, Kryszak D, Bhatti B et al. Prevalence of celiac disease and gluten sensitivity in the United States clinical antipsychotic trials of intervention effectiveness study population. *Schizophr Bull* 37 (2011): 94–100; da Silva Neves MM, Gonzalez-Garcia MB, Nouws HP, Delerue-Matos C, Santos-Silva A, Costa-Garcia A. Celiac disease diagnosis and gluten-free food analytical control. *Anal Bioanal Chem* 397 (2010): 1743–1753; Hadjivassiliou M, Grunewald RA, Lawden M, Davies-Jones GA, Powell T, Smith CM. Headache and CNS white matter abnormalities associated with gluten sensitivity. *Neurology* 56 (2001): 385–388; Hadjivassiliou M, Sanders DS, Grunewald RA, Woodroofe N, Boscolo S, Aeschlimann D. Gluten sensitivity: from gut to brain. *Lancet Neurol* 9 (2010: 318–330; Humbert P, Pelletier F, Dreno B, Puzenat E, Aubin F. Gluten intolerance and skin diseases. *Eur J Dermatol* 16 (2006):4–11; Jackson JR, Eaton WW, Cascella NG, Fasano A, Kelly DL. Neurologic and psychiatric manifestations of celiac disease and gluten sensitivity. *Psychiatr* Q 83 (2012): 91–102; Valentino R, Savastano S, Maglio M, et al. Markers of potential coeliac disease in patients with Hashimoto's thyroiditis. *Eur J Endocrinol* 146 (2002): 479–483; Vereckei E, Szodoray P, Poor G, Kiss E. Genetic and immunological processes in the pathomechanism of gluten-sensitive enteropathy and associated metabolic bone disorders. *Autoimmun Rev* 10 (2011): 336–340.

16 *Textbook of Functional Medicine*. Gig Harbor, Washington: Institute for Functional Medicine, 2010.

第六章

1 Miller GJ, Field RA, Riley ML. Lipids in wild ruminant animals and steers. *J Food Qual* 9

(1986): 331–341.

2 The New Era of Managing Cardiovascular Disease, Metabolic Dysunctions and Obesity. Cardiometabolic Module, 2012 Annual International Symposium, Institute for Functional Medicine, Scottsdale, Arizona, May 31, 2012.

3 Simopoulos AP. Human requirement for N-3 polyunsaturated fatty acids. *Poult Sci* 79 (2000): 961–970.

4 Simopoulos AP. The importance of the omega-6/omega-3 fatty acid ratio in cardiovascular disease and other chronic diseases. *Exp Biol Med (Maywood)* 233 (2008): 674–688; Simopoulos AP. Importance of the omega-6/omega-3 balance in health and disease: evolutionary aspects of diet. *World Rev Nutr Diet* 102 (2011): 10–21.

5 Simopoulos AP. The importance of the omega-6/omega-3 fatty acid ratio, 674–688.

6 Deal CL, Moskowitz RW. Nutraceuticals as therapeutic agents in osteoarthritis. The role of glucosamine, chondroitin sulfate, and collagen hydrolysate. *Rheum Dis Clin North Am* 25 (1999): 379–395.

7 Replace and Replenish: Treatment of Digestive Dysfunction. Advance Practice Module: Restoring Gastrointestinal Equilibrium: Practical Applications for Understanding, Assessing and Treating GI Dysfunction. Conference, Institute for Functional Medicine, Scottsdale, Arizona, December 9, 2011.

8 Young GS, Conquer JA, Thomas R. Effect of randomized supplementation with high dose olive, flax or fish oil on serum phospholipid fatty acid levels in adults with attention deficit hyperactivity disorder. *Reprod Nutr Dev* 45 (2005): 549–558.

9 Tripoli E, Giammanco M, Tabacchi G, Di Majo D, Giammanco S, La Guardia M. The phenolic compounds of olive oil: structure, biological activity and beneficial effects on human health. *Nutr Res Rev* 18 (2005): 98–112.

10 Muskiet FAJ. Fat Detection, Taste, Texture, and Post Ingestive Effects, Chapter 2, 19–79, in Pathophysiology and Evolutionary Aspects of Dietary Fats and Long-Chain Polyunsaturated Fatty Acids Across the Life Cycle. Boca Raton, FL: CRC Press, 2009; Kavanagh K, Jones KL, Sawyer J, et al. Trans fat diet induces abdominal obesity and changes in insulin sensitivity in monkeys. *Obesity (Silver Spring)* 15 (2007): 1675–1684.

11 Bowman GL, Silbert LC, Howieson D, et al. Nutrient biomarker patterns, 241–249.

12 Ibid.

13 Urbano G, Lopez-Jurado M, Aranda P, Vidal-Valverde C, Tenorio E, Porres J. The role of phytic acid in legumes: antinutrient or beneficial function? *J Physiol Biochem* 56 (2000): 283–294.

14 Cordain L, Toohey L, Smith MJ, Hickey MS. Modulation of immune function by dietary

lectins in rheumatoid arthritis. *Br J Nutr* 83 (2000): 207–217.

15 Flavin DF. The effects of soybean trypsin inhibitors on the pancreas of animals and man: a review. *Vet Hum Toxicol* 24 (1982): 25–28.

16 Mensah P, Tomkins A. Household-level technologies to improve the availability and preparation of adequate and safe complementary foods. *Food Nutr Bull* 24 (2003): 104–125.

17 Gasnier C, Dumont C, Benachour N, Clair E, Chagnon MC, Seralini GE. Glyphosate-based herbicides are toxic and endocrine disruptors in human cell lines. *Toxicology* 262 (2009): 184–191; Richard S, Moslemi S, Sipahutar H, Benachour N, Seralini GE. Differential effects of glyphosate and roundup on human placental cells and aromatase. *Environ Health Perspec*t 113 (2005): 716–720.

18 Samsel A, Seneff S. Glyphosate's Suppression of Cytochrome P450 Enzymes and Amino Acid Biosynthesis by the Gut Microbiome: Pathways to Modern Diseases. *Entropy* (2013) 15: 1416–1463.

19 McEvoy M. Organic 101: Can GMOs Be Used in Organic Products? (updated May 13, 2013), United States Department of Agriculture, http://blogs.usda.gov /2013/05/17/organic-101-can-gmos-be-used-in-organic-products (accessed July 21, 2013).

20 Cordain L, Toohey L, Smith MJ, Hickey MS. Modulation of immune function by dietary lectins, 207–217.

21 Berk Z. Technology of production of edible flours and protein products from soybeans, 1992. Rome, Food and Agriculture Organization of the United Nations (updated July 8, 2012); http://www.fao.org/docrep/t0532e/t0532e00.htm (accessed June 15, 2013).

22 Tang G. Bioconversion of dietary provitamin A carotenoids to vitamin A in humans. *Am J Clin Nutr* 91 (2010): 1468S–1473S.

23 Carmel R. Nutritional vitamin-B12 deficiency. Possible contributory role of subtle vitamin-B12 malabsorption. *Ann Intern Med* 88 (1978): 647–649; Dastur DK, Santhadevi N, Quadros EV, et al. Interrelationships between the B-vitamins in B12-deficiency neuromyelopathy. A possible malabsorptionmal–nutrition syndrome. *Am J Clin Nutr* 28 (1975): 1255–1270.

24 Blumenschine RJ, Cavallo JA. Scavenging and human evolution. Sci Am 267 (1992): 90–96.

25 Cooksley VG. *Seaweed: Nature's Secret to Balancing Your Metabolism, Fighting Disease, and Revitalizing Body & Soul.* New York: Stewart, Tabori & Chang, 2007.

26 Brownstein D. *Iodine: Why You Need It, Why You Can't Live Without It.* 3rd ed. West Bloomfield, IN: Medical Alternative Press, 2004.

27 Ibid.

28 Becker G, Osterloh K, Schafer S, et al. Influence of fucoidan on the intestinal absorption of iron, cobalt, manganese and zinc in rats. *Digestion* 21 (1981): 6–12; Tanaka Y, Waldron-Edward D, Skoryna SC. Studies on inhibition of intestinal absorption of radioactive strontium. VII. Relationship of biological activity to chemical composition of alginates obtained from North American seaweeds. *Can Med Assoc J* 99 (1968): 169–175.

29 Damonte EB, Matulewicz MC, Cerezo AS. Sulfated seaweed polysaccharides as antiviral agents. *Curr Med Chem* 11 (2004): 2399–2419.

30 Price WA. *Nutrition and Physical Degeneration.* 8th ed. Lemon Grove, CA, Price Pottinger Nutrition, 2008; Fallon S, Enig MG. *Nourishing Traditions: The Cookbook that Challenges Politically Correct Nutrition and the Diet Dictocrats*. Rev. second ed. Washington, DC: New Trends, 2007.

31 Fallon S, Enig MG. *Nourishing Traditions.*

32 Ibid.

33 Ibid.

34 Howell E. *Enzyme Nutrition*. Garden City Park, New York: Avery Publishing Group, 1995.

35 Holmes E, Li JV, Marchesi JR, Nicholson JK. Gut microbiota composition and activity in relation to host metabolic phenotype and disease risk. *Cell Metab* 16 (2012): 559–564; Moschen AR, Wieser V, Tilg H. Dietary Factors: Major Regulators of the Gut's Microbiota. *Gut Liver* 6 (2012): 411–416.

36 Cordain L, Eaton SB, Sebastian A, Mann N, Lindeberg S, Watkins BA, O'Keefe JH, et al., eds. Origins and evolution of the Western diet: health implications for the 21st century. *Am J Clin Nutr* 81 (2005): 341–345.

37 Benito-Leon J, Pisa D, Alonso R, Calleja P, Diaz-Sanchez M, Carrasco L. Association between multiple sclerosis and Candida species: evidence from a case-control study. *Eur J Clin Microbiol Infect Dis* 29 (2010): 1139–1145.

38 *Neuroprotection: A Functional Medicine Approach for Common and Uncommon Neurologic Syndromes.* Institute for Functional Medicine, San Diego, California, February 11–13, 2005 (conference and continuing education module, including DVDs).

39 *Textbook of Functional Medicine*. Gig Harbor, Washington: Institute for Functional Medicine, 2010; *Clinical Nutrition: A Functional Approach.* 2 ed. Levin JS, Levin B, Costarella L, et al. Gig Harbor, Washington: Institute for Functional Medicine, 2004.

第七章

1 Guelpa G. La lutte contre l'épilepsie par la désintoxication et par la rééducation alimentaire. *Rev Ther Medico-Chirurgicale* 78 (1911): 8–13.

2 Wilder RM. High fat diets in epilepsy. *Mayo Clin Bull* 2 (1921):308. see Wilder RM. High fat diets in epilepsy. *Mayo Clin Bull* 2 (1921):308.

3 Peterman MG. The ketogenic diet in epilepsy. *JAMA* 84 (1925): 1979–1983.

4 Huttenlocher PR, Wilbourn AJ, Signore JM. Medium-chain triglycerides as a therapy for intractable childhood epilepsy. *Neurology* 21 (1971): 1097–1103.

5 Balietti M, Casoli T, Di Stefano G, Giorgetti B, Aicardi G, Fattoretti P. Ketogenic diets: an historical antiepileptic therapy with promising potentialities for the aging brain. *Ageing Res Rev* 9 (2010): 273–279; Maalouf M, Rho JM, Mattson MP. The neuroprotective properties of calorie restriction, the ketogenic diet, and ketone bodies. *Brain Res Rev* 59 (2009): 293–315; Milder J, Patel M. Modulation of oxidative stress and mitochondrial function by the ketogenic diet. *Epilepsy Res* 100 (2012): 295–303; Rho JM, Stafstrom CE. The ketogenic diet: what has science taught us? *Epilepsy Res* 100 (2012): 210–217; Stafstrom CE, Rho JM. The ketogenic diet as a treatment paradigm for diverse neurological disorders. *Front Pharmacol* 3 (2012): 59; Zhao Z, Lange DJ, Voustianiouk A, et al. A ketogenic diet as a potential novel therapeutic intervention in amyotrophic lateral sclerosis. *BMC Neurosci* 7 (2006): 29.

6 Seyfried T. *Cancer as a Metabolic Disease: On the Origin, Management, and Prevention of Cancer.* New York: John Wiley & Sons, 2012.

7 *Neuroprotection: A Functional Medicine Approach for Common and Uncommon Neurologic Syndromes.* Institute for Functional Medicine, San Diego, California, February 11–13, 2005 (conference and continuing education module, including DVDs).

8 Fontan-Lozano A, Lopez-Lluch G, Delgado-Garcia JM, Navas P, Carrion AM. Molecular bases of caloric restriction regulation of neuronal synaptic plasticity. *Mol Neurobiol* 38 (2008): 167–177.

第八章

1 Carson R. *Silent Spring.* Orlando, FL: Houghton Mifflin Harcourt, 1962.

2 Toxicity: Mechanisms of Toxic Insult and Recognizable Patterns. Detoxification Advanced Practice Module Detox: Understanding Biotransformation and Recognizing Toxicity,

Evaluation and Treatment in the Functional Medicine Model, Institute for Functional Medicine, 2011 conference, Phoenix, Arizona, December 9, 2011.

3 Ibid.

4 Choi AL, Sun G, Zhang Y, Grandjean P. Developmental fluoride neurotoxicity: a systematic review and meta-analysis. *Environ Health Perspect* 120 (2012): 1362–1368.

第九章

1 Velikonja O, Curic K, Ozura A, Jazbec SS. Influence of sports climbing and yoga on spasticity, cognitive function, mood and fatigue in patients with multiple sclerosis. *Clin Neurol Neurosurg* 112 (2010): 597–601.

2 Dalgas U, Stenager E, Jakobsen J, et al. Resistance training improves muscle strength and functional capacity in multiple sclerosis. *Neurology* 73 (2009): 1478–1484; Dalgas U, Stenager E, Jakobsen J, et al. Fatigue, mood and quality of life improve in MS patients after progressive resistance training. *Mult Scler* 16 (2010): 480–490.

3 Kileff J, Ashburn A. A pilot study of the effect of aerobic exercise on people with moderate disability multiple sclerosis. *Clin Rehabil* 19 (2005): 165–169.

4 Carro E, Trejo JL, Busiguina S, Torres-Aleman I. Circulating insulin-like growth factor I mediates the protective effects of physical exercise against brain insults of different etiology and anatomy. *J Neurosci* 21 (2001): 5678–5684; Carro E, Trejo JL, Nunez A, Torres-Aleman I. Brain repair and neuroprotection by serum insulin-like growth factor I. *Mol Neurobiol* 27 (2003): 153–162; Cotman CW, Berchtold NC, Christie LA. Exercise builds brain health: key roles of growth factor cascades and inflammation. *Trends Neurosci* 30 (2007): 464–472; White LJ, Castellano V. Exercise and brain health: implications for multiple sclerosis. Part II: immune factors and stress hormones. *Sports Med* 38 (2008): 179–186.

5 de la Cerda P, Cervello E, Cocca A, Viciana J. Effect of an aerobic training program as complementary therapy in patients with moderate depression. *Percept Mot Skills* 112 (2011): 761–769.

6 White LJ, Castellano V. Exercise and brain health, 179–186; Cotman CW, Berchtold NC, Christie LA. Exercise builds brain health, 464–472.

7 Rojas Vega S, Knicker A, Hollmann W, Bloch W, Struder HK. Effect of resistance exercise on serum levels of growth factors in humans. *Horm Metab Res* 42 (2010): 982–986.

8 Velikonja O, Curic K, Ozura A, Jazbec SS. Influence of sports climbing and yoga, 597–601.

9 Gorgey AS, Mather KJ, Cupp HR, Gater DR. Effects of resistance training on adiposity and metabolism after spinal cord injury. *Med Sci Sports Exerc* 44 (2012): 165–174.

10 Sitja-Rabert M, Rigau D, Fort Vanmeerghaeghe A, Romero-Rodriguez D, Bonastre Subirana M, Bonfill X. Efficacy of whole body vibration exercise in older people: a systematic review. *Disabil Rehabil* 34 (2012): 883–893.

11 Arena R, Pinkstaff S, Wheeler E, Peberdy MA, Guazzi M, Myers J. Neuromuscular electrical stimulation and inspiratory muscle training as potential adjunctive rehabilitation options for patients with heart failure. *J Cardiopulm Rehabil Prev* 30 (2010): 209–223; Quittan M, Wiesinger GF, Sturm B, et al. Improvement of thigh muscles by neuromuscular electrical stimulation in patients with refractory heart failure: a single-blind, randomized, controlled trial. *Am J Phys Med Rehabil* 80 (2001): 206–214.

12 Sillen MJ, Speksnijder CM, Eterman RM, Janssen PP, Wagers SS, Wouters EF, Uszko-Lencer NH, Spruit MA. Effects of neuromuscular electrical stimulation of muscles of ambulation in patients with chronic heart failure or COPD: a systematic review of the English-language literature. *Chest.*, 136 (2009):44–61. doi: 10.1378/chest.08-2481.

13 Talbot LA, Gaines JM, Ling SM, Metter EJ. A home-based protocol of electrical muscle stimulation for quadriceps muscle strength in older adults with osteoarthritis of the knee. *J Rheumatol* 30 (2003): 1571–1578; Palmieri-Smith RM, Thomas AC, Karvonen-Gutierrez C, Sowers M. A clinical trial of neuromuscular electrical stimulation in improving quadriceps muscle strength and activation among women with mild and moderate osteoarthritis. *Phys Ther* 90 (2010): 1441–1452; Gaines JM, Metter EJ, Talbot LA. The effect of neuromuscular electrical stimulation on arthritis knee pain in older adults with osteoarthritis of the knee. *Appl Nurs Res* 17 (2004): 201–206.

14 Piva SR, Goodnite EA, Azuma K, et al. Neuromuscular electrical stimulation and volitional exercise for individuals with rheumatoid arthritis: a multiplepatient case report. *Phys Ther* 87 (2007): 1064–1077.

15 Santos M, Zahner LH, McKiernan BJ, Mahnken JD, Quaney B. Neuromuscular electrical stimulation improves severe hand dysfunction for individuals with chronic stroke: a pilot study. *J Neurol Phys Ther* 30 (2006): 175–183; Sullivan JE, Hedman LD. A home program of sensory and neuromuscular electrical stimulation with upper-limb task practice in a patient 5 years after a stroke. *Phys Ther* 84 (2004): 1045–1054.

16 Stackhouse SK, Binder-Macleod SA, Stackhouse CA, McCarthy JJ, Prosser LA, Lee SC. Neuromuscular electrical stimulation versus volitional isometric strength training in children with spastic diplegic cerebral palsy: a preliminary study. *Neurorehabil*

Neural Repair 21 (2007): 475–485; Carmick J. Clinical use of neuromuscular electrical stimulation for children with cerebral palsy, Part 1, 505–513; Carmick J. Clinical use of neuromuscular electrical stimulation for children with cerebral palsy, Part 2: Upper extremity. *Phys Ther* 73 (1993): 514–522; Scheker LR, Chesher SP, Ramirez S. Neuromuscular electrical stimulation, 226–232.

17 Wahls, TL, Reese D, Kaplan D, Darling WG. Rehabilitation with neuromuscular electrical stimulation leads to functional gains in patients with secondary progressive and primary progressive multiple sclerosis: a case series report. *J Altern Complement Med* 16 (2010): 1343–1349.

18 Burridge J, Taylor P, Hagan S, Swain I. Experience of clinical use of the Odstock dropped foot stimulator. *Artif Organs* 21 (1997): 254–260; Taylor PN, Burridge JH, Dunkerley AL, et al. Clinical use of the Odstock dropped foot stimulator: its effect on the speed and effort of walking. *Arch Phys Med Rehabil* 80 (1999): 1577–1583.

19 Courtney AM, Castro-Borrero W, Davis SL, Frohman TC, Frohman EM. Functional treatments in multiple sclerosis. *Curr Opin Neurol* 24 (2011): 250–254; McClurg D, Ashe RG, Marshall K, Lowe-Strong AS. Comparison of pelvic floor muscle training, electromyography biofeedback, and neuromuscular electrical stimulation for bladder dysfunction in people with multiple sclerosis: a randomized pilot study. *Neurourol Urodyn* 25 (2006): 337–348.

20 Szecsi J, Schlick C, Schiller M, Pollmann W, Koenig N, Straube A. Functional electrical stimulation-assisted cycling of patients with multiple sclerosis: biomechanical and functional outcome: a pilot study. *J Rehabil Med* 41 (2009): 674–680; Ratchford JN, Shore W, Hammond ER, et al. A pilot study of functional electrical stimulation cycling in progressive multiple sclerosis. *NeuroRehabilitation* 27 (2010): 121–128.

第十章

1 Smolders J. Vitamin D and multiple sclerosis: correlation, causality, and controversy. *Autoimmune* Dis 2011 (2011): 629538; Mowry EM. Vitamin D: evidence for its role as a prognostic factor in multiple sclerosis. *J Neurol Sci* 311 (2011): 19–22.

2 Yang CY, Leung PS, Adamopoulos IE, Gershwin ME. The implication of vitamin D and autoimmunity: a comprehensive review. *Clin Rev Allergy Immunol* 45 (2013):217–226; Pludowski P, Holick MF, Pilz S, et al. Vitamin D effects on mus-culoskeletal health, immunity, autoimmunity, cardiovascular disease, cancer, fertility, pregnancy, dementia

and mortality: a review of recent evidence. *Autoimmun Rev* 12 (2013): 976–989.

3 Milliken SV, Wassall H, Lewis BJ, et al. Effects of ultraviolet light on human serum 25-hydroxyvitamin D and systemic immune function. *J Allergy Clin Immunol* 129 (2012): 1554–1561.

4 Faridar A, Eskandari G, Sahraian MA, Minagar A, Azimi A. Vitamin D and multiple sclerosis: a critical review and recommendations on treatment. *Acta Neurol Belg* 112 (2012): 327–333.

5 Kumar A, Singh RB, Saxena M, et al. Effect of carni Q-gel (ubiquinol and carnitine) on cytokines in patients with heart failure in the Tishcon study. *Acta Cardiol* 62 (2007): 349–354; Sacher HL, Sacher ML, Landau SW, et al. The clinical and hemodynamic effects of coenzyme Q10 in congestive cardiomyopathy. *Am J Ther* 4 (1997): 66–72; Singh RB, Niaz MA, Rastogi V, Rastogi SS. Coenzyme Q in cardiovascular disease. *J Assoc Physicians India* 46 (1998): 299–306; Kumar A, Singh RB, Saxena M, et al. Effect of carni Q-gel (ubiquinol and carnitine) on cytokines in patients with heart failure in the Tishcon study. *Acta Cardiol* 62 (2007): 349–354.

6 Muller T, Buttner T, Gholipour AF, Kuhn W. Coenzyme Q10 supplementation provides mild symptomatic benefit in patients with Parkinson's disease. *Neurosci Lett* 341 (2003): 201–204.

7 Brewer GJ. Copper excess, zinc deficiency, and cognition loss in Alzheimer's disease. *Biofactors* 38 (2012): 107–113; Loef M, von Stillfried, N, Walach H. Zinc diet and Alzheimer's disease: a systematic review. *Nutr Neurosci* 15 (2012): 2–12.

8 Ziegler D, Low PA, Litchy WJ, et al. Efficacy and safety of antioxidant treatment with alpha-lipoic acid over 4 years in diabetic polyneuropathy: the NATHAN 1 trial. *Diabetes Care* 34 (2011): 2054–2060.

9 Muller T, Buttner T, Gholipour AF, Kuhn W. Coenzyme Q10 supplementation provides mild symptomatic benefit in patients with Parkinson's disease. *Neurosci Lett* 341 (2003): 201–204.

10 Liu J. The effects and mechanisms of mitochondrial nutrient alpha-lipoic acid on improving age-associated mitochondrial and cognitive dysfunction: an overview. *Neurochem Res* 33 (2008): 194–203; Milgram NW, Araujo JA, Hagen TM, Treadwell BV, Ames BN. Acetyl-L-carnitine and alpha-lipoic acid supplementation of aged beagle dogs improves learning in two landmark discrimination tests. *FASEB J* 21 (2007): 3756–3762.

11 Kumar A, Singh RB, Saxena M, et al. Effect of carni Q-gel (ubiquinol and carnitine) on cytokines in patients with heart failure in the Tishcon study. *Acta Cardiol* 62 (2007):

349–354; Sacher HL, Sacher ML, Landau SW, et al. The clinical and hemodynamic effects of coenzyme Q10, 66–72; Singh RB, Niaz MA, Rastogi V, Rastogi SS. Coenzyme Q in cardiovascular disease, 299–306.

12 Pallas M, Verdaguer E, Tajes M, Gutierrez-Cuesta J, Camins A. Modulation of sirtuins: new targets for antiageing. *Recent Pat CNS Drug Discov* 3 (2008): 61–69.

13 James D, Devaraj S, Bellur P, Lakkanna S, Vicini J, Boddupalli S. Novel concepts of broccoli sulforaphanes and disease: induction of phase II antioxidant and detoxification enzymes by enhanced-glucoraphanin broccoli. *Nutr Rev* 70 (2012): 654–665; Applying Oral Chelation. Advanced Practice Module Detox: Understanding Biotransformation and Recognizing Toxicity, Evaluation and Treatment in the Functional Medicine Model, Institute for Functional Medicine, 2011 conference, Phoenix, Arizona, December 10, 2011.

14 Larijani VN, Ahmadi N, Zeb I, Khan F, Flores F, Budoff M. Beneficial effects of aged garlic extract and coenzyme Q10 on vascular elasticity and endothelial function: The FAITH randomized clinical trial. *Nutrition* 29 (2012): 71–75. Weiss N, Papatheodorou L, Morihara N, Hilge R, Ide N. Aged garlic extract restores nitric oxide bioavailability in cultured human endothelial cells even under conditions of homocysteine elevation. *J Ethnopharmacol* 145 (2012): 162–167.

15 Anderson JG, Taylor AG. Effects of healing touch in clinical practice: a systematic review of randomized clinical trials. *J Holist Nurs* 29 (2011): 221–228; Anderson JG, Taylor AG. Biofield therapies and cancer pain. *Clin J Oncol Nurs* 16 (2012): 43–48.

16 Rapaport MH, Schettler P, Bresee C. A preliminary study of the effects of repeated massage on hypothalamic-pituitary-adrenal and immune function in healthy individuals: a study of mechanisms of action and dosage. *J Altern Complement Med* 18 (2012): 789–797.

17 Hughes CM, Smyth S, Lowe-Strong AS. Reflexology for the treatment of pain in people with multiple sclerosis: a double-blind randomised sham-controlled clinical trial. *Mult Scler* 15 (2009): 1329–1338.

18 Elster E. Eighty-one patients with multiple sclerosis and Parkinson's disease undergo upper cervical chiropractic care to correct vertebral subluxation: a retrospective analysis. *Journal Vetebral Subluxation Research* 23 (2004): 1–9.

19 Foroughipour M, Bahrami Taghanaki HR, Saeidi M, Khazaei M, Sasannezhad P, Shoeibi A. Amantadine and the place of acupuncture in the treatment of fatigue in patients with multiple sclerosis: an observational study. *Acupunct Med* 31 (2013): 27–30.

20 Quispe-Cabanillas JG, Damasceno A, von Glehn F, et al. Impact of electroacupuncture on quality of life for patients with Relapsing-Remitting Multiple Sclerosis under

treatment with immunomodulators: a randomized study. *BMC Complement Altern Med* 12 (2012): 209.

21 Lappin MS, Lawrie FW, Richards TL, Kramer ED. Effects of a pulsed electromagnetic therapy on multiple sclerosis fatigue and quality of life: a double-blind, placebo controlled trial. *Altern Ther Health Med* 9 (2003): 38–48.

22 Piatkowski J, Kern S, Ziemssen T. Effect of BEMER magnetic field therapy on the level of fatigue in patients with multiple sclerosis: a randomized, doubleblind controlled trial. *J Altern Complement Med* 15 (2009): 507–511; Ziemssen T, Piatkowski J, Haase R. Long-term effects of Bio-Electromagnetic-Energy Regulation therapy on fatigue in patients with multiple sclerosis. *Altern Ther Health Med* 17 (2011): 22–28.

23 Mirshafiey A. Venom therapy in multiple sclerosis. *Neuropharmacology* 53 (2007): 353–361.

24 Zamboni P, Galeotti R, Weinstock-Guttman B, Kennedy C, Salvi F, Zivadinov R. Venous angioplasty in patients with multiple sclerosis, 116–122.

第十一章

1 Sabayan B, Foroughinia F, Mowla A, Borhanihaghighi A. Role of insulin metabolism disturbances in the development of Alzheimer's disease: mini review. *Am J Alzheimer's Dis Other Demen* 23 (2008): 192–199.

2 The New Era of Managing Cardiovascular Disease, Metabolic Dysunctions and Obesity. Cardiometabolic Module, 2012 Annual International Symposium, Institute for Functional Medicine, Scottsdale, Arizona, May 31, 2012; Fire in the Hole: The Metabolic Connecting Points Between Major Chronic Diseases. Cardiometabolic Module, 2012 Annual International Symposium, Institute for Functional Medicine, Scottsdale, Arizona, May 30, 2012.

3 Hyman M. *The Blood Sugar Solution*. New York: Little Brown and Company, 2012.

4 Rapaport MH, Schettler P, Bresee C. A preliminary study of the effects of repeated massage on hypothalamic-pituitary-adrenal and immune function in healthy individuals: a study of mechanisms of action and dosage. *J Altern Complement Med* 18 (2012): 789–797.

5 Bixler E. Sleep and society: an epidemiological perspective. *Sleep Med* 10, Suppl 1 (2009): S3–S6.

6 Bamer AM, Johnson KL, Amtmann D, Kraft GH. Prevalence of sleep problems in individuals with multiple sclerosis. *Mult Scler* 14 (2008): 1127–1130; Manconi M, Ferini-

Strambi L, Filippi M, et al. Multicenter case-control study on restless legs syndrome in multiple sclerosis: the REMS study. *Sleep* 31 (2008): 944–952; Moreira NC, Damasceno RS, Medeiros CA et al. Restless leg syndrome, sleep quality and fatigue in multiple sclerosis patients. *Braz J Med Biol Res* 41 (2008): 932–937.

7 Khong TP, de Vries F, Goldenberg JS, et al. Potential impact of benzodiazepine use on the rate of hip fractures in five large European countries and the United States. *Calcif TVOL. Int* 91 (2012): 24–31; Sylvestre MP, Abrahamowicz M, Capek R, Tamblyn R. Assessing the cumulative effects of exposure to selected benzodiazepines on the risk of fall-related injuries in the elderly. *Int Psychogeriatr* 24 (2012): 577–588.

第十二章

1 Alberts B, Johnson A, Lewis J, Raff M, Roberts K, Walter P. *Molecular Biology of the Cell.* 4th ed. New York: Garland Publishing, 2002.

2 *Textbook of Functional Medicine*. Gig Harbor, Washington: Institute for Functional Medicine, 2010.

3 Coca AF. *The Pulse Test.* 5th ed. New York: St. Martin's Press, 1996.

4 Morrison HI, Ellison LF, Taylor GW. Periodontal disease and risk of fatal coronary heart and cerebrovascular diseases. *J Cardiovasc Risk* 6 (1999): 7–11; Seymour GJ, Ford PJ, Cullinan MP, Leishman S, Yamazaki K. Relationship between periodontal infections and systemic disease. *Clin Microbiol Infect* 13, Suppl 4 (2007): 3–10.

5 Chronic Infections and Neurological Disease: The Challenge of Emerging Infections in the 21st Century—Tolerance, Terrain, Susceptibility, 2011 International Annual Symposium Institute for Functional Medicine, Bellevue, Washington, April 30, 2011.

6 Ibid.; The Role of Chlamydophila in Autoimmune Disease. The Challenge of Emerging Infections in the 21st Century—Tolerance, Terrain, Susceptibility, 2011 International Annual Symposium Institute for Functional Medicine, Bellevue, Washington, April 30, 2011.

图书在版编目（CIP）数据

细胞的奇迹：吃出来的免疫力 / (美) 特里·华尔斯 (Terry Wahls)，(美) 伊夫·亚当森 (Eve Adamson) 著；颜雅琴译. -- 重庆：重庆大学出版社，2020. 8（2024.3重印）

（鹿鸣心理. 心理自助系列）

书名原文：The Wahls Protocol：How I Beat Progressive MS Using Paleo Principles and Functional Medicine

ISBN 978-7-5689-2257-9

Ⅰ. ①细… Ⅱ. ①特… ②伊… ③颜… Ⅲ. ①食物疗法 Ⅳ. ①R459.3

中国版本图书馆CIP数据核字（2020）第105737号

细胞的奇迹：吃出来的免疫力
XIBAO DE QIJI：CHI CHULAI DE MIANYILI

[美] 特里·华尔斯（Terry Wahls）
伊夫·亚当森（Eve Adamson） 著
颜雅琴 译
鹿鸣心理策划人：王 斌
责任编辑：赵艳君 版式设计：赵艳君
责任校对：邹 忌 责任印制：赵 晟

*

重庆大学出版社出版发行
出版人：陈晓阳
社址：重庆市沙坪坝区大学城西路21号
邮编：401331
电话：(023) 88617190 88617185（中小学）
传真：(023) 88617186 88617166
网址：http://www.cqup.com.cn
邮箱：fxk@cqup.com.cn（营销中心）
全国新华书店经销
印刷：重庆市正前方彩色印刷有限公司

*

开本：720mm×1020mm 1/16 印张：21.5 字数：396千
2020年8月第1版 2024年3月第8次印刷
ISBN 978-7-5689-2257-9 定价：69.00元

The Wahls Protocol：How I Beat Progressive MS Using Paleo Principles and Functional Medicine

by Terry Wahls,M.D.with Eve Adamson

版贸核渝字（2018）第294号

本书的出版社和作者均未试图向读者提供专业的建议或服务。本书所包含的理念、方法和建议只是一种参考，不能替代寻医问诊。所有与健康相关的事项，都应该接受正规的医疗指导。对于由本书中任何信息或建议所引起的问题或伤害，出版社和作者不承担任何责任。

实施本书中的饮食方案应严格遵循所写步骤。您个人独特的健康或过敏问题，建议寻求医学指导，出版社不承担任何责任。由实施本书中的饮食方案所引起的任何不良反应，出版社不承担任何责任。

个人在设置饮食方案时，请严格遵守《中华人民共和国野生动物保护法》和其他有关禁止使用的野生动物的相关法规，不得违反。